VIH/SIDA, SOCIÉTÉ ET DÉVELOPPEMENT AU CONGO-BRAZZAVILLE

Actes du colloque organisé
à l'Université Marien Ngouabi
Brazzaville, 6-9 juin 2007

Comité scientifique

Paul Nzete, Faculté des Lettres et des Sciences humaines
Hervé Diata, Faculté ses Sciences économiques
Martin Diatewa, Faculté des Sciences de la Santé
Jean-Pierre Tathy,
Obengui, Faculté des Sciences de la Santé
André-Patient Bokiba, Faculté des Lettres et des Sciences humaines
Scholastique Dianzinga, Faculté des Lettres et des Sciences humaines
Gertrude Longonda-Ndeko,
Madeleine Yila-Boumpoto, Faculté des Lettres et des Sciences humaines
Blaise Bikandou, Faculté des Sciences de la Santé
Joseph Asselam, Faculté des Lettres et des Sciences humaines
Victor Mboungou, Faculté des Lettres et des Sciences humaines
Gaspard Mboungou, Faculté des Lettres et des Sciences humaines
Omer Abolo, Faculté de Droit

Mise en page : André-Patient Bokiba

Sous la direction de
Paul NZETE

VIH/SIDA, SOCIÉTÉ ET DÉVELOPPEMENT AU CONGO-BRAZZAVILLE

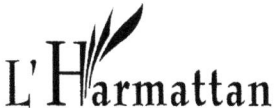

« Nous sommes conscients que quelques scories subsistent dans cet ouvrage. Vu l'utilité de son contenu, nous prenons le risque de l'éditer ainsi et comptons sur votre compréhension. »

© L'HARMATTAN, 2013
5-7, rue de l'École-Polytechnique ; 75005 Paris

http://www.librairieharmattan.com
diffusion.harmattan@wanadoo.fr
harmattan1@wanadoo.fr
ISBN : 978-2-296-96077-0
EAN : 9782296960770

INTRODUCTION

Sous le parrainage du ministère de l'Enseignement supérieur et en partenariat avec le PNUD, le ministère de la Santé, des Affaires sociales et de la Famille, le Conseil national de lutte contre le sida (CNLS), la Fondation Congo-Assistance, la Fondation de la Société nationale des Pétroles du Congo (FSNPC), l'Université Marien Ngouabi a organisé à Brazzaville en juin 2007, des journées scientifiques sur le thème « VIH/sida, Société et Développement ». Le choix de ce thème se justifie par le fait qu'au Congo, le sida n'a été, jusqu'à ce jour, principalement étudié que dans sa dimension médicale. La majorité des travaux disponibles n'a pas suffisamment exploré les déterminants sociaux et culturels qui favorisent l'adoption des comportements à risque.

Pourtant, le VIH/sida a des conséquences tragiques sur les ressources humaines qui sont l'un des principaux piliers du développement d'une nation. Le taux de prévalence de la pandémie sur le plan national, estimé à 4,2 % chez les personnes âgées de 15 à 49 ans, risque de compromettre durablement le développement du pays. Pour combattre efficacement le VIH/sida, il convient d'accorder une attention particulière aux mentalités, aux traditions, aux croyances, au système des valeurs et susciter des changements de mentalités et d'adoption des comportements sans risque.

Aussi, les chercheurs en science de l'homme et de la société dont la mission fondamentale est d'apporter des réponses aux interrogations qui se font jour dans la société et de répondre à une demande sociale pressante, ont-ils l'impérieux devoir de s'investir dans la recherche sur les dimensions anthropologique, économique, sociale et humaine du sida et de s'impliquer dans la lutte contre le fléau.

L'objectif général des Journées sur le « VIH/sida, Société et Développement » était de motiver les chercheurs en sciences de l'homme et de la société à s'investir dans la recherche sur les dimensions anthropologique, économique, sociale et humaine du sida et d'éclairer, par leurs travaux, ces différentes problématiques.

Les objectifs spécifiques étaient les suivants :
1. susciter l'émergence et justifier la prise en charge de la problématique du VIH/sida par les spécialistes des sciences de l'homme et de la société ;
2. permettre un échange transdisciplinaire sur cette pandémie ;

3. offrir un cadre de réflexion sur l'intégration du VIH/sida dans les programmes d'enseignement et de recherche notamment en sciences de l'homme et de la société à l'Université Marien Ngouabi ;

4. capitaliser, à terme, les acquis de cette approche novatrice pour améliorer les actions du Conseil national de lutte contre le sida (CNLS) ;

5. explorer des opportunités pour le développement des partenariats stratégiques en vue de la promotion de la recherche et l'intégration du VIH/sida dans les programmes de recherche et d'enseignement.

Le thème général était « VIH/sida, Société et Développement ». Les sous-thèmes suivants avaient été retenus :
- VIH/sida, pauvreté et développement durable au Congo.
- Dimension économique, sociale, psychologique, anthropoculturelle du SIDA.
- VIH/sida et genre
- Sida et droits humains au Congo
- Aspects institutionnels, politiques et stratégiques de la lutte contre le VIH/sida
- Intégration du VIH/sida dans les programmes d'enseignement et de recherche.

Un appel à communication a été ensuite lancé pour inviter les chercheurs intéressés à ces différentes problématiques à adresser aux organisateurs des résumés de propositions de communication.

Un comité scientifique a été mis sur pied pour dégager les sous-thèmes, structurer le déroulement scientifique et pour apprécier la valeur scientifique de chaque communication. Au total, 26 communications ont été retenues ; elles sont intégralement présentées ci-dessous.

Les travaux se sont déroulés du 5 au 8 juin 2007, en deux séances : séances plénières et travaux en commission. Les journées ont connu la participation active de plus de 200 invités venant de la Délégation générale de la recherche scientifique et technologique (DGRST), du Comseil national de lutte contre le sida (CNLS) des onze établissements de l'Université, des syndicats (étudiants et travailleurs) de l'université Marien Ngouabi, des ONG, des confessions religieuses, du secteur privé, de la Fondation Congo-Assistance et des ministères.

Tout s'est déroulé dans un bon esprit et de façon enrichissante. Il reste à tirer, de façon pratique, les leçons de ces journées.

Le Comité d'organisation

SOUS-THEME I

VIH/SIDA, PAUVRETE ET DEVELOPPEMENT DURABLE AU CONGO

COÛT DU VIH/SIDA ET STRATÉGIES D'ENTREPRISE
DANS UN CONTEXTE DE DÉVELOPPEMENT DURABLE

Bertrand Mafouta[*]

Introduction

Le VIH/sida constitue aujourd'hui une véritable menace qui pèse sur l'entrepreneuriat en Afrique et sur le développement dont il compromet la réalisation. À partir des résultats d'une enquête réalisée en 1999-2001 par le Programme des Nations unies pour le développement (PNUD 2002) et d'une recherche présentée au colloque développement durable de Ouagadougou (Bertrand Mafouta, 2004), sur l'incidence économique du sida sur les entreprises congolaises, nous analysons dans le cadre du présent travail, les stratégies mises en place par les entreprises face aux dysfonctionnements provoqués par l'épidémie.

Ces dysfonctionnements se traduisent par plusieurs types de catégories de surcoût : d'une part des coûts observables et quantifiables, à savoir l'absentéisme pour raison de santé, le coût des soins et la baisse de productivité ; et d'autre part, des effets moins facilement perceptibles se rattachant à la lente désorganisation du travail.

La complexité des conséquences du VIH/sida sur les entreprises pose la question centrale de l'élaboration d'une stratégie adéquate découlant de réponses pertinentes à l'impact néfaste de ce fléau. L'intervention sur le ni-

---

[*] **Bertrand Mafouta**, est détenteur d'une maîtrise en économie du développement. Il est chercheur au Centre d'études et de recherche sur les analyses et politiques économiques (CERAPE) depuis 2004. Il a déjà réalisé plusieurs études sur l'entrepreneuriat et le VIH/Sida qui ont été sélectionnées au colloque sur le développement durable de Ouagadougou (Burkina Faso) de l'Agence universitaire de la Francophonie, aux 10e et 11e journées scientifiques de l'Agence universitaire de la Francophonie tenues respectivement à Cluj-Napoca (Roumanie) et Antanarivo (Madagascar). Il a été plusieurs fois lauréat aux ateliers du CODESRIA et a bénéficié d'une bourse de cette institution pour la rédaction de son mémoire de maîtrise. Il prépare actuellement un master en gestion d'entreprise.

veau du *turnover* est intéressante dans une perspective de pérennisation des entreprises.

L'impact socio-économique de l'épidémie du sida fait l'objet de deux approches différentes, mais complémentaires : l'une concerne l'entreprise ou le secteur économique à partir de l'observation d'un échantillon (établissements, agriculteurs, ménages…) ; l'autre suggère une vision plus globale à partir d'agrégats macroéconomiques. La première approche alimente les réflexions de la seconde.

Pour la première approche qui associe aussi bien des études microéconomiques que sectorielles, nous partirons de l'étude de Barnett et Halswimer. Ces auteurs ont travaillé sur les conséquences de l'épidémie dans le milieu rural sur les systèmes agricoles et d'élevage en Tanzanie et en Zambie (Barnett et al.1995). Leurs résultats ont permis d'établir des relations entre les malades, la remise en cause de la sécurité alimentaire, l'appauvrissement de certaines régions et les problèmes familiaux ou sociaux occasionnés par la forte mortalité et morbidité de la population active.

Une autre étude sur l'impact du sida sur le secteur productif en Côte d'Ivoire a permis d'évaluer des catégories de coûts identifiés par Aventin et Huard (1997) tels que ceux induits par l'absentéisme médical, les décès, les recrutements des nouveaux employés, etc. L'ensemble de ces coûts varie selon les entreprises et leur politique sociale. Au-delà des coûts qui viennent d'être cités, l'épidémie peut être à l'origine de dysfonctionnements au sein des entreprises. De même, Aventin et al. (1999) montrent que la participation des entreprises à la santé des employés varie ; ce qui implique de larges variations dans le coût et la prise en charge du VIH/sida par l'employeur.

En ce qui concerne la deuxième approche, les auteurs de ce modèle mettent d'abord l'accent sur un facteur du développement : le capital humain. Ainsi, en détruisant directement le capital humain, le VIH menace l'équilibre socio-économique des pays à forte prévalence. Il apparaît dès lors nécessaire de rendre compte de cet impact économique à l'échelle d'une nation, comme le font les auteurs des modèles macroéconomiques. Ils cherchent, par exemple, à prouver certaines hypothèses en comparant l'évolution du produit national brut en situation d'épidémie de VIH, avec une situation de croissance économique supposée sans épidémie. L'utilisation du modèle de Solow (Solow, 1956) par Cuddington permet de poser les problèmes : perte de croissance économique, conséquences néfastes sur l'emploi et sur l'épargne du fait de l'augmentation des dépenses publiques et privées pour la santé (Cuddington, 1993).

Kambou et al. (1993) ont choisi un modèle d'équilibre général calculable (ECG) appliqué à la situation du Cameroun et émettent différentes hypothèses d'impact du VIH/sida en fonction des secteurs d'activités. L'utilisation d'outils macroéconomiques appliqués à la modélisation économique du VIH/sida ne donne pas lieu à l'identification et à l'analyse des dysfonctionnements générés par l'épidémie dans l'organisation et la structure des entreprises.

L'approche microéconomique autorise la compréhension des différentes étapes qui permettrait d'expliquer plus précisément les effets présentés dans les modèles macroéconomiques, notamment par l'examen des comportements des auteurs impliqués. À partir des réactions aussi bien actuelles que potentielles des acteurs du secteur industriel aux perturbations entraînées par l'épidémie, on pourrait approfondir l'examen de l'impact du VIH/sida sur les entreprises.

Dans le cadre de notre analyse, en nous basant sur diverses réflexions théoriques visant à promouvoir l'émergence des entreprises en Afrique face à ce fléau qu'est le VIH/sida, nous avons pensé qu'il était important de présenter, en dépassant le cadre social, des mesures économiques qui permettraient de s'opposer à la dégradation des capacités de socialisation et d'apprentissage, des relations du travail, des compétences et routines ; conditions principales de l'activité productive appuyées par la formalisation des politiques mises en œuvre par ces entreprises (Aventin et Huard, 1997).

Deux questions peuvent être posées : quel a été le coût économique du VIH/sida pour ces entreprises, et quelle stratégie durable pour garantir la pérennité des activités de ces entreprises contre le VIH/Sida ?

De ces interrogations, nous émettons deux hypothèses : 1) le VIH/sida a un coût sur les entreprises ; 2) la durabilité des activités des entreprises nécessite la mise en œuvre et l'application de politiques efficaces de prévention et de lutte contre le VIH/sida sur le lieu de travail.

Notre approche méthodologique est quantitative et qualitative et s'inspire des travaux antérieurs (Aventin et Huard, 1997). Les données utilisées proviennent de l'enquête du PNUD portant sur 15 entreprises implantées à Brazzaville et à Pointe-Noire, les deux plus grandes villes du pays.

La réflexion s'ordonnera en deux points : le premier abordera le contexte du Congo et le coût du VIH/sida dans les entreprises ; le second mettra l'accent sur l'analyse des charges provoquées par le VIH/sida et les stratégies entrepreneuriales face au sida.

1. Contexte congolais et coût du VIH/sida

1.1. Contexte

Au Congo, le nombre potentiel de personnes infectées par le VIH/Sida est d'environ 130 000, selon le ministère de la Santé. Sur ce nombre, environ 25 000 nécessiteraient un traitement ARV. À ce jour, seulement 10 % des personnes nécessitant ce traitement, soit 2940 personnes, sont sous ARV (Ministère de la Santé, 2006). Le coût élevé des ARV et du traitement des maladies opportunistes, l'insuffisance des services de counselling et de l'appui nutritionnel aux personnes vivant avec le VIH/sida, le nombre limité des pharmacies dispensant les ARV, le délai allongé d'inclusion des patients à la thérapie antirétrovirale et le coût élevé des bilans d'inclusion et de suivi, ne sont pas de nature à favoriser le traitement et les soins administrés aux personnes vivant avec le VIH/sida.

Selon le rapport ONUSIDA de 2002, la séroprévalence du VIH/sida dans la population générale était 7,2 %. La situation épidémiologique correspondait à une épidémie concentrée dans les grandes villes du pays. En effet, le Congo-Brazzaville a commencé à notifier les cas de sida en 1986. En 1987, 49,2 % des professionnels du sexe testés dans les grands centres urbains étaient positifs. En 1990, le VIH associé aux autres infections sexuellement transmissibles était enregistré dans 16 % des cas chez les hommes et 20 % de cas chez les femmes, ce malgré les efforts d'information et de prévention effectués dans le pays et particulièrement à Brazzaville (capitale politique) et à Pointe-Noire (capitale économique). En fin 1996, 10 223 cas de sida avaient été enregistrés.

La situation actuelle du VIH/sida s'est aggravée suite aux guerres récurrentes que le pays a connues (1993, 1997 et 1998) et qui se sont accompagnées de déplacement des populations des villes comme Brazzaville vers les campagnes, d'une flambée du nombre de cas de violence à l'égard des filles et des femmes (2036 cas de viols déclarés en fin 1999 avec 9,47 % de cas de grossesse post-viol) (PNUD, 2002). Les jeunes de 15 à 24 ans constituent la tranche d'âge la plus vulnérable avec des prévalences estimées à 5,08 % chez les filles et de 10,52 % chez les jeunes garçons.

À cela il faut ajouter le fait qu'une récente analyse de la situation du VIH/sida dans le pays a identifié la précocité des rapports sexuels (11 ans pour les filles et 13 ans pour les jeunes garçons)[1], la réticence à l'utilisation des préservatifs (taux d'utilisation des préservatifs au cours des rapports sexuels à risque estimé à 12 %), l'ignorance, la multiplicité des partenaires sexuels, le manque d'éducation sexuelle en famille, la pauvreté et la faiblesse du système éducatif national et du système de santé, autant de facteurs qui élèvent le risque de transmission du VIH à une population adulte sexuellement la plus active.

Selon Pascal Talani (2001), l'offre des soins est représentée, d'une part, par les formations sanitaires de l'État (secteur public), et par le secteur privé à but lucratif ou non lucratif d'autre part. Cependant, les résultats de l'atelier portant sur le VIH/sida de février 2006 a montré que les services de prévention offerts à la population sont qualitativement et quantitativement insuffisants. En effet, avec une population estimée à près de trois millions d'habitants et un taux de séroprévalence de 4,2 %, le Congo ne compte que 40 médecins formés comme prescripteurs des antirétroviraux (ARVs). Pour l'OMS (2003), les personnes séropositives ou souffrant du sida doivent

---

1. Source : Enquête menée par Programme de lutte contre le VIH/SIDA (PNLS).

souvent assumer le poids financier de leur état de santé ainsi que la perte de revenus et d'épargne qui en découle. Si elles sont dépourvues de protection sociale, elles risquent fort, à cause des dépenses de santé, de tomber dans la pauvreté ou de passer de la pauvreté à l'extrême pauvreté.

Ce phénomène pose un problème aux entreprises dans la mesure où le sida peut avoir un impact prononcé sur les entreprises et donc sur l'ensemble de l'économie si ces entreprises sont les plus dynamiques et implantées dans les secteurs clés de l'économie nationale (Cohen, 1991). Les maladies et les décès imputables au sida parmi les employés peuvent affecter une entreprise en accroissant les charges et en limitant ses capacités de riposte du fait de l'insuffisance de ressources financières face à une maladie coûteuse comme le VIH/sida. En effet, les dépenses augmentent à cause des coûts de soins de santé, des frais des obsèques et de la formation ainsi que du recrutement de nouveaux employés. Les recettes risquent de baisser suite à l'absentéisme imputable à la maladie ou aux funérailles ou encore à cause du temps passé en formation. La rotation d'une main-d'œuvre dotée d'une expérience moindre peut avoir pour conséquence la baisse de la productivité.

Il est également important de constater que la tranche d'âge 20-49 ans représente l'essentiel de la population exerçant une activité économique (PNLS, 2001).

1. 2. Évolution du taux de prévalence du sida au Congo

L'évolution du taux de prévalence au Congo a connu une progression en dents de scie. Cela est dû à certains aspects, telles la méconnaissance de la maladie, la non-utilisation des préservatifs, etc. À cela l'on peut ajouter les troubles sociopolitiques qui ont occasionné l'augmentation de la prostitution et l'accroissement des cas de viol et des grossesses non désirées dans le pays.

Le graphique 1 montre l'évolution du sida au niveau national de 1995 à 2001.

Graphique 1. Évolution du taux de prévalence de 1986 à 2001

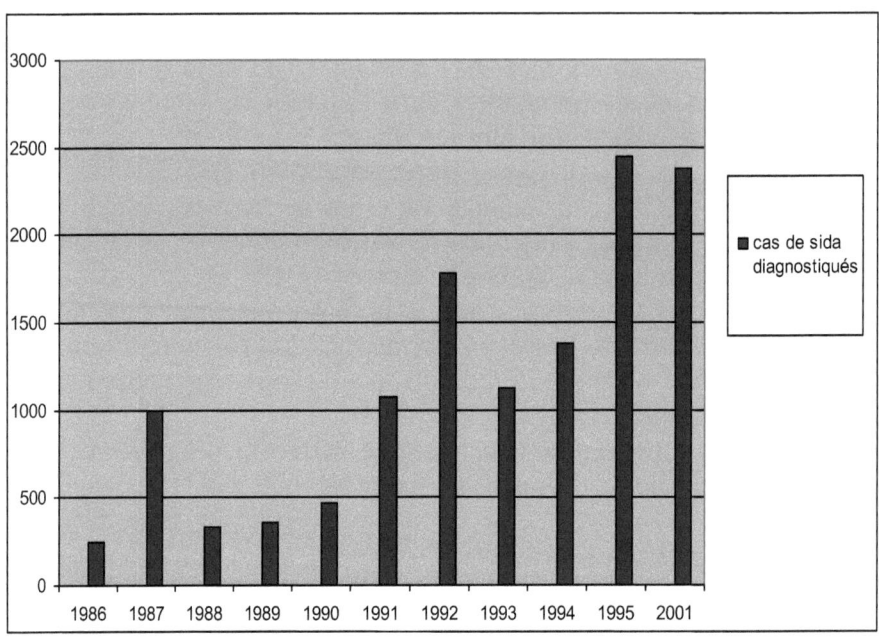

On constate que le nombre de personnes atteintes du sida a connu une progression dans l'intervalle compris entre l'année 1988 et 1992. Cette progression a légèrement baissé en 1993 et est repartie à la hausse jusqu'à atteindre un pic en 1995. Il convient de notifier que les données en provenance du ministère de la Santé ne donnent pas le nombre de personnes contaminées entre la période 1996 et 2000. Cependant, l'ONUSIDA a estimé que de 110.000 personnes vivaient avec le sida en 2002 et que ce nombre est compris respectivement de 10.884 (soit 7,1 %) en 1998 et 8.704 (soit 4,8%)) en 1999 pour Brazzaville[2] et de 7.615 (soit 7,7 %) suivant les mêmes années chez les donneurs de sang.

---

2. Données issues du Ministère de la Santé, *Cadre stratégique nationale de lutte contre le VIH/SIDA en République du Congo* (2003-2007), novembre 2002.

1.3. Coût du sida supporté par les entreprises

Analysons à présent le coût supporté par les entreprises et provoqué par le VIH/sida.

1.3.1 Forme et taille des entreprises de l'échantillon

Les entreprises sur lesquelles porte cette étude sont des moyennes et grandes entreprises et le nombre moyen de leurs travailleurs varie entre 21 et 760 employés ; soit un total de 2465 employés enregistrés en 2001.

Notons que la plupart de ces entreprises disposent d'un centre médico-social et d'un médecin non spécialiste des questions relatives au VIH/sida, mais un généraliste dans la plupart des cas et d'une équipe médicale auxquels les cas des personnes vivantes ou décédées du VIH/sida sont notifiés. Malgré ces modalités, le Programme des Nations unies pour le développement a supposé que rares sont les entreprises qui disposent des politiques et des stratégies appropriées de lutte contre le VIH/sida.

1.3.2. Classification des entreprises selon les villes

Le nombre d'entreprises soumises à l'enquête est de 15 répartis entre Brazzaville et Pointe-Noire, villes qui regroupent près de la moitié de la population congolaise et dans lesquelles l'on retrouve la majorité d'entreprises installées au Congo.

Il faut aussi noter que beaucoup de projets de lutte contre le VIH/sida sont coordonnés dans ces deux villes, mais ces dernières font aussi partie des villes les plus touchées dont la séroprévalence est estimée entre 10 % en 1996 et 14 % en 2000 pour Pointe-Noire et une moyenne de 5,5 % pour Brazzaville ; soit un total estimé entre 10 et 12 % en 2000[3] pour toute l'étendue du territoire national.

Sur l'ensemble, l'étude a été menée auprès de quatre entreprises de Brazzaville, et de onze entreprises de Pointe-Noire.

---

3. Source : ONUSIDA, 2000.

1.3.3. Répartition sectorielle des entreprises étudiées selon les villes

Les entreprises de cette étude se présentent comme l'indique le tableau suivant.

Tableau 1 : Répartition sectorielle des entreprises de l'échantillon selon les villes

	Secteur	Entreprise	Statut
Brazzaville	Agriculture	Agri Congo	Privé
	Commerce et Hôtellerie	Hôtel Méridien	Privé
	Énergie	SNDE	Public
	Banque	CAIC	Privé
Pointe-Noire	Agriculture	ECO	Privé
	Commerce	Ets Guénin	Privé
	Hôtellerie	Hôtel Palm Beach	Privé
	Métallurgie	Alu Congo	Privé
	Agroalimentaire	Boscongo	Privé
	Énergie	Plasco	Privé
		AGIP Recherche	Privé
	Transport	SDV	Privé
		TAC	Privé
		Port autonome	Public
	Communication	DHL	Privé

Source : Enquête PNUD (2002)

On peut observer que la plupart sont des entreprises du secteur privé et implantées dans le commerce, les services, l'industrie et l'agriculture.

1.3.4. Répartition des travailleurs infectés selon les villes et les secteurs d'activité

Il est indispensable de dresser une typologie des infections entre les villes et les secteurs d'activité par rapport aux travailleurs : divers facteurs économiques et sociaux font de cette maladie un fléau dont les conséquences peuvent être sévères à court terme, même s'il est certain qu'à long terme, familles, collectivités et nations s'adapteront à l'accroissement de la mortalité.

Le problème des entreprises, quelque différent qu'il soit, présente les mêmes scénarios. Si le sida s'aggrave, les coûts subséquents s'ajusteront à long terme et, comme les salaires augmenteront à cause de la pénurie de main-d'œuvre, la migration de la main-d'œuvre pourrait jouer un rôle d'équilibre. Dans notre cas de figure, il faut signaler que Brazzaville et Pointe-Noire ne présentent pas les mêmes taux de prévalence et que Pointe-Noire plus attractive en raison des activités économiques qui s'y localisent enregistre un taux de prévalence plus élevé. Mais la question que l'on se pose est celle de savoir comment s'est faite l'évolution ou la propagation du VIH auprès des entreprises étudiées et notamment au niveau des travailleurs.

Nous avons aussi pris en compte le fait que le nombre exact des travailleurs infectés par le VIH reste indéterminé *a priori*, mais le sera tout au moins *a posteriori*. Cela nous renvoie au fait que les effets du VIH/sida sur la vie des entreprises sont plus faciles à repérer en théorie qu'à mesurer quantitativement.

Le chercheur Serrano Y. Crackdown (1989)[4] a montré que la progression de la maladie entre le moment de l'infection par le virus et l'apparition des manifestations cliniques du sida n'est pas immédiate. Il y a une longue période d'incubation, environ 10 ans[5] pendant laquelle les sujets déjà contagieux peuvent ne pas présenter au début aucun signe de la maladie.

Dans les deux villes de notre échantillon, il convient de noter le comportement sexuel de certains groupes de travailleurs et les changements que peuvent apporter les campagnes de prévention en cours. Cette vision prend aussi en compte l'ensemble des secteurs d'activité du seul fait que le sida frappe essentiellement les adultes au plus fort de leur vie sexuelle et productive ; mais à la différence de bien d'autres maladies qui affectent les adultes, son issue est fatale.

1.3.4.1. Répartition des travailleurs infectés selon les villes

La propagation du VIH/sida entre les deux villes a affecté les entreprises d'une manière relativement différente. D'une manière générale, Pointe-Noire, du fait de sa situation économique, de l'afflux d'étrangers et de la diversité culturelle qu'elle enregistre, a connu une évolution beaucoup plus préoccupante : les données recueillies dans les 15 entreprises (enquête PNUD 2002) montrent que cette évolution est passée de 2,2 % en 1999 à 4,3 % 2001, alors que cette évolution a été de 0,6 % en 1999 à 0,7 % en 2001 pour Brazzaville. Il faut souligner que la proportion de travailleurs infectés au sein des entreprises dans les deux villes ne tient pas compte d'une comparaison réelle par rapport à la prévalence moyenne enregistrée dans ces villes, mais d'une infection liée au nombre de travailleurs infectés et enregistrés par les médecins d'entreprise. Le tableau 2 montre l'évolution des proportions des travailleurs infectés par le VIH dans les deux villes.

---

4. Serrano Y. Crackdown, (1989), "On AIDS" in: I. Rieder, P. Ruppelt, *Matters of life and death-women speak about AIDS*, Londres, Virago Press.
5. J. Armstrong, (1991), « Les répercussions socioéconomiques du sida dans les pays en développement », *Finance & Développement*, décembre, p. 14-17.

Tableau 2 : Évolution des proportions des travailleurs infectés par le VIH dans les deux villes

Années	Proportion des travailleurs infectés selon les villes	
	Brazzaville	Pointe-Noire
1999	0,6 %	2,2 %
2000	0,9 %	2,8 %
2001	0,7 %	4,3 %

Source : Enquête PNUD (2002)

1.3.4.2. Structure de la prévalence dans les différentes activités

Tous les secteurs d'activité sont touchés par l'épidémie d'infection par le VIH, directement par l'effet sur la main-d'œuvre, et indirectement en raison de la demande. Certains secteurs sont particulièrement vulnérables aux effets du VIH. En Zambie, par exemple, l'industrie de cuivre, dont le produit représente la quasi-totalité des recettes d'exportation du pays (90 %) et de 25 % du PIB, le taux d'infection parmi les mineurs fut tellement élevé qu'on prédit une augmentation d'environ 60 % des mineurs séropositifs à la fin des années 90. Il s'agissait d'une main-d'œuvre qualifiée (Desmond, 1989)[6], qui reflète un investissement majeur consenti par l'État.

L'étude menée au sein des entreprises nous a permis de faire une répartition catégorielle qui se résume comme suite :
Catégorie 1 : Énergie et agroalimentaire
Catégorie 2 : Agriculture, commerce et hôtellerie, banque
Catégorie 3 : Transport, communication

Vu que le comportement à risque existe dans toutes les sociétés, l'influence qu'a eue le VIH/sida dans les trois catégories citées plus haut ne détermine pas pour certaines catégories d'entreprises un niveau d'investissement supérieur à celui d'autres, mais la prolifération du virus dans un groupe d'individus concentré au sein d'une catégorie en raison des relations et des interactions entre les individus du groupe et les personnes extérieures au groupe.

L'enquête PNUD (2002) montre que les trois catégories ont été influencées par le phénomène et que deux catégories (2 et 3) ont enregistré une proportion bien supérieure à celle de la catégorie 1. Cette proportion est passée de 0,9 % à 1,6 % en l'espace de trois ans pour la catégorie 1, de 1,6 % à 3,2 % pour la catégorie 2 et de 1 à 2,5 % pour la catégorie 3 au cours des mêmes années ; soit une proportion moyenne de 1,2 % pour le catégorie 1, 2,4 % pour la catégorie 2 et de 1,9 % pour la catégorie 3.

---

6. G. M. Desmond, (1989), *The Impact of AIDS on Economic Development : An Approach to a Case Study in Africa.*

Le tableau 3 montre la répartition catégorielle des personnes infectées par le VIH/sida.

Tableau 3 : Proportion des travailleurs infectés par le VIH selon les groupes d'activité

Années	Proportion des travailleurs infectés par le VIH par catégorie d'activité		
	catégorie 1	catégorie 2	Catégorie 3
1999	0,9 %	1,6 %	1 %
2000	1 %	2,3 %	2,1 %
2001	1,6 %	3,2 %	2,5 %

Source : Enquête PNUD (2002)

1. 3. 5. Cas d'infection du VIH au niveau des entreprises

Le nombre de personnes infectées et notifiées par les médecins dans l'ensemble des entreprises a été de 40 sur 2553 travailleurs en 1999 (soit 1,6 %), 51 sur 2517 en 2000 (soit 2,0 %) et de 72 sur 2482 en 2001 (soit 2,9 %). La prévalence moyenne pour les trois années a été de 2,2 %. Il faut aussi souligner que ces taux paraissent faibles en comparaison avec le nombre d'entreprises ayant fait l'objet de l'enquête : la raison en est que toutes les personnes infectées, mais n'ayant pas été identifiées par le personnel médical de l'entreprise n'ont pas été prises en compte.

Tableau 4. Proportion des travailleurs infectés par le VIH au sein des entreprises

Années	Proportion des travailleurs infectés par le VIH
1999	1,6 %
2000	2,0 %
2001	2,9 %

Source : Enquête PNUD (2002)

1. 3. 6. Évolution du nombre de décès dus au sida au sein des entreprises

Les causes des décès dans les entreprises peuvent être regroupées en trois situations ou cas de figure. En premier lieu, il s'agit de décès consécutifs à des accidents de travail, d'accidents de circulation, cas des maladies autres que le sida et jugés normaux par la collectivité, assassinat, etc. Ce type de causes ne suscite pas de controverse aux yeux des travailleurs. En deuxième lieu, ce qui peut paraître aberrant aux yeux d'un observateur étranger, le décès peut être lié à des conflits mystico-religieux et des pratiques fétichistes au sein de la famille et même au sein des entreprises. D'une manière générale, le décès constitue un handicap moral, spirituel, physique et financier. Enfin, la troisième cause est le sida qui a profondément aggravé les réalités déjà existantes.

Ainsi, le nombre total des décès de toutes causes enregistré au sein des entreprises étudiées selon les trois années, c'est-à-dire de 1999 à 2001, est de 135 contre 94 cas de décès dus au sida (soit 69,6 %). Le tableau 5 montre l'évolution du nombre de décès dus au sida de 1999 à 2001.

Tableau 5 : Évolution du nombre de décès dus au sida au sein des entreprises

Années	Nombre de décès dus au sida dans les entreprises
1999	27
2000	29
2001	38
Total	94

Source : enquête PNUD (2002)

2. Coûts occasionnés par le sida dans les entreprises

Les cas d'infection du sida ont engendré divers coûts supportés par les entreprises concernées. Ces coûts se rattachent à l'absentéisme, les soins de santé et les frais des obsèques.

2.1. Évaluation du coût de l'absentéisme pour raison de maladie

Les absences au travail pour raison de maladie posent de sérieux problèmes pour les entreprises. Par ailleurs, ces absences entraînent également un coût surtout lorsqu'il s'agit du personnel qualifié et important pour le cycle d'exploitation : cas des brasseries. Pour le cas du sida, les entreprises congolaises ont enregistré ce genre de cas.

Aussi, en partant des données de l'enquête PNUD qui mentionne le nombre de personnes ayant bénéficié par année d'au moins cinq arrêts de travail de 15 jours et d'une absence temporaire au travail d'au moins un mois pour raison de maladie, nous avons fait une estimation des dépenses occasionnées par les personnes malades du sida.

Tableau 6 : Dépenses effectuées pour couvrir les absences par les entreprises (en millions de francs CFA)

Années	Personnes infectées par le VIH	Personnes ayant bénéficié d'un congé	Dépenses pour le total des absences	Dépenses occasionnées par les malades du Sida	Dépenses occasionnées par les autres maladies	Écart
1999	40	63	280 000 000	177 777 778	102 222 222	75 555 556
2000	51	65	360 000 000	282 461 538	77 538 462	204 923 077
2001	72	97	490 000 000	363 711 340	126 288 660	237 422 680

Source : Calculs de l'auteur à partir des données de l'enquête PNUD

Ces coûts s'expliquent par la nécessité de remplacer le personnel malade ou décédé afin de ne pas paralyser la production et le fonctionnement de l'entreprise.

2.1.2. Évolution des dépenses de santé en comparaison avec les personnes infectées

Le bon fonctionnement de chaque entreprise est conditionné par l'état de santé de ses travailleurs. L'observation faite dans les entreprises montre une augmentation des dépenses de santé au cours des années 1999, 2000 et 2001 (tableau 7). En partant de l'hypothèse selon laquelle le nombre de personnes infectées a augmenté pendant les trois années, nous avons estimé les dépenses qu'aurait occasionnées la prise en charge des personnes malades du sida en partant du total des dépenses de santé réalisées chaque année.

Tableau 7 : Évolution des dépenses de santé en comparaison avec les dépenses-personnes infectées

Années	Personnes infectées par le VIH	Autres maladies	Total	Dépenses de santé	Dépenses/aux personnes infectées	%/aux personnes infectées
1999	40	23	63	1 100 000 000	698 412 698	63,5
2000	51	14	65	1 500 000 000	1 176 923 077	78,5
2001	72	25	97	1 850 000 000	1 373 195 876	74,2

Source : Calculs de l'auteur à partir des données de l'enquête PNUD.

2.1.3. Les frais de formation

En général, les décès des travailleurs entraînent une augmentation des besoins de formation et de recrutement au niveau des entreprises, afin d'assurer l'équilibre entre la perte des travailleurs et le rythme des activités menées par l'entreprise. Cependant, les coûts de formation n'ont pu être évalués dans la plupart des entreprises.

L'on peut se demander si ces entreprises n'ont pas embauché ou si elles n'ont pas envoyé des employés en formation au cours de ces années. Mais la réalité a montré que certaines entreprises procèdent à des recrutements que l'on qualifie de « silencieux », ce qui rend difficile l'évaluation des coûts engagés en matière de formation. Cela passe en général par l'apprentissage sur le lieu de travail.

2.1.4. Les coûts des obsèques

Ces coûts prennent en compte la participation des entreprises aux funérailles des travailleurs, notamment des sommes versées à la famille du défunt, et aussi la prise en charge, pendant les obsèques, d'une série de dépenses logistiques collatérales, notamment celles liées au transport des collègues et de la famille de l'employé défunt et du syndicat de l'entreprise.

Tableau 8 : Évolution des frais des obsèques (en millions de francs CFA)

Période (1999-2001)	Coût des obsèques	%
personnes décédées du Sida	84 251 852	69,6
Autres maladies	36 748 148	30,4
Total	121 000 000	100,0

Source : Calculs de l'auteur à partir des données de l'enquête PNUD (2002).

La lecture de ce tableau montre que la part affectée aux décès des personnes malades du sida reste considérable. Cela s'explique par le fait que le nombre des décès dus au sida est nettement supérieur à celui d'autres maladies.

2.5. Impact du VIH/sida sur les entreprises

Cet impact sera estimé en calculant un ratio d'indicateur d'impact. Nous désignons par ratio d'indicateur d'impact la part de chacun des éléments utilisés pour évaluer l'impact du VIH/sida sur les entreprises. Ces ratios permettent de faire une comparaison du poids de l'épidémie sur l'ensemble des dépenses effectuées par les entreprises et occasionnées par le sida. Il convient de rappeler que, dans cette étude, trois éléments ont été pris en compte, à savoir, les absences, les dépenses de santé et les coûts des obsèques.

Tableau 9 : Proportion des frais d'obsèques, des dépenses de santé et du coût de l'absentéisme

Postes	Proportion des éléments suivants les dépenses causées par le VIH/Sida dans les entreprises	%
Coût des absences	1 130 000 000	25
Dépenses de santé	3 248 531 651	73
Coût des obsèques	84 251 852	2
Total	4 462 783 503	100

Source : Calculs de l'auteur à partir des données de l'enquête PNUD.

Dans l'ensemble, les dépenses de santé ont été plus élevées du fait que certaines entreprises prennent non seulement en charge leurs employés, mais aussi les membres de leur famille. Ce sont donc ces dépenses qui ont le plus pesé sur les charges des entreprises (73 %), suivies des frais des obsèques (25 %) et très loin derrière du coût de l'absentéisme, soit 2 % du total des charges.

2. 6. Estimation du coût la de prise en charge aux ARV des travailleurs infectés du sida au sein des entreprises

L'application de l'initiative visant à accélérer l'accès aux ARV au Congo en 2004 nous permet de faire une évaluation du coût qu'auraient supporté les entreprises dans l'optique d'une prise en charge aux antirétroviraux des personnes contaminées. Cette démarche permet de présenter les éléments tels qu'ils ont été admis par cette initiative. Le coût d'un traitement mensuel revenait donc en moyenne à 30.000 FCFA par travailleur infecté, en associant le coût d'une consultation médicale par mois au CTA (1000 FCFA), d'un hémogramme[7] (1500 FCFA), d'une numération de CD4 (10.000 FCFA) ; le coût de la prise en charge reviendrait à 42.500 FCFA par mois et par travailleur infecté.

Vu que l'on ne connaît pas la durée de la maladie avant les décès, la lecture de ce tableau nous permet de dire que la prise en charge des personnes malades du sida représente un coût pour les entreprises. Car si le nombre de travailleurs malades au sein d'une entreprise s'accroît au cours des an-

---

7. Hémogramme : résultat de l'étude quantitative et qualitative des éléments figurés dans le sang.

nées, le montant alloué à cette prise en charge varie non seulement en fonction du nombre, mais aussi et surtout en fonction de la durée de vie de la personne malade. Cela constitue en effet une grande charge qui pousse certaines entreprises à ne pas se prononcer sur ce fait.

Tableau 10 : Estimation de la prise en charge mensuelle et annuelle des travailleurs infectés

Années	Nombre de personnes infectées	Coût mensuel de la prise en charge aux ARV (en FCFA)	Coût annuel de la prise en charge aux ARV (en FCFA)
1999	40	1 700 000	20 400 000
2000	51	2 176 000	26 112 000
2002	72	3 060 000	36 720 000

Source : Calculs de l'auteur à partir des données de l'enquête PNUD.

Les résultats de ce tableau reflètent le montant des sommes qu'auraient dépensées les quinze entreprises de l'étude si elles avaient pris en charge les travailleurs pour une période d'un mois et d'un an aux ARV. On voit bien une nette différence de coût avec les dépenses de santé (tableau 5). Les entreprises ont donc intérêt à améliorer la prise en charge et à appliquer le traitement basé sur les ARV, car celui-ci réduit considérablement les dépenses de santé.

2.7. Analyse comparative des dépenses de santé et des dépenses occasionnées lors d'un éventuel prises en charge des personnes infectées par le VIH/Sida

La comparaison entre le montant total affecté aux traitements des ARV et du moment total nous permet de montrer l'accroissement qu'auraient subi les frais affectés aux dépenses de santé dans l'optique d'une prise en charge médicale des personnes malades.

Tableau 11 : Écart entre la prise en charge aux ARV et en absence de la prise en charge aux ARV

Années	Estimation du coût annuel de la prise en charge aux ARV	Dépenses par rapport aux personnes infectées	Écarts
1999	20 400 000	698 412 698	678 012 698
2000	26 112 000	1 176 923 077	1 150 811 077
2002	36 720 000	1 373 195 876	1 336 475 876
Total	83 232 000	3 248 531 651	3 165 299 651

Source : Calculs de l'auteur à partir des données de l'enquête PNUD.

Selon cette hypothèse, si les entreprises avaient pris la charge des personnes malades aux antirétroviraux, les frais affectés aux dépenses de santé auraient baissé. Le gap qui ressort illustre bien ce genre de cas.

3. 1. Analyse des charges provoquées par le VIH/sida

La mise en évidence des coûts les plus élevés pour l'ensemble des entreprises montre que l'impact du VIH/sida a varié selon les établissements et en fonction de leur politique sociale, telle que la participation de l'entreprise au paiement de l'assurance maladie des travailleurs, à leur prise en charge, ou à la mise en invalidité des malades (cas non mentionné dans l'étude).

3. 1. 1. Les coûts quantifiables ou monétaires

L'analyse comparative doit tenir compte des différences organisationnelles et des politiques de chaque entreprise. Si la perte de productivité représente 1.125.850.597 FCFA du coût total pour l'ensemble des firmes, c'est aussi parce que les autres coûts sont faibles dans d'autres entreprises. On constate également que les coûts relatifs à la mortalité semblent être inférieurs à ceux de la morbidité (état de santé), car les premiers s'élèvent 25 % à et les seconds à 73 % de l'ensemble des charges. Cela est vrai pour les entreprises qui maîtrisent parfaitement la gestion et la participation des collègues de travail aux funérailles d'un employé décédé. Dans la plupart des cas, seul un nombre limité d'agents ont l'autorisation de participer aux obsèques et sont parfois sélectionnés par les responsables du personnel et les délégués syndicaux afin d'éviter une désertion massive.

La réalité est cependant plus complexe, car les funérailles dépendent de fortes traditions socioculturelles (Thomas, 1991)[8] auxquelles l'employeur a parfois du mal à s'opposer. Des enquêtes ponctuelles et complémentaires montrent que, dans la plupart des entreprises, la participation aux obsèques d'un collègue, outre des marques de compassion et de solidarité avec sa famille, constitue une journée sans travail pour de nombreux travailleurs. Il est ainsi difficile de limiter l'absentéisme massif et réguler la participation aux funérailles. En l'absence d'études sur les coûts y afférents, nous ne pouvons exclure l'hypothèse des coûts indirects importants consécutifs aux décès par du sida. À cet effet, si le coût économique du VIH/sida varie selon différents facteurs politiques ou organisationnels, il est prévisible que les réactions des chefs d'entreprises seront différentes selon, d'une part l'importance des impacts qu'ils identifient, et d'autre part, en fonction de leurs stratégies et de leurs capacités d'investissement.

3.1.2. Les effets du VIH/sida sur l'organisation des entreprises

Nous avons montré que les décès précoces du personnel posent des problèmes aux dirigeants des entreprises, notamment lorsqu'il s'agit du décès d'un employé qualifié, de même que le coût de la maladie dépend du niveau des politiques sociales adoptées par les entrepreneurs. Cependant, les coûts occasionnés par la maladie, à savoir les absences et les décès constituent un facteur qui perturbe l'organisation et le fonctionnement des entreprises, et ceux-là pouvaient inciter les employeurs à faire dépister les demandeurs d'emploi et même le personnel afin de limiter le nombre d'agents infectés par le VIH.

Par ce biais, nous avons aussi montré que tous les employeurs, de quelque secteur qu'ils soient, ont été confrontés à ce genre de perturbation. Cependant, la discrimination et/ou la stigmatisation sont des formes de rupture sociale associée à l'infection à VIH (Tindall et Tillet,1990)[9]. L'enquête a montré que les salariés atteints de sida font l'objet de discrimination qui perturbe gravement les relations sociales au sein de l'entreprise.

Par ailleurs, il est impossible avec les réalités socioculturelles et les méthodes d'investigation de l'étude de préciser l'ampleur des phénomènes de discrimination sur le lieu de travail au Congo-Brazzaville. Concernant par exemple l'embauche, il n'existe aucune interdiction possible de dépistage des postulants à l'emploi, ni même des agents pour des entreprises qui organisent des visites médicales annuelles (hypothèse difficilement vérifiable).

---

8. L.-V. Thomas, (1991) : *La Mort en question, traces des morts, mort des traces,* Paris, L'Harmattan, Nouvelles Études Anthropologiques.
9. B. Tindall et G. Tillet, (1990) « HIV related discrimination », *AIDS*, 4 (suppl. 1) : 251-256.

Ainsi, le code de travail et la convention collective interprofessionnelle restent les seuls textes sur lesquels peuvent s'appuyer les plaignants pour justifier l'illégalité d'un dépistage VIH à leur insu ou d'un licenciement déguisé. Les témoignages de certains travailleurs ont fait état de toutes les formes de discrimination dont étaient victimes les personnes infectées.

Il faut noter que les rumeurs de licenciement pour cause du sida ont été enregistrées à Brazzaville à une certaine période (années 1986, 1987, 1988...) ; ces faits ont été concrets et révélateurs parmi les enseignants, les juristes, les médecins et les responsables d'entreprises.

3.1.2.1. La désorganisation du travail et les coûts invisibles en entreprise : l'approche théorique

Sur le plan théorique, Aventin et Huard (1997) ont montré que la morbidité et la mortalité du personnel accélèrent le *turnover* des entreprises, car les départs doivent être compensés par de nouvelles embauches pour maintenir le niveau des effectifs. Et, même si, de cette manière, le nombre d'employés reste stable, la rotation du personnel et le déséquilibre qu'elle provoque, en modifiant la proportion entre les nouveaux et les anciens employés, occasionnent des problèmes de formation (Glance et al., 1997)[10] et de socialisation. En effet, la socialisation permet au nouvel employé de s'intégrer dans la communauté de travail par la maîtrise des connaissances qui relèvent de l'environnement professionnel, social et culturel. Ces connaissances, éléments de l'apprentissage qui ne se limitent pas aux simples compétences techniques et professionnelles, vont déterminer le comportement de l'individu dans un ensemble cohérent. « Les agents sont des sujets évolutifs, non dotés *a priori* d'un quelconque principe de rationalité, mais dont les comportements se construisent au cours de l'apprentissage »[11] ; ils permettent ainsi d'affiner la cohérence des tâches et de l'activité, c'est-à-dire des modèles d'interactions qui constituent des solutions efficaces à des problèmes particuliers (Coriat et Weinstein, 1995), et de « renforcer les capacités de réaction et d'adaptation de l'entreprise face à un environnement défavorable »[12].

Ces routines forment ainsi des modèles tacites de comportement adoptés par les agents de manière quasi-automatique, elles constituent le cœur de l'entreprise et fondent son efficacité (Nelson et Winter, 1991). Le schéma 1 illustre le triangle des coûts invisibles selon la théorie évolutionniste de

---

10. S. N. Glance, T. Hogg, B. A. Huberman, (1997). « Training a turnover in evolution of organisation ». *Organisation Science*, 8 (1), p. 84-86.
11. G. Dosi, (1991). « Perspectives on evolutionary theory ». *Science and Policy*, 18, p. 353-361.
12. M. Kalika, (1991) « De l'organisation réactive à l'entreprise anticipative », *Revue Française de Gestion*, 86, p. 46-50.

l'entreprise. Cette approche de l'entreprise (schéma 1) en insistant sur les mécanismes par lesquels se construisent et se transmettent les savoir-faire[13], permet de mieux comprendre la nature de l'impact du VIH/sida. En effet, la modification des proportions entre les nouveaux et les anciens employés, provoquée par un *turnover* élevé, pose deux problèmes essentiels :
- la perte de la cohérence de l'activité du fait de l'expérimentation des nouveaux, notamment pour les connaissances tacites difficilement transférables ;
- la diminution de capacité de transmission des savoir-faire, si des employés compétents sont décédés ou inactifs suite à la de l'infection du sida.

Schéma 1 : Triangle des coûts invisibles

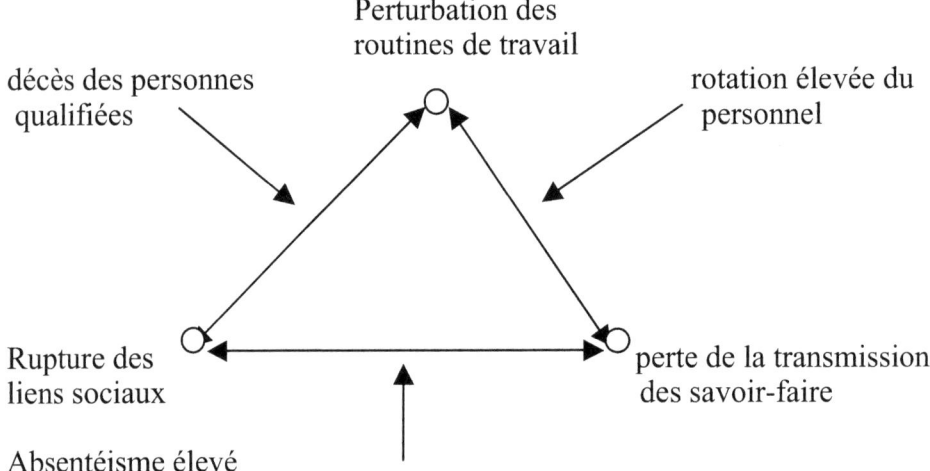

3.1.2.2. L'approche empirique

Sur le plan empirique, l'analyse des résultats de l'enquête prouve que le problème de transmission du savoir-faire, bien qu'étant très important pour les entreprises qui veulent assurer la survie et la continuité de leur activité, en formant les plus jeunes, demeure déterminant dans les entreprises congolaises dans un contexte de raréfaction de travail qualifié.

Ajouté au fait que certains travailleurs refusent de partager les connaissances avec les autres collègues de travail, le VIH/sida a, selon les témoi-

---

13. L. Aventin, P. Huard, (1997), « VIH/SIDA en Afrique : une réponse socio-médiacale à l'impact économique ? L'exemple de la Côte d'Ivoire ». Document tiré sur le site de recherche http://www.google.fr

gnages, creusé les écarts entre les agents et n'a pas facilité dans certaines entreprises l'adaptation et l'occupation de poste par d'autres individus.

Des mesures compensatoires comme le recours à des agents externes aux entreprises ont été enregistrées, ce qui a encore élevé le coût de fonctionnement et pesé sur les charges.

2. Stratégies entrepreneuriales de lutte contre le VIH/sida

Pour répondre à l'ensemble des difficultés et garantir leur pérennité, autrement dit leur développement durable, certaines entreprises ont mis sur pied des stratégies visant à prévenir et à atténuer les effets négatifs du VIH/sida sur le lieu d'entreprise.

2. 1. Stratégie de prévention et de prise en charge

Cette stratégie peut être appréciée à deux niveaux, d'abord à travers la présence un médecin sur le lieu du travail, et ensuite par la participation de l'employeur à la couverture médicale des employés.

2. 1. 1. Présence d'un médecin en entreprise

La présence d'un médecin d'entreprise entraîne normalement un meilleur suivi médical des employés ainsi qu'un diagnostic précoce des pathologies. Ce constat offre trois avantages. Le premier est de prévenir la maladie par un traitement approprié permettant de réduire le coût du traitement, d'éviter ou de restreindre la durée de l'arrêt de la maladie. Le second permet de prévoir et d'éviter d'éventuelles rechutes si le risque se présente. Enfin, le médecin est à même de prescrire un arrêt maladie dans les meilleurs délais lorsqu'un employé est contagieux afin d'éviter aux autres agents d'être contaminés et dans le contexte de VIH/sida d'éviter les formes de discrimination.

Certes toutes les entreprises étudiées disposent en leur sein d'un médecin, mais l'importance de celui-ci reste négligeable dans la mesure où certains travailleurs refusent la collaboration avec le centre de santé en prétextant que le personnel médical est au service de l'employeur et que sa mission serait celle de faire partir du lieu de travail tous ceux qui déclarent leur séropositivité.

Un autre aspect que l'on peut ajouter est celui des travailleurs qui refusent à cause de la lenteur du personnel médical. Le cas des travailleurs de la Congolaise industrielle de bois (CIB).

2.1.2. Prise en charge des malades en entreprise

La participation de l'employeur à la couverture médicale des employés facilite l'accès aux soins et évite l'achat partiel des médicaments ou l'interruption d'un traitement que l'agent considère comme trop coûteux. Si l'ensemble de ces mesures profite aux employés, elles sont également profitables à l'employeur qui réduit l'absentéisme. Cela est vrai pour toutes les pathologies, y compris celles associées au VIH/sida. Par ailleurs, concernant les maladies chroniques et fatales, l'espérance de vie des employés dépendrait, entre autres, de ces stratégies. Il est délicat d'évaluer les années de vie gagnées ou « corrigées » de l'invalidité (Brunet-Jailly, 1996) concernant le sida avec les seuls traitements antibiotiques, comparativement aux agents qui ne bénéficient pas d'avantages sociomédicaux sur le lieu de travail. L'absence de recherche sur ces aspects sur les entreprises au Congo-Brazzaville ne permet pas d'appuyer notre analyse sur des résultats d'observation.

En supposant que cette différence soit significative, cela réduirait effectivement le niveau du *turnover* et les problèmes associés. Les rapports sociaux seraient également moins perturbés si l'arrivée de nouveaux employés dans l'entreprise était mieux réglée. Le rapport Helbronner insiste sur « l'impact négatif sinon dangereux de l'absentéisme sur les conditions d'exploitation des entreprises, par l'augmentation des effectifs ou le recours à la main-d'œuvre intermédiaire, par le sous-emploi des équipements, par la perturbation du cycle de production » (Helbronner, 1977 cité dans Thébaud et Lert., 1983)[14].

Enfin, la transmission des savoir-faire et l'apprentissage des connaissances tacites seraient grandement facilités si les employés infectés par le VIH et détenteurs de compétence avaient la possibilité de rester à leur poste plus longtemps et dans de meilleures conditions. Le constat fait à partir de l'enquête indique dans la plupart des cas que les employés malades désirent travailler lorsqu'ils le peuvent, et ce, jusqu'au décès, puisque le travail représente souvent un moyen de lutte pour la survie.

Concrètement, une entreprise de brasserie BRASCO semble la plus avancée en matière de prise en charge contre le VIH. En effet, cette entreprise a mis en place un programme depuis 2003 visant à prendre en charge le traitement sous ARV des travailleurs ainsi que les personnes infectées vivant dans le quartier environnant l'entreprise. Concernant CELTEL et SOTELCO, entreprises de télécommunications, leurs stratégies sont plus limitées aux seuls salariés de l'entreprise.

---

14. Annie Thébaud et France Lert, « Absentéisme et santé : une revue critique de littérature ». *Sciences Sociales et Santé*, (2), 1983, p. 7624.

2.2. Stratégie de formation

La formation du personnel de santé sur les questions relatives au VIH/sida est un atout pour une entreprise, dans la mesure où cette formation fait appel à un professionnalisme de la part des formateurs. Cependant, le problème de formation qui exige un déblocage de fonds est jugé coûteux et même inutile par certains chefs d'entreprise, dans la mesure où les résultats peuvent ou ne pas trouver les effets attendus à cause de la difficulté que présente l'appréhension des comportements à risque des travailleurs.

Ainsi, si certaines entreprises de renommée internationale telles que Total, ENI-Congo, font appel à des experts pour former le personnel, nombreuses sont les entreprises qui au Congo Brazzaville ne s'y impliquent pas. Néanmoins, cette formation passe par des séminaires ateliers auxquels les chefs d'entreprises délèguent deux, voire trois membres du personnel.

2.3. Limites de ces stratégies

Parmi les difficultés que représente le VIH/sida pour l'organisation des entreprises figure le problème de l'accès aux ARV au Congo-Brazzaville. En effet, l'absence d'industrie nationale de production des médicaments contraint le Congo-Brazzaville à importer des produits pharmaceutiques à des coûts élevés. En 1998, par exemple, la pays a assuré une facture annuelle de 17,5 milliards de FCFA en important les médicaments (PNUD, 2002)[15] : les médicaments génériques sont ainsi diffusés à des coûts élevés pour la majorité de la population, via les travailleurs et donc les entreprises.

Une autre limite se rattache à l'approvisionnement. En effet, il existe une centrale d'achat des médicaments, organisme public chargé de l'importation des produits pharmaceutiques. Les ruptures de stock se sont déjà produites, compromettant ainsi le traitement régulier des malades.

Seule une entreprise a étendu la prise en charge des malades à des personnes ne travaillant pas directement dans l'entreprise ; les autres ont limité la prise en charge aux seuls travailleurs. Or la contamination par le sida est souvent déterminée par le risque encouru dans le milieu environnant. En agissant sur ce milieu, on réduit les risques d'infection. L'avantage d'une telle stratégie trouve son explication dans la théorie de déséquilibre dynamique (Hirschman, 1977) qui stipule que l'amélioration par exemple des systèmes de santé des grandes firmes peut favoriser, si le mouvement est suffisamment visible, la prise de conscience des autres firmes qui pourraient y trouver un certain intérêt.

---

15. PNUD (2002).

Enfin, ces stratégies ne semblent pas s'intégrer dans les politiques nationales de santé pour devenir des outils efficaces de lutte contre le VIH à la fois sur le plan économique et dans une optique de santé publique.

Conclusion

Toute maladie mortelle est un facteur de perturbation du fonctionnement d'une entreprise. Cependant, la morbidité et la mortalité liées au VIH/sida amplifient les effets du dysfonctionnement et rendent préoccupantes les contraintes de la vie de l'entreprise. Le VIH/sida est, en effet, un facteur d'accroissement des charges et influence la productivité et la production des entreprises. L'impact le plus lourd est engendré par les dépenses de santé suivies des dépenses d'obsèques. Les modalités d'une prise en charge des personnes malades évoquées sous forme d'hypothèses (tableau 10) auraient diminué les charges des entreprises. Les entreprises, pour lutter contre l'épidémie et maintenir leur place sur le marché, mettent en place des stratégies portant sur le recrutement d'un médecin, la formation du personnel de santé et la prise en charge des malades.

L'analyse que nous pouvons faire de ces problèmes porte sur celui de la prévention sur le lieu de travail et sur celui de la prise en charge. En effet, la prévention qui passe par l'information peut ne pas trouver des résultats escomptés dans la mesure où les comportements sexuels des travailleurs sont difficiles à appréhender. Dans cette optique, l'analyse nous ramène aux problèmes de la prise en charge, comme l'a fait la coalition internationale d'activistes mobilisés contre le sida réunie dans les différentes villes en partant d'Hararé à Paris, de Casablanca à Atlanta, de Bangkok à New York et qui a lancé du 16 au 17 octobre 2002 des actions simultanées de protestation contre la plus grosse multinationale implantée en Afrique : Coca-cola. Ce genre de réaction illustre bien la difficulté que le VIH/sida présente en matière d'accroissement des coûts.

Mais si les activités d'une entreprise sont conditionnées par l'état de santé de ses travailleurs, les faits tels que la solidarité, la prise en charge et le soutien sont des éléments qui devraient servir de guide sur les lieux de travail pour faire face au VIH/sida. Des mécanismes devraient être créés pour encourager l'esprit d'ouverture, d'acceptation et de soutien à l'égard des travailleurs qui révèlent leur séropositivité et les mettre à l'abri de toutes formes de discrimination ou de stigmatisation.

Par ailleurs, si la présence d'un médecin d'entreprise et la participation des entreprises à l'assurance maladie des employés s'avèrent utiles pour les agents et nécessaires pour ces entreprises, certaines mesures telles que le soutien et le financement des programmes de lutte contre le VIH/sida sur le lieu du travail peuvent trouver des résultats positifs dont l'effet d'entraînement (cas de la Brasserie du Congo) pourrait s'étendre à d'autres secteurs.

Quelques mesures simples et peu coûteuses peuvent être intégrées dans la stratégie de lutte contre le sida :

1 – la réalisation d'affiches sur les modalités de contamination et de prévention dans les principaux offices des entreprises et sur les lieux stratégiques des entreprises tels que le réfectoire, les bus de l'entreprise afin d'éradiquer la discrimination et/ou la stigmatisation, etc.

2 – la tenue d'assemblées générales portant sur le risque que représente le VIH/sida à chaque niveau de l'entreprise, en collaboration avec les organismes spécialisés et les associations ; présentation des photos, partage des brochures et projection des images vidéo sur l'état de santé des personnes malades et, autant que possible, sur les cas des exemples concrets de certaines entreprises (coûts et pertes) ;

3 - et l'échange d'expériences des grandes firmes de renommée internationale pour un éventuel appui logistique et constitution d'alliance dans la stratégie de lutte contre le sida, selon cette assertion du directeur exécutif de l'ONUSIDA, Peter Piot : « Une alliance solide entre le secteur public et privé est indispensable pour une action efficace contre le sida ».

Références bibliographiques

AVENTIN, L., HUARD, P (1997) « VIH/sida en Afrique : une réponse sociomédicale à l'impact économique ? L'exemple de la Côte d'Ivoire ». Document tiré sur le site de recherche http://www.google.fr Belknap Press of Harvard University Press, Cambridge.

CNLS/CREDES (2004), *Projet de lutte contre le VIH/sida et de santé : étude socio-anthropologique sur les secteurs et les groupes vulnérables prioritaires, Analyse de situation et recommandation,* rapport final, Brazzaville.

CORIAT, B. WEINSTEIN, O. (1995). *Les Nouvelles théories de l'entreprise.* Paris, Le Livre de poche 519.

DESMOND G. M. (1989), *The Impact of AIDS on Economic Development : An Approach to a Case Study in Africa.*

DOSI, G. (1991). « Perspectives on Evolutionary Theory ». Science and policy, 18. p. 353-361.

GLANCE, S. N., HOGG, T., HUBERMAN, B. A. (1997). "Training an turnover in evolution of organization". *Organization Science*, 8 (1), p. 84 -86.

HIRSCHMAN, A.O. (1977). *Stratégie du développement économique.* Paris, Les Éditions ouvrières, coll. Économie et Humanisme.

KALIKA, M. (1991). « De l'organisation réactive à l'entreprise anticipative », *Revue française de gestion*, 86. p. 46-50.

LEIGH, J. P., LABECK, D. P., FARNHAM, P. et al (1995). "Potential and Actual Workdays Lost Among Patients with HIV". Jour*nal of AIDS*. 8. p. 392-395.

MAFOUTA OUATINOU S. B. (2004). « Incidence économique du sida sur les entreprises au Congo-Brazzaville ». *Colloque développement durable, leçons et perspectives,* Ouagadougou (Burkina Faso), du 1er au 4 juin, tome. 1, p. 395-402.

NELSON, R. R., WINTER, S. G. (1982). *An Evolutionary Theory of Economic Change,*

PELLED, L. H. (1996). "Demographic diversity, conflict and work group outcome: an intervening process theory". Orga*nisation Science*, 7 (6). p. 615-631.

PNUD (2002), *Impact du VIH/sida sur les entreprises congolaises*, Brazzaville.

THEBAUD, A., LERT, F. (1983). « Absentéisme et santé : une revue critique de littérature », *Sciences sociales et santé*, (2), p. 7-24.

TINDALL, B., TILLET, G. (1990). "HIV-related discrimination", *AIDS*, 4 (suppl.1), s. 251-256.

IMPACT SOCIO-ECONOMIQUE DU VIH/SIDA ET DEVELOPPEMENT DURABLE EN REPUBLIQUE DU CONGO

René Samba[*]

Introduction

Le VIH/sida est devenu une pandémie qui menace potentiellement toutes les populations du monde en général et celles d'Afrique en particulier et constitue de ce fait un problème d'une extrême gravité pour la santé publique et le développement durable.

La République du Congo avec un taux de prévalence actuel, estimé entre 10 % et 12 %, bien au-delà du seuil de 4 % fixé par l'ONUSIDA pour contrôler la progression de la pandémie, n'échappe pas à ce triste constat. Si cette progression du VIH/sida n'est pas freinée dans le court terme, elle aura, à terme, de graves conséquences sur les forces productives.

Les stratégies de lutte contre le VIH/sida engagées par certaines entreprises et ONG méritent d'être élargies à d'autres, en vue de réduire le taux de prévalence et promouvoir un avenir économique et social meilleur. De même l'État devrait renforcer ses efforts en matière de lutte contre le VIH/sida en assurant une distribution accrue des ARV, afin de promouvoir des lendemains meilleurs s'inscrivant dans la dynamique du développement durable.

Plusieurs auteurs se sont intéressés à l'impact socio-économique du VIH/sida, montrant par là que le VIH/sida n'est pas seulement un problème de santé publique, mais un problème menaçant le développement écono-

---

[*] **René Samba** est maître-assistant à la Faculté des Sciences économiques de l'Université Marien Ngouabi de Brazzaville. Il est directeur du département d'analyse des politiques macroéconomiques au Centre d'études et de recherche sur les analyses et politiques Economiques (CERAPE). Il est auteur de plusieurs publications dans les revues scientifiques économiques. Il participe au projet de recherche sur la diversification des exportations et la dette extérieure réalisée par le CERAPE grâce à l'appui du CRDI (Canada). Le rapport de recherche devrait bientôt être publié sous la forme d'un ouvrage portant le titre suivant : « Commerce et endettement extérieur en Afrique centrale ».

mique et social. Aventin et Huard (2000) soulignent que la pandémie du VIH/sida est à l'origine du dysfonctionnement de l'entreprise. Le VIH/sida amenuise les salaires et l'épargne des ménages, détruit les forces, réduit les possibilités de trouver du travail et engendre d'inévitables conséquences à toutes les sociétés. C. Desmond (2002) conclut à ce sujet que le VIH/sida touche les travailleurs des secteurs public et privé qui assurent les services essentiels. P. Piot (2002) affirme que l'impact dévastateur du VIH/sida fait reculer le continent africain des décennies de progrès. Le VIH/sida vient ainsi renforcer la faiblesse de la stabilité économique des marchés déjà fragiles d'Afrique.

De ce contexte et justification et cette revue de la littérature, nous nous proposons la problématique suivante, qui s'articule autour de deux points :
1. Quel est l'impact socio-économique du VIH/sida ?
2. Quelles sont les stratégies relevant de développement durable à mettre en œuvre en vue de réduire le taux de prévalence et promouvoir un avenir économique et social meilleur ?

La méthodologie a reposé sur la collecte des données issues des articles, des ouvrages et des publications des organismes internationaux à vocation économique et sanitaire (Banque mondiale, BEAC, PNUD, OMS, UNICEF, UNESCO…) et des administrations publiques du Congo (Ministère de la Santé et de la Population du Congo-Brazzaville, le CHU de Brazzaville, CNLS…). Notre réflexion se présente en deux phases : d'une part, l'impact socio-économique du VIH/sida et le recul du développement humain durable et, d'autre part, les stratégies de lutte contrent le VIH/sida en vue de promouvoir le développement durable.

1. L'impact socio-économique du VIH/sida et le recul du développement humain durable

Depuis la fin de la décennie 1980, le sida est devenu la première cause de mortalité chez les personnes dont l'âge varie entre 15 et 45 ans.

1. 1. L'apparition du VIH/sida en République du Congo

Les premiers cas de sida ont été découverts au Congo en 1983 à partir des évacués sanitaires de France. Ces cas étaient surtout recensés dans trois grandes villes du pays, Brazzaville, Pointe-Noire et Dolisie. Depuis lors, le VIH/sida a détruit et continue de détruire une large partie de la population active, notamment celle comprise entre 20 et 49 ans. Des années 1980 à nos jours, la progression de la pandémie n'a cessé d'augmenter. Trois facteurs socio-économiques peuvent expliquer ceci :
  - d'abord les couches infectées sont celles dont l'âge est compris entre 15 et 49 ans, couches qualifiées de sexuellement actives ;

- ensuite le code de la famille adopté au début des années 1980, autorise l'homme d'épouser quatre femmes. Ce facteur contribuant sans nul doute à la dépravation des mœurs a constitué une porte ouverte au processus de transmission du VIH/sida;
- enfin la situation économique prospère du début des années 1980 suite au boom pétrolier de 1979 dont a bénéficié le Congo, pays pétrolier, favorisera l'augmentation des revenus des travailleurs. Ce supplément de pouvoir d'achat associé à la dépravation des mœurs sera à l'origine de la progression du VIH/sida dans les trois grandes villes, Brazzaville, Pointe-Noire et Dolisie.

1. 1. 1. L'impact économique du VIH/sida sur les entreprises

Le VIH/sida a un impact non négligeable sur le fonctionnement des entreprises congolaises. Les maladies et les décès imputables au VIH/sida parmi les employés affectent les entreprises en augmentant leurs charges.

L'approche des relations humaines de l'entreprise qui est au cœur de la croissance des entreprises nous permet de mieux analyser l'impact du VIH/sida dans l'entreprise.

1. 1. 2. L'approche des relations humaines de l'entreprise et le VIH/sida

Selon l'approche des relations humaines de l'entreprise, l'homme n'est plus réduit au même niveau que les moyens de production et autres matières premières. Cette approche met l'accent sur l'homme, ses atouts dans le management des entreprises et sur l'environnement social et humain interne à l'entreprise, seule richesse susceptible de créer la valeur ajoutée et d'accroître le rendement. Ainsi, les hommes en bonne santé et bien formés constituent un atout majeur pour la croissance des entreprises.

Le VIH/sida, en détruisant les forces productives, baisse le moral de l'employé et crée d'énormes difficultés dans la gérance des ouvriers ou du travail et occasionne une pénurie de travailleurs dans l'occupation de postes de haute compétence. Or, les maladies et les décès imputables au VIH/sida parmi les employés affectent toute entreprise en accroissant les charges. Dans le cas des microentreprises telles que les TPE, cela se traduit par la disparition des entrepreneurs, donc des TPE.

Selon une étude menée par Aventin I. et Huard P. (2000), sur le coût du sida dans trois entreprises manufacturières en Côte d'Ivoire, les dépenses augmentent à cause des coûts de soins de santé, des frais d'enterrement et de la formation, ainsi que des recrutements d'employés venant remplacer ceux déjà malades ou décédés. Les deux auteurs font observer par ailleurs, que les revenus baissent pour trois raisons :
- l'absentéisme imputable à la maladie ;
- le temps passé aux funérailles ;
- le temps passé en formation pour les nouvelles recrues.

En République du Congo, les entreprises des secteurs privé et public n'ont pas été épargnées par la pandémie du VIH/sida.

À ce sujet, les données provenant d'une enquête réalisée par le PNUD en 2002 sur 15 entreprises, dont 11 à Pointe-Noire et 4 à Brazzaville montrent bien l'ampleur de l'impact économique du VIH/sida sur les entreprises congolaises.

Tableau n° 1 Répartition sectorielle des 15 entreprises

Villes	Secteurs	Entreprises	Statut
Brazzaville	Agriculture	Agri-Congo	Privé
	Commerce et Hôtellerie	Hôtel Méridien	Privé
	Énergie	SNDE	Public
	Banque	CAIC	Privé
Pointe-Noire	Agriculture	ECO	Privé
	Commerce	Ets Guénin	Privé
	Hôtellerie	Hôtel Palm Beach	Privé
	Métallurgie	Alu Congo	Privé
	Agroalimentaire	Boscongo	Privé
	Énergie	Plasco	Privé
		Agip recherche	Privé
	Transport	SDV	Privé
		TAC	Privé
		Port Autonome	Public
	Communication	DHL	Privé

Source : Enquête PNUD, Le VIH/sida dans les entreprises, 2002.

Les coûts provenant de l'absentéisme, les dépenses de santé réalisées par les entreprises en vue de la reproduction de la main d'œuvre et les coûts systémiques, sont des effets subis par les entreprises du fait de l'infection du VIH/sida dans ces sociétés.

1. 1. 3. Les coûts indirects

Les coûts indirects des entreprises sont engendrés par l'absentéisme et la morbidité au travail.

Les congés pour maladies et autres congés pris par les employés malades, les congés pour deuils et enterrements et les congés pour s'occuper des dépendants séropositifs font partie de l'absentéisme, tandis que la morbidité au travail traduit la performance réduite à cause de la maladie du VIH/sida au travail.

De 1999 à 2000, le nombre de personnes ayant bénéficié d'un arrêt de travail (ADT) est resté constant, tandis que celui d'une absence temporaire au travail (ATT) était en nette augmentation. De 2000 à 2001, ces deux éléments étaient en progression, traduisant ainsi la réduction de la production et, par voie de conséquence, celle de la performance des entreprises.

Au Congo de 1999 à 2000, le nombre moyen de personnes ayant bénéficié d'au moins 5 arrêts de travail de 15 jours au moins pour une raison de maladie a été de 55,3 par année. Le nombre de personnes ayant bénéficié d'un congé maladie ou d'une absence temporaire d'au moins un mois au travail a été de 23,7 (PNUD, 2002). Les coûts de l'absentéisme au travail pour raison de maladie ont évolué de 1999 à 2001. Cette évolution a été estimée en moyenne à 23,5 % de la masse salariale pendant ces trois années (PNUD, 2002). Elle a une incidence négative sur la rentabilité des entreprises et sur la rémunération des employés.

Plus les coûts indirects liés aux absences de travail augmentent, plus l'entreprise subit des perturbations au niveau de son cycle de production. La conséquence immédiate en est la diminution de la quantité de production qui entraîne *ipso facto* celle du profit.

1. 1. 4. Les coûts directs

Les coûts directs encore appelés coûts de production concernent les dépenses de santé, les frais de formation et les frais des obsèques réalisés par l'entreprise pour le compte de son personnel.

Au sujet des dépenses de santé relatives au VIH/sida, celles-ci sont restées croissantes de 1999 à 2001 dans 15 entreprises. Ces dépenses ont représenté 17,2 % de la masse salariale en 1999, 23,7 % en 2000 et 28,9 % en 2001. Dans la même période, les frais d'obsèques étaient croissants, passant de 32 millions de FCFA à 54 millions de F CFA en 3 ans, soit un accroissement de 68,75 % (PNUD, 2002).

1. 1. 5. Les coûts systémiques

Ils trouvent leur origine dans la perte de cohésion au travail constatée au sein de l'entreprise. Il s'agit :
1. de la baisse du moral, de motivation et de concentration ;
2. de la perturbation des programmes et des équipes ou unités de travail ;
3. et de la rupture de la discipline au travail (relâchements, absences non autorisées).

1. 2. L'impact du VIH/sida sur le développement humain durable

La progression du VIH/sida compromet l'amélioration du développement humain durable en République du Congo

1. 2. 1. L'analyse par l'Indicateur de développement humain

Le développement humain durable est mesuré par l'indicateur du développement humain (IDH), qui combine trois indicateurs de capacités humaines les plus fondamentales, à savoir l'espérance de vie à la naissance, l'indicateur de pauvreté humain (IPH) qui tient compte du niveau de revenu national brut (RNB) par habitant et le taux annuel de croissance démographique.

De 2000 à 2003, le Congo a connu une augmentation de la population dans l'ordre de 2.854.000 à 3.724.000 d'habitants, avec un taux annuel de croissance démographique de 3 %. Dans le même temps, l'on assiste à une baisse progressive du niveau de l'espérance de vie de 52 à 48 ans (Banque mondiale et PNUD, 2004).

Le revenu national brut (RNB) par habitant diminue dans la même période, passant de 724,7 à 640 $ EU ; pendant ce temps, le taux de prévalence du VIH/sida augmente dans des proportions inquiétantes, passant de 6,5 % en 2000 à 11,6 % en 2003, bien au-delà du seuil de 4 % fixé par l'ONUSIDA (Banque mondiale et PNUD, 2004). La baisse du niveau de l'espérance de vie, résultante de la diminution du RNB par habitant et de l'envolée du taux de prévalence du VIH/sida, compromet les chances de développement humain durable de la République du Congo. Ainsi, la baisse du RNB par habitant prive les familles de leurs moyens financiers, renforce celles-ci en deçà du seuil de pauvreté, compromet leur moyen d'existence et engloutit leurs petites épargnes monétaires en dépenses médicales et frais d'inhumation.

1. 2. 2. Le VIH/sida et les ménages

L'impact économique du VIH/sida sur les ménages est ressenti lorsqu'un membre du ménage commence à souffrir des maladies liées au sida. La perte des revenus et les dépenses importantes affectées aux soins de santé sont les principaux facteurs traduisant cet impact.

Les décès des membres du ménage dus au VIH/sida entraînent des pertes de revenus actuels et futurs, mais aussi des pertes en main d'œuvre

Selon une étude menée par l'ONUSIDA à Brazzaville et à Pointe-Noire (2003), les ménages avec un patient du VIH/sida dépensent en moyenne deux fois plus que pour les autres dépenses de santé. Dans la rubrique santé, près de 80 % de dépenses sont affectées aux patients du VIH/sida plutôt qu'aux autres membres du ménage qui sont malades. L'impact économique du VIH/sida peut être aussi élargi au plan social selon le genre.

1. 2. 3. Le VIH/sida et le genre

Il est ressenti plus chez les femmes que chez les hommes.

1. 2. 3. 1. Le VIH/sida et les femmes

Du fait de leur situation économique et sociale moins privilégiée qui compromet leur faculté de choisir des schémas de vie plus sûrs et plus sains, les filles et les femmes sont exposées plus que les hommes au risque d'infection du VIH/sida. La précarité et la pauvreté amenuisant les revenus des ménages au cours des deux dernières décennies des politiques d'ajustement structurel (1980 et 1990), ont accéléré la propagation du VIH/sida chez les femmes dans les deux grandes villes (Brazzaville et Pointe-Noire).

Depuis la fin des conflits armés en 1999 en République du Congo, l'on assiste à une accélération de la propagation de la pandémie particulièrement dans les deux principales villes (Brazzaville et Pointe-Noire) qui regroupent les deux tiers (2/3) de la population du pays. Selon l'ONUSIDA, en l'an 2000, la prévalence chez les femmes était de 5 % à Brazzaville et 14,7 % à Pointe-Noire. En décembre 2001, sur un total de 110.000 personnes adultes vivant avec le VIH/sida, 59.000 étaient des femmes. En 2002, selon une étude du Ministère de la Santé publique et du Programme national de lutte contre le sida (MSP/PNLS) portant sur la prévalence de l'infection du VIH chez les femmes enceintes par tranche d'âges, la prévalence moyenne était de 3,1 % à Brazzaville et 5,6 % à Pointe-Noire. La proportion élevée des femmes séropositives se trouve dans la tranche d'âge de 15-19 ans (3,8 %) à Brazzaville et dans la tranche d'âge de 25-29 ans à Pointe-Noire (7,4 %).

Cela représente un grand danger, à savoir la diminution à court terme de la main-d'œuvre féminine et sa disparition pratique si aucune action en vue de réduire le taux de prévalence n'est entreprise.

1. 2. 3. 2. Le VIH/sida et les hommes

Les hommes, en particulier les jeunes, restent aussi vulnérables à l'infection du VIH/sida. Le choix d'un travail les obligeant à une mobilité synonyme d'éloignement familial est un facteur qui accroît cette vulnérabilité.

Les secteurs économiques les plus prédisposés sont généralement ceux dans lesquels les travailleurs sont fréquemment séparés de leurs conjoints et familles. Les Forces armées et la Police, les routiers de l'hinterland, l'enseignement primaire et secondaire, l'enseignement technique, les communautés de pêches le long du majestueux fleuve Congo restent autant des secteurs comportant de gros risques pour les travailleurs exerçant dans ces secteurs.

2. Les stratégies de lutte contre le VIH/sida et la promotion du développement durable

Les stratégies de lutte contre le VIH/sida en vue de garantir le développement durable, reposent tour à tour sur les essais thérapeutiques pour diminuer la transmission mère-enfants du VIH, l'éducation par les pairs, la prévention contre le VIH/sida et la prise en charge des travailleurs infectés par le VIH/sida par les entreprises et enfin le respect des engagements de l'État dans la prestation d'antirétroviraux (ARV) aux patients.

2. 1. Les essais thérapeutiques pour diminuer la transmission mère-enfant du VIH

Cette version de lutte contre le VIH revêt un caractère impératif, car le pourcentage de femmes enceintes atteintes de VIH reste très élevé dans les deux grandes villes du Congo (Brazzaville et Pointe-Noire). Il convient, à cet égard de mettre en œuvre qui consiste, d'abord à proposer le dépistage du VIH aux femmes enceintes, ensuite à réaliser le suivi de personnes infectées par le VIH dans le respect le plus strict de la confidentialité et enfin à favoriser la prise en charge des patients dans un essai thérapeutique.

Les femmes, et en particulier les femmes enceintes, sont une population vulnérable, souvent dépendante financièrement, la dépendance étant accentuée par l'état de grossesse. La réalisation du dépistage du VIH chez les femmes enceintes et du conseil qui doit entourer ce test est la première étape à mener correctement. Le suivi des personnes infectées par le VIH et la prise en charge des patients représentent un investissement de santé important consolidant le capital humain et favorisant la promotion du développement humain durable.

2. 2. La lutte contre le VIH/sida par l'éducation par les pairs

L'approche de la formation par les pairs constitue une stratégie novatrice mettant l'apprenant au centre de la formation, grâce à la méthode participative. La formation par les pairs fait partie de l'économie de l'éducation renforçant le capital compétences des individus leur permettant de mieux lutter contre le VIH/sida afin de garantir leur capital humain.

La stratégie de formation par les pairs se base sur un noyau de personnes bien formées (pairs éducateurs), susceptibles, par un effet de rayonnement d'atteindre leurs pairs, c'est-à-dire des personnes leur étant semblables en rang, en dignité et/ou en fonction. Cette approche a été expérimentée en République du Congo par les agences onusiennes, les structures gouvernementales et les bailleurs de fonds dans le cadre du projet « Prévention du sida dans les écoles du Congo » (PRESIEC) de 2002 à 2004. Le contenu de la formation était pratiquement identique pour les deux types de bénéficiaires (enseignants et élèves), à la seule différence que les enseignants étaient formés à l'utilisation des fiches pédagogiques. L'éducation par les pairs incitait les élèves à la réflexion à partir de cas pratiques. Les thèmes développés suscitaient un échange d'expériences permettant aux élèves d'être mieux aguerris, dans diverses situations, notamment celles les exposant au risque de contracter une infection sexuellement transmissible IST, et/ou l'infection au VIH/sida. Cette méthode s'est révélée pertinente, car elle a permis de renforcer le capital compétences des individus en matière de lutte contre le VIH/sida, favorisant ainsi l'expression des opinions, l'esprit critique et le jugement.

La formation par les pairs éducateurs peut à ce titre être également élargie aux entreprises, aux administrations et au secteur informel ou non structuré. La mission de formation dont sont investis les pairs éducateurs, consiste à garantir la pérennisation des activités de sensibilisation et de prévention vis-à-vis de l'infection au VIH/sida et des autres IST, au sein des entreprises, des administrations publiques et privées, et dans le secteur informel qui regorge aujourd'hui le $1/6^e$ de la population du Congo.

La pertinence de cette stratégie (formation par les pairs éducateurs) a pour but de faire des vagues dans le triptyque «information, communication et formation dans les entreprises et les administrations. Parmi les entreprises, seule la Brasserie du Congo (BRASCO) a procédé à des séances de formation des pairs éducateurs (agents/travailleurs) et d'information sur l'utilisation des préservatifs. Les préservatifs sont placés gracieusement dans les toilettes de l'entreprise et à l'accueil médicosocial.

Enfin, l'éducation par les pairs servira de repère pour réduire le VIH/sida dans le milieu du travail à faible revenu notamment, celui des paysans et des agriculteurs périurbains, des petits commerçants des marchés populaires, artisans et autres TPE.

2. 3. La prévention et la prise en charge des travailleurs par les entreprises

L'environnement impose souvent aux entreprises des changements inattendus auxquels elles doivent pouvoir faire face de manière organisée. La pandémie du sida fait partie depuis vingt-six ans des problèmes posés au monde du travail, car elle perturbe le fonctionnement des entreprises. Les chefs d'entreprise ont donc intérêt à insérer dans leur modèle de gestion la pratique de la lutte contre le VIH/sida sous toutes ses formes.

2. 4. Les entreprises dans le monde et la lutte contre le VIH/sida

De nombreuses entreprises et leurs actionnaires dans le monde s'investissent dans des programmes de prévention du VIH/sida pour le bien de leurs salariés, de leurs fournisseurs et d'autres composantes de la société. En Amérique latine, Telephar, entreprise de télécommunication brésilienne, avait déjà mis sur pied en 1989, un programme de prévention et les soins pour les IST et l'infection au VIH/sida pour ses 4500 employés (ONUSIDA, 1998). En Afrique, Anglo-American Corporation, le plus grand industriel d'Afrique du Sud qui déploie ses activités dans le secteur des mines, de la construction mécanique, des produits chimiques et autres, employait avant la fin des années 1980, des spécialistes de l'éducation du sida (ONUSIDA, 1998). En Asie, Thailande Business Coalition On Aids s'attaquait aux problèmes que le sida pose aux entreprises.

Parmi les entreprises transnationales, le Body Shop, présent dans le monde entier, a montré un excellent exemple dans la constitution d'une alliance avec deux de ses fournisseurs au Népal et en Inde pour qu'ils dispensent une éducation en matière de prévention de l'infection sur les lieux de travail et dans les communautés environnantes (ONUSIDA, 1998). Les institutions internationales et celles des Nations unies ont également fait de nombreux appels aux chefs d'entreprises à réagir de toute urgence contre le sida.

Ces expériences doivent servir de repères et de leçons aux entreprises congolaises afin de permettre à celles-ci de les capitaliser à leur tour.

2. 5. Les actions stratégiques des entreprises congolaises

En mars 2002, le Congo s'est engagé dans une phase de planification stratégique de lutte contre le VIH/sida qui a abouti à un cadre stratégique et à un plan opérationnel national. Cette politique a jeté les bases institutionnelles et fourni une réponse multisectorielle et décentralisée impliquant la participation de toutes les couches de la société à cette lutte.

Le défi contre le VIH/sida sur le lieu de travail doit être une préoccupation essentielle des chefs d'entreprise dans le but d'assurer le développement durable. À ce sujet, les entreprises congolaises doivent d'abord s'engager, ensuite inscrire leurs actions dans la prévention et la prise en charge. S'agissant de leur engagement, étant donné que la Caisse nationale de sécurité sociale (CNSS) n'est pas en mesure d'assurer actuellement le relais en cas de maladie de longue durée à cause de la faiblesse du système de santé du pays, les chefs d'entreprise doivent s'engager à s'inscrire dans la durée pour la lutte contre le VIH/sida.

En République du Congo, six entreprises seulement assurent la prévention et la prise en charge, à savoir la Brasserie du Congo (BRASCO), l'entreprise pétrolière Total, la Congolaise industrielle du bois (CIB), la Chaîne hôtelière du Méridien, ENI CONGO et la Congolaise de raffinerie (CORAF). Ces entreprises jouent le rôle de pionnier dans la prise en charge de cette maladie sur le lieu de travail pour les employés et les ayant-droit.

Toutes les autres grandes entreprises exerçant sur le territoire congolais et n'ayant aucune stratégie en matière de lutte contre le VIH/sida doivent s'engager dans la prévention et la prise en charge.

S'agissant des PME et autres TPE/artisans, l'État doit initier une série de politiques économiques permettant à ces entreprises de taille moyenne et petite de lutter contre le VIH/sida en leur sein.

2. 6. Les engagements de l'État dans la lutte contre le VIH/sida

Ils représentent à la fois un investissement et une consommation de santé dans la mise en œuvre du développement durable. Ces engagements concernent la prestation d'antirétroviraux (ARV) et l'intégration du processus de l'IPPTE à la lutte contre le VIH/sida.

2. 6. 1. Les engagements de l'État dans la prestation des ARV

En adhérant en 2001 à l'initiative « Accélération de l'accès aux soins dans le domaine du VIH/sida », le Congo a bénéficié de réductions des prix des antirétroviraux auprès des principales firmes pharmaceutiques. Les offres des prix négociés pour la trithérapie du sida varient entre 21.000 FCFA et 56.000 FCFA par patient et par mois contre 350.000 FCFA et 400. 000 FCFA avant l'accès du Congo à cette initiative.

Tableau n° 2 : Coût de médicaments lié au VIH/sida en nombre de patients pris en charge

Année	Coût de trois médicaments en association (par mois et en millions de FCFA)	Nombre de patients pris en charge
Avant 2001	350-400	2.500
Après 2001	21-56	6.000

Source : OMS-Congo, octobre 2004

La diminution des prix d'ARV a eu pour résultat comme le montre le tableau n° 2, l'augmentation du nombre de patients ayant accès aux ARV. Ainsi de 2.500 personnes, avant l'année 2001, ce chiffre est passé à 6.000 personnes à compter de l'année 2001.

Cet effort du gouvernemental s'inscrit dans la dynamique du développement durable en vue d'entretenir la main-d'œuvre dans les secteurs clés de l'économie et du social.

2. 6. 2. L'Initiative aux Pays Pauvres Très Endettés (IPPTE) et la lutte contre le VIH/sida

Un allégement de la dette dans le cadre de l'IPPTE, pourrait apporter une contribution substantielle permettant au gouvernement du Congo d'intensifier le programme déjà existant de lutte contre le VIH/sida qui constitue un des axes de réduction de la pauvreté.

Avec 50,1 % de population vivant sous le seuil de pauvreté selon le Document de stratégie de Réduction de la Pauvreté (DSRP, 2005) et un taux de prévalence du VIH/sida compris entre 10 et 12 %, l'aboutissement de l'Initiative PPTE devrait permettre au gouvernement congolais de réaliser les progrès significatifs dans la lutte contre le VIH/sida, plus précisément à travers la disponibilité de la thérapie antirétrovirale pour les patients vivant avec le VIH/sida. Ainsi, les ressources financières provenant du processus d'aboutissement de l'IPPTE devraient permettre aux décideurs de réduire significativement les coûts des ARV. De plus, il faudra initier des programmes anti pauvreté ciblés qui accorderaient des crédits et d'autres formes de soutien à la fois aux hommes et aux femmes, car la pauvreté augmente la vulnérabilité au VIH/sida.

La réalisation de cet objectif devrait permettre aux individus vivant dans une situation d'insécurité et de vulnérabilité de passer à une situation plus confortable faite d'une plus grande maîtrise de l'insécurité et de satisfaction de besoins fondamentaux

Conclusion

Avec un taux de prévalence compris entre 10 % et 12 %, le sida continue à faire peser sur les entreprises congolaises de graves conséquences sur leur croissance, amenuise les revenus des ménages, diminue de façon inquiétante la population féminine en âge de procréer à Brazzaville et à Pointe-Noire, les deux grandes villes du pays, et fait reculer dans l'ensemble le développement humain durable à travers son indicateur nommé IDH.

Les coûts indirects, directs et systémiques viennent grever de façon importante la masse salariale, privant ainsi les entreprises de leur capacité de production. Les ménages se trouvant dans une situation de vulnérabilité et d'insécurité du fait de la pauvreté comme l'indique le rapport du DSRP (2005), voient leur revenu s'effriter de plus en plus. Ce qui complique le soutien des cas de maladies de sida dans leur environnement familial. Selon le genre, le taux de prévalence est plus accentué chez la femme que l'homme, en raison de la vulnérabilité de la femme par rapport à celui-ci sur le plan économique et financier.

Seules les stratégies de lutte contre le VIH/sida chez les femmes enceintes, dans les entreprises privées et publiques, les administrations publiques et privées, la promotion de la formation contre le VIH/sida par les pairs éducateurs dans toutes les composantes de la communauté et enfin l'action de l'État dans l'octroi des ARV à prix réduit s'avèrent indispensables et nécessaires dans la mise en œuvre du développement durable.

L'initiation à l'innovation entrepreneuriale en République du Congo face à la progression de l'épidémie et de son impact sur le développement économique et social peut, sans nul doute, apporter un renforcement durable et efficace de l'approche multisectorielle de la pandémie.

Ainsi, l'effort réalisé par les entreprises dans la lutte contre le VIH/sida à coût raisonnable permettrait d'ouvrir la porte à un programme de développement durable. Le capital connaissances engendré par l'éducation par les pairs et la prise en charge des patients atteints du VIH/sida par les entreprises peuvent avoir un rôle beaucoup plus important qu'on ne le croit et les opportunités pour la mise en œuvre constituent un élément d'espérance dans la concrétisation du développement durable. Enfin, les engagements de l'État dans la prestation des ARV et l'aboutissement de l'IPPTE en vue d'accorder plus de subventions à la lutte contre le VIH/sida pourront ainsi remettre les actifs humains privés et publics sur les sentiers du développement durable.

Références bibliographiques

Aventin L. et Huard P., « Le coût du sida dans les trois entreprises manufacturières en Côte d'Ivoire », *Revue Économie et Développement*, 3/2000, pp. 55-82.

Becker C., Dozon J.P., Obbo C. et Touré M. (1999), « Vivre et penser le sida en Afrique » CODESRIA –KARTHALA-IRD, Paris.

Desmond C. (2002), « Capital humain et épidémie du VIH/sida en Afrique subsaharienne », *Document de travail n°2 BIT/SIDA*, Genève, p. 14.

FAO (2003), « La population rurale d'Afrique centrale », Genève.

Hellen J. (2004), « SIDA AFRIQUE, continent en crise » Éditions SAFAIDS, Paris.

Nys J.F. (1981), *La santé : consommation ou investissement ?* Paris, Éditions Economica.

OMS (1995), « Promotion de la santé, action communautaire en faveur de la santé dans les pays en développement », Genève.

ONUSIDA (1998), « VIH/sida sur le lieu de travail : en quête des solutions novatrices dans les entreprises »', juillet 1998, Genève.

ONUSIDA (2001), « Session extraordinaire des Nations unies sur le VIH/sida du 25-27 juin 2001», New York.

ONUSIDA (2003), « Accélérer l'action contre le VIH/sida en Afrique ».

ONUSIDA (2002), « Rapport mondial sur l'épidémie du VIH/sida », Genève.

ONUSIDA (2004), « Le point sur l'épidémie du VIH/sida » Genève.

ONUSIDA (2002), « VIH/sida, ressources humaines et développement durable », Genève.

Phelps C.E. (1992), « Les fondements de l'économie de la santé », Éditions Nouveaux Horizons, Paris.

PNUD (2002), « Impact du VIH/sida sur les entreprises : cas de Brazzaville et Pointe-Noire », Brazzaville.

PNUD (2005), « Projet Prévention du sida dans les Écoles du Congo : rapports d'exercices 2002, 2003 et 2004 », Brazzaville.

Rapport final de la commission mondiale pour l'environnement et le développement durable, 1987.

République du Congo, Ministère de la Santé et de la Population, Programme national contre le sida, courrier du gouvernement n° 003 août 2004, Brazzaville.

Sommet mondial sur le développement durable, Johannesburg 2002.

LES ENJEUX SOCIO-ÉCONOMIQUES ET DÉMOGRAPHIQUES DE LA PROPAGATION DU VIH/SIDA AU CONGO.

Elo Dacy[*]

I. Problématique

Cette communication se propose d'apporter quelques éléments de réponse aux trois interrogations suivantes :
a. Au-delà de sa dimension médicale, la propagation du VIH/sida au Congo, n'a-t-elle pas des facteurs culturels, sociaux et économiques ? La réponse à cette question vise à cerner le rôle de certaines coutumes ancestrales, des mentalités, des croyances, des pratiques sociales et culturelles dans l'expansion du VIH/sida au Congo ;
b. Quelles conséquences la propagation vertigineuse du VIH/sida a-t-elle sur le développement socio-économique du Congo ? À travers cette interrogation, nous nous proposons d'analyser l'impact social, économique et démographique du sida en République du Congo, c'est-à-dire de décrypter les conséquences de la propagation du VIH/sida sur les individus, les ménages, les familles, la population active, le développement socio-économique du Congo.
c. Au regard de la propagation exponentielle du VIH/sida au Congo, que peuvent les sciences de l'homme et de la société dont la mission fondamentale est de répondre aux interrogations qui se font dans la société et à la pression de la demande sociale ? La réponse à cette question vise à cerner d'une part, l'apport de ces sciences à l'analyse des déterminants anthropologiques, sociaux et économiques de la propagation du VIH/sida, et d'autre part, à la recherche des réponses appropriées en vue de contribuer à la lutte contre les dimensions anthropologique, sociale, économique et démographique du VIH/sida au Congo.

---

[*] **Elo Dacy** est maître-assistant au département de littérature et civilisations africaines, Faculté des Lettres et des Sciences Humaines, Université Marien Ngouabi.

II. Méthodologie

Pour conduire la réflexion sur les enjeux socio-économiques et démographiques de la propagation du VIH/sida au Congo, deux instruments de collecte de l'information ont été privilégiés, la recherche documentaire et l'enquête par questionnaire et entretiens non directifs.

Ainsi, nous sommes allé à la recherche de documents chargés d'informations sur les dimensions anthropologique, sociale, économique et démographique du sida. Nous avons consulté notamment, l'enquête nationale menée en 2003 par le Conseil national de lutte contre le sida (CNLS), les sites internet de l'ONUSIDA et de l'OMS, des articles de revues sur les déterminants culturels et sociaux du VIH/sida dont on trouvera la liste dans la bibliographie du sujet.

La collecte des données s'est faite aussi au moyen d'une enquête par questionnaire et d'entretiens avec des personnes ressources sélectionnées dans les sept (7) arrondissements de Brazzaville : jeunes, ménages, familles, hommes, femmes, religieux, porteurs de VIH/sida, ONG œuvrant dans le domaine du sida, guérisseurs et avec quelques spécialistes des sciences de l'homme et de la société. Au total, cent (100) personnes ont été interviewées.

En ce qui concerne le traitement des données, le problème a été examiné par points de vue successifs, parfaitement distincts les uns des autres, mais en même temps inclus dans un seul et même raisonnement, par le biais de la socio-pragmatique qui analyse le problème du sida dans sa relation avec la société, c'est-à-dire comme phénomène social.

Dans cette optique, les concepts comme les traditions, les coutumes, les croyances, les mentalités, les comportements, les pratiques sociales et culturelles fonctionnent comme des outils d'analyse.

Quatre (4) thèmes d'analyse ont été retenus :
1. les facteurs culturels de l'expansion du VIH/sida ;
2. les facteurs socio-économiques ;
3. l'impact social, économique et démographique ;
4. le rôle et la place des sciences de l'homme et de la société dans l'élucidation des déterminants anthropologiques, socio-économiques et dans la recherche des perspectives d'éradication de l'épidémie.

De nos jours, avec le développement prodigieux des sciences et des technologies, le capital humain est devenu la principale ressource du développement d'une économie fondée sur le savoir. Le processus du développement d'une nation nécessite en effet une main-d'œuvre nombreuse et qualifiée, composée d'ouvriers, de techniciens, d'ingénieurs, de personnels de santé, d'enseignants, de chercheurs, de juristes, d'économistes, de gestionnaires, d'agriculteurs, d'industriels, d'acteurs politiques et économiques, etc. Sans ces hommes et ces femmes, il n'y a pas de développement pour une nation.

Or, plus de vingt ans après sa description dans les années 1980, le sida est devenu la maladie la plus dévastatrice au monde. D'après l'ONUSIDA, quarante millions de personnes vivent avec le VIH/sida dans le monde, dont 37,2 millions d'adultes et 2,7 millions d'enfants de moins de 15 ans. Toujours selon l'ONUSIDA, en 2001, le sida a été la cause de 3 millions de morts dans le monde, dont 2,4 millions d'adultes et 580 000 enfants. Il a déjà fait plus de morts dans le monde que lors des deux dernières guerres mondiales et 70 millions de personnes pourraient décéder d'ici à 2020, sans compter les orphelins par milliers, une démographie bouleversée, une production effondrée et des ressources humaines décimées.

L'Afrique subsaharienne est la région du monde la plus touchée avec 30 millions de personnes vivant avec le virus et 2,3 millions de morts en 2004. Au Congo, selon les données de l'enquête nationale de séroprévalence réalisée en novembre 2003 par le Comité national de lutte contre le sida (CNLS), le nombre total de personnes vivant avec le VIH varie entre 86.000 et 130.000. Le taux de prévalence nationale du VIH chez les individus de 15 à 49 ans est de 4,2 %, avec des pics de 9,4 % pour la ville de Dolisie, 9,1 % pour Sibiti, 5,3 % pour Madingou, 4,8 % pour Pointe-Noire, 3,9 % pour Ouesso, 3,3 % pour Brazzaville. Les localités les moins touchées sont : Impfondo, 1,3 % ; Djambala, 1,3 % ; Kinkala 2,6 % ; Nkayi 2,6 %.

La proportion des femmes infectées par le VIH est supérieure à celle des hommes avec un taux moyen de 4,7 % chez les femmes contre 3,8 % chez les hommes. Le risque de séropositivité est élevé entre 25 et 39 ans chez les femmes, et entre 35 et 49 ans chez les hommes. La prévalence est particulièrement élevée dans la tranche d'âge de 35 à 39 ans (8,4 %) et 40 à 44 ans (7,8 %). Les groupes les plus vulnérables au VIH sont les élèves, les jeunes non scolarisés et/ou déscolarisés, les étudiants, les professionnelles du sexe, les femmes en général, les filles-mères, les veuves, les militaires, les populations mobiles des axes routiers, ferroviaires et fluviaux. La séropositivité VIH au sein des forces armées congolaises était de 9 % en 1997 ; 35 % des patients hospitalisés dans les hôpitaux militaires ont un statut sérologique positif au VIH. Une étude conduite à Brazzaville et à Pointe-Noire en 2001 par des médecins congolais avec l'appui technique et financier de la Croix rouge française révèle que 5 % des femmes enceintes à Brazzaville et 8 % à Pointe-Noire présentent une sérologie positive. Cette proportion est estimée à 22 % selon une enquête menée par le PNUD en 2005.

Ces statistiques montrent que le sida représente une grave menace pour l'avenir du Congo, lorsque l'on sait que la population congolaise est à peine de 3,5 millions d'habitants et si on tient compte du fait que l'ONUSIDA a fixé le seuil de 4 %, comme maximal pour contenir la propagation de la pandémie. Elles interpellent les sciences de l'homme et de la société dont la mission fondamentale est de répondre aux interrogations qui se font jour dans la société et à la demande sociale pressante. Ces sciences doivent en effet jouer un rôle de premier plan dans l'élucidation des causes culturelles et socio-économiques de la propagation du VIH/sida. Dans la mesure où pour guérir un mal il faut l'attaquer à sa racine, une première étude consiste à explorer scientifiquement les déterminants culturels et sociaux qui favorisent l'adoption de comportements à risque.

En République du Congo, l'épidémie du sida plonge ses racines dans l'existence d'un certain nombre de situations sociales à risque et surtout dans la faiblesse de la médecine préventive.

1. Les situations sociales à risque

1.1. La polygamie officielle ou informelle

En Afrique en général, au Congo en particulier, les traditions reconnaissent à un homme le droit d'avoir plusieurs épouses. Le code congolais de la famille autorise un homme à avoir jusqu'à quatre épouses légitimes. Le fait pour un homme d'avoir plusieurs partenaires sexuels accroît pour lui-même et pour ses partenaires le risque de contracter le VIH/sida, et ce, d'autant plus que le mari polygame pratique avec ses épouses, des relations sexuelles non protégées. En outre, non contents d'avoir plusieurs épouses légitimes, beaucoup de Congolais ont de nombreuses liaisons sexuelles extraconjugales. Le phénomène dit du « deuxième bureau » est suffisamment répandu et connu pour qu'il soit nécessaire de le décrire longuement ici. À partir d'une observation empirique de la réalité congolaise, on peut émettre l'hypothèse qu'au Congo, les hommes ont en général plus de partenaires sexuels que les femmes. De ce fait, beaucoup de femmes infectées par le VIH/sida l'ont contacté par l'intermédiaire de leur mari ou de leur partenaire régulier ou occasionnel. La polygamie officielle ou informelle qui permet à un homme d'avoir plus d'une épouse ou plus d'une partenaire régulière est un déterminant culturel de la propagation du VIH/sida, parce qu'elle induit des relations sexuelles non protégées.

1.2. Le mariage par héritage ou lévirat

Dans la plupart des communautés ethniques du Congo, le droit coutumier impose à l'épouse d'un homme décédé de prendre pour nouvel époux un frère ou un parent proche du défunt. Ce mariage est souvent contracté sans que l'on se soit au préalable renseigné sur les causes du décès du premier mari et sans que les futurs époux aient passé le test du sida. De sorte que, dans bien des cas, le nouveau mari hérite d'une épouse infectée par le VIH et court en conséquence le risque de contracter à son tour le virus et de le transmettre à ses autres partenaires s'il a des rapports sexuels non protégés avec son épouse séropositive. Dans un tel cas de figure, le lévirat constitue un facteur de risque de l'infection par VIH.

1.3. L'absence de dialogue entre parents et enfants sur les problèmes de sexualité

Dans les us et coutumes du Congo, tout ce qui touche à l'amour et à la sexualité a un caractère sacré et ne peut être proféré en public ou en présence des enfants. Dans ce contexte, les parents éprouvent de la pudeur à parler des problèmes de sexualité avec leurs enfants. Tout au plus, une mère est-elle autorisée à parler avec sa fille de la période de ses règles, de sa période de fécondité et à lui prodiguer des conseils en cas de grossesse. D'éducation sexuelle, il ne sera jamais question. Cette absence de dialogue entre parents et enfants sur la sexualité maintient les enfants dans l'ignorance des dangers que peuvent générer des pratiques sexuelles à risque. Elle est une des causes de l'adoption par les enfants de comportements sexuels dangereux.

1. 4. Le silence des époux sur leurs infidélités mutuelles

Un des facteurs comportementaux de la propagation du VIH/sida est constitué par le silence que les époux entretiennent sur leurs infidélités. En effet, dans un couple, il peut arriver que l'un des conjoints trompe l'autre. Cependant, aucun des conjoints indélicats n'avoue jamais à l'autre ses frasques extraconjugales. Ce black-out des époux sur leurs infidélités réciproques accroît le risque pour le couple de contracter le VIH.

1. 5. La crise morale de la société congolaise

Le Congo traverse aujourd'hui la plus grave crise morale de son histoire. Il est entré dans l'ère du « mbeba », c'est-à-dire du laisser-aller et du laisser-faire. Toutes les normes qui régissent la vie en société sont transgressées. Chacun fait ce qu'il veut, comme il veut, quand il veut. Sur le plan des pratiques sexuelles, la crise morale se traduit par la luxure et un vagabondage sexuel exacerbé tant chez les hommes que chez les femmes. Certains hommes avouent sans gêne, avoir de 5 à 10 partenaires sexuels ; de jeunes filles de 15 à 20 ans ont de quatre à six partenaires, voire plus. Cette multiplication des partenaires sexuels par les hommes et par les femmes, jointe à la réticence à l'utilisation du préservatif font courir à la nation le risque de voir se décimer à l'horizon 2020, une part importante des ressources humaines indispensables à son développement.

1. 6. La paupérisation accrue de la population

Sous l'influence conjuguée de plusieurs facteurs (dévaluation du franc CFA, politiques d'ajustement structurel, réduction des salaires des fonctionnaires, blocage des effets financiers des avancements, faillite et fermeture des entreprises d'État, blocage des recrutements au niveau de la fonction publique, chômage endémique, augmentation continue du coût de la vie, etc.), sous l'influence de ces facteurs disions - nous, la majorité de la population vit dans une pauvreté extrême. Pour exister au quotidien, elle développe diverses stratégies de survie.

Dans ce contexte, les femmes en général, les jeunes filles en particulier vendent leurs corps au plus offrant pour survivre. Par imitation des femmes et maîtresses des nouveaux riches, la plupart d'entre elles veulent avoir chacune une villa somptueuse, une voiture de grand luxe, des bijoux en or, des vêtements de la haute couture mondiale, des téléphones cellulaires, etc. Pour acquérir ces biens, ces femmes se lancent dans la prostitution informelle, changeant de partenaires comme elles changent de vêtements. Cette course effrénée à l'argent facile fait de ces femmes, des proies désignées des nouveaux riches qui ont avec elles des rapports sexuels non protégés. D'où des décès fréquents dans ces milieux.

Dans la même veine, la pauvreté contraint certains hommes à des comportements à risque. En effet la plupart des femmes ou des jeunes filles considérant désormais l'acte amoureux comme un acte qu'elles doivent se faire payer, les hommes démunis qui n'ont pas les moyens de s'offrir une partenaire régulière, se replient sur les professionnelles du sexe. Or, ces dernières sont susceptibles de contracter le VIH au cours des rapports fréquents et non protégés avec leur clientèle et donc de contaminer d'autres personnes dans la communauté.

La pauvreté oblige également certains hommes à des viols sexuels. Comme il a été indiqué plus haut, au Congo l'acte amoureux étant devenu un acte commercial, certains hommes pauvres ne pouvant acheter les charmes d'une partenaire, se livrent à des viols brutaux sur des femmes ou sur des jeunes filles sans protection aucune. D'après une enquête de l'UNICEF et du FNUAP de novembre 1999, 27.000 femmes et jeunes filles avaient été victimes de viols à Brazzaville. Le viol survient aussi entre hommes, surtout en milieu carcéral ou dans des camps de réfugiés.

Enfin, la pauvreté empêche l'accès aux soins à la majorité de la population ; peu de Congolais malades ont accès aux antirétroviraux, trop chers pour leurs modestes bourses et trop rares. La trithérapie coûte d'autant plus cher que le traitement doit être poursuivi, dix ans, peut-être vingt ans, voire trente ans. On le voit, la pauvreté favorise des comportements à risque.

1.7. Les formes modernes de la migration

La mobilité des populations d'un pays fortement touché par le sida vers un autre ou d'une localité où la prévalence du virus est élevée vers une autre peut contribuer à favoriser l'expansion du virus. Au Congo, l'immigration massive de citoyens de la RDC, la migration temporaire de citadins vers l'intérieur du pays à l'occasion des campagnes électorales ou des tournées de conférence des hommes politiques, les déplacements de réfugiés, les départs des militaires vers des zones d'opération, le travail temporaire dans des chantiers à haute intensité de main-d'œuvre sont autant de déterminants qui favorisent la propagation du VIH. En effet, les migrants infectés par le VIH qui se déplacent d'un lieu à un autre exportent le virus de leur lieu de résidence habituelle vers leur nouveau lieu d'habitation si dans ce lieu ils adoptent des comportements sexuels à risque. Il faut toutefois souligner que la mobilité n'est pas en soi un facteur de risque. Elle ne le devient que si elle s'accompagne de comportements sexuels dangereux.

2. La faiblesse de la médecine préventive

Dans les conditions actuelles où la perspective d'un traitement efficace et d'un vaccin est lointaine, la prévention constitue la seule alternative efficiente pour éviter la contamination par le VIH. Malheureusement, aujourd'hui, l'insuffisance du travail d'information et d'éducation sur le sida engendre chez beaucoup de Congolais des comportements à risque au premier plan desquels se situe la résistance à l'utilisation du préservatif. En effet, selon l'enquête nationale de séroprévalence réalisée en novembre 2003, 10 % seulement de la population générale du Congo utilisent le préservatif au cours des rapports sexuels. Les personnes qui disent ne jamais utiliser de préservatifs avancent trois types d'arguments pour motiver leur attitude :
–Le préservatif empêche une érection forte et partant une bonne pénétration vaginale ;
–Le préservatif ne permet pas d'atteindre l'orgasme et donc diminue le plaisir sexuel, objet principal de l'acte amoureux ;
–Le préservatif diminue la fécondité et empêche d'avoir beaucoup d'enfants.

Au-delà de ces raisons proclamées on peut identifier d'autres plus profondes, à savoir :

2.1. La persistance des logiques irrationnelles

On le sait, les Congolais sont fondamentalement animistes. Dans leur imaginaire, il n'y a ni maladie ni mort naturelle ; toute maladie ou tout décès d'un homme ou d'une femme est expliqué par la communauté comme la conséquence infaillible d'un sort jeté par un sorcier malveillant, généralement identifié comme étant un oncle, un père ou un proche parent, relativement âgé et socialement aisé. Cette croyance superstitieuse conduit certains Congolais à consulter des féticheurs pour prétendument se protéger des mauvais sorts ; se croyant ainsi immunisés et mis à l'abri de toutes sortes de malédictions, ils pratiquent avec une superbe irresponsabilité, des relations sexuelles non protégées avec de multiples partenaires.

Le même esprit superstitieux conduit nombre de Congolais ayant contracté le VIH/sida, à aller, soit dans des églises où ils espèrent neutraliser le virus par la prière, soit chez des féticheurs où ils croient pouvoir guérir du virus par le recours aux pratiques fétichistes. Selon ces Congolais en effet, le mal étant soit un sort jeté par un sorcier, soit une malédiction divine, les remèdes ressortissent au même registre : dans un cas, le pouvoir magique et bénéfique, dans l'autre, la prière. Cette vision obscurantiste du monde, fondée sur l'ignorance est à l'origine de nombreux comportements à risque et constitue un des principaux facteurs de propagation de l'épidémie du sida au Congo.

2.2. La banalisation du sida

À Brazzaville, dans certains milieux, des adultes prétendent que le sida n'est ni une maladie nouvelle ni une maladie fatale comme on le donne à entendre. Selon ces milieux, le sida existe au Congo depuis les temps anciens sous la forme du « Mouandza », c'est-à-dire du zona. Pour les partisans de cette thèse, nos ancêtres guérissaient le « Mouandza » et nos féticheurs d'aujourd'hui continuent de le guérir. La localité de Bokouelé dans la Cuvette est citée en exemple comme un haut lieu de traitement et de guérison du « Mouandza ». À ce sujet, il convient de rappeler que le « Mouandza » n'est pas le sida, même s'il peut en constituer souvent un signe précurseur.

Par ailleurs, en dépit du travail important d'information et d'éducation entrepris par diverses institutions, des adolescents interviewés dans les sept arrondissements de Brazzaville continuent de nier la réalité de l'existence du sida qu'ils définissent comme étant « un syndrome imaginaire, inventé pour décourager les amoureux ». Pour ces jeunes, le sida ne serait qu'une astuce mise en œuvre par des moralistes impénitents et attardés opposés à l'amour libre et au droit à la libre disposition de son corps. Ces deux types d'attitudes qui, l'une minimise le sida en faisant de cette maladie mondialement réputée comme grave et fatale, une maladie bénigne et banale, l'autre nie la réalité de son existence, nuisent à la prévention et constituent des obstacles sérieux à la lutte contre le mal du siècle qu'est le sida.

2.3. L'absence d'une culture du bilan médical et de la médecine du travail

Dans les pays développés, chaque citoyen est tenu de faire un bilan de santé chaque année ; il a en outre l'obligation d'avoir un médecin personnel qui le suit régulièrement. Au Congo, on ne va à l'hôpital ou on ne consulte un médecin que lorsque l'on est malade. Pourtant un adage populaire prévient : « Tout homme bien portant est un malade qui s'ignore ». Le Congolais n'a pas la culture du bilan médical. Il préfère ne pas savoir plutôt que de prendre la précaution de faire un bilan de santé et ainsi rendre possible la faisabilité de mesures de prévention et de traitement.

Cette situation est aggravée par l'absence d'une médecine du travail et d'une médecine scolaire qui, sous d'autres cieux, pratiquent des bilans médicaux pour les travailleurs et pour les élèves et étudiants. Il est donc urgent de promouvoir la médecine du travail et la médecine scolaire pour rendre possible un suivi médical régulier des travailleurs, des élèves et des étudiants.

2.4. La peur du test du sida

Parce que le sida est réputé comme une maladie fatale et une maladie honteuse, la plupart des Congolais ont peur de passer le test du sida. D'une part, ils considèrent que leur vie serait perturbée s'ils se savaient infectés par le VIH, d'autre part, ils redoutent, dans l'hypothèse d'un test positif, de devenir la risée de leurs concitoyens et surtout d'être mis au ban de la société, rejetés et isolés comme le sont aujourd'hui ceux des Congolais qui vivent avec le VIH et identifiés comme séropositifs ou malades du sida. Le refus de se faire tester empêche une personne de connaître son statut sérologique et peut la conduire à avoir des pratiques sexuelles à risque.

2.5. Le recours à l'alcool et à la prise de drogues

Dans les grandes villes du Congo (Brazzaville, Pointe-Noire, Dolisie), beaucoup de jeunes garçons disent avoir fréquemment recours à l'alcool ou à des drogues de détente avant des rapports sexuels pour se donner du courage ou pour impressionner leurs partenaires. Pour eux en effet, le recours à l'alcool ou à des drogues les met à l'abri de la timidité, les rend plus virils et leur permet de mieux faire jouir leurs partenaires. Ce que ces jeunes oublient de dire, c'est que sous l'emprise de l'alcool ou d'autres substances, on peut se laisser aller à des comportements sexuels à risque comme les viols sexuels et les pratiques sexuelles non protégées, sources de contamination par VIH.

2.6. La volonté de certains malades du sida de donner intentionnellement la mort

Certains Congolais qui savent pourtant qu'ils sont soit séropositifs, soit malades du sida, continuent cyniquement d'avoir des relations sexuelles non protégées avec des multiples partenaires, distribuant ainsi intentionnellement la mort à des femmes ou à des jeunes filles dont le seul crime est d'être pauvres et inconscientes.

Il suit de l'analyse qui précède que les traditions, les croyances, les mentalités et les comportements à risque revêtent une grande importance dans la propagation du VIH. Pour être efficaces, les programmes de réduction des risques doivent en conséquence prendre en compte les causes culturelles, socio-économiques et comportementales du sida afin de susciter des changements de mentalités et l'adoption des comportements sans risque.

III. L'impact social et économique du sida

Le sida a un coût élevé pour les malades et pour le pays tout entier.

3.1. Le coût des soins pour les malades

Le sida coûte très cher aux malades. Il occasionne de multiples frais : frais de déplacement, frais des examens médicaux, frais d'hospitalisation, frais de traitement, frais des obsèques en cas de décès. La trithérapie par exemple coûte entre 2 et 3 millions par mois lorsque le malade n'est pas pris en charge par le Comité national de lutte contre le sida. Ce coût prohibitif empêche la majorité des malades d'accéder au traitement et les contraint à se réfugier dans la prière ou dans des pratiques fétichistes. Le sida réduit considérablement les revenus des ménages, revenus déjà dérisoires par rapport au coût élevé de la vie.

Le coût économique et social pour le pays

Un des aspects dramatiques de la pandémie du sida est qu'elle touche majoritairement les jeunes, les adolescents et les adultes âgés de 15 à 45 ans, c'est-à-dire la population active. Au rythme où elle se propage aujourd'hui, l'épidémie de sida risque si des mesures efficaces ne sont pas prises pour stopper sa progression de décimer la population active et donc de compromettre durablement le développement du pays. En effet, du fait de l'expansion du sida, les entreprises sont confrontées à des coûts accrus liés à l'absentéisme, aux congés de maladie, à la prise en charge des malades, aux recrutements et à la formation de nouveaux travailleurs, aux frais occasionnés par les funérailles. La perte massive des travailleurs entraîne un ralentissement voire un effondrement de la production. Par ailleurs, le sida déstabilise les structures sociales existantes. Le système national de santé, submergé par les malades du sida risque à moyen et long termes de manquer de personnels qualifiés. Il en est de même du système d'enseignement qui pourrait compter à moyen et long termes un nombre considérable de décès parmi les enseignants, les élèves, les étudiants. Le sida menace de décimer les ressources humaines et tout particulièrement les hauts cadres dont la formation a coûté si cher au pays et que l'on ne peut pas remplacer du jour au lendemain. Il a des conséquences tragiques sur l'économie, l'éducation, la santé, les ressources humaines qui sont les principaux piliers du développement d'un pays.

iv. Le rôle et la place des sciences de l'homme et de la société dans la lutte contre le sida

L'étendue du désastre causé par le VIH/sida commande la définition et la mise en œuvre d'une véritable politique de lutte qui implique la mobilisation de plusieurs champs scientifiques et la participation de multiples acteurs dont les communautés de base. Il y a donc nécessité de promouvoir une approche pluridisciplinaire où interviennent l'anthropologie culturelle, la sociologie des comportements, la démographie, la psychologie, la philosophie, l'économie, le droit, les sciences politiques, l'épidémiologie, la santé publique, la biologie, l'immunologie, la virologie, la recherche de vaccin et de traitement. Cette approche globale permettra de cibler les sujets de recherche et d'adapter les besoins de prévention et la prise en charge thérapeutique, car prévention et traitement sont indissociables. Cinq domaines nécessitent des recherches approfondies :
- Les facteurs de risque de l'infection par VIH ;
- Les comportements à risque ;
- Les attitudes vis-à-vis du sida ;
- Les mesures de prévention et de soin ;
- L'impact économique et social du sida.

Les sciences de l'homme et de la société ont ici un rôle capital à jouer. Elles ont le devoir d'une part, d'éclairer par leurs travaux, le public et les décideurs sur les causes culturelles, socio-économiques et comportementales de la propagation du sida, ainsi que sur l'impact de l'infection à VIH sur le développement socio-économique, d'autre part, de participer à la définition des programmes efficaces de réduction des risques de l'infection par VIH.

Cependant, l'intervention des sciences de l'homme et de la société restera stérile si en amont les décideurs politiques ne mettent pas à la disposition des chercheurs et des Institutions de recherche concernées, des moyens financiers conséquents. C'est ici que la belle formule du Pr Willy Rozenbaum de la Faculté de médecine Saint-Antoine de Paris prend tout son sens. En effet, dans une interview au journal *Le Figaro* (n° 13 et14/07/02), le Pr

Rozenbaum déclare : « Le sida se soigne par la politique ». Par cette formule, le Pr Rozenbaum situe le problème du sida dans une optique politique, économique et sociale, c'est-à-dire en rapport avec le développement. Il suggère que le problème du sida est en dernière analyse, un problème politique et qu'il nécessite pour être résolu, qu'au-delà des proclamations de principe, les décideurs manifestent une volonté politique déterminée à faire réellement du sida une cause nationale et de promouvoir un véritable plan national de lutte impliquant de multiples acteurs : gouvernement, chercheurs, médecins, pharmacologues, société civile, médias, secteur privé, ONG humanitaires. Le dialogue entre ces acteurs est un préalable. Car, pour être efficaces, les actions de lutte contre le sida présupposent :

a. La prise en compte du VIH/sida comme un axe prioritaire dans le programme du gouvernement ;
b. La promotion de la recherche ;
c. L'adoption d'une approche globale associant les spécialistes des sciences de la santé et ceux des sciences de l'homme et de la société ;
d. La mise en œuvre de politiques scientifiques accordant une attention particulière aux déterminants culturels et sociaux qui favorisent l'adoption de comportements à risque ;
e. La définition et l'application concrète de politiques sociales visant à réduire la pauvreté ;
f. La mobilisation des médias de masse pour sensibiliser le public sur les enjeux de la lutte contre le sida ;
g. La participation des individus là où ils vivent, dans leurs foyers, leurs quartiers, leurs villages, leurs lieux de travail et d'étude ;
h. L'implication des organisations de la société civile et celles du secteur privé.

C'est à ce prix qu'il est possible d'aboutir un jour à éradiquer la pandémie du sida, du moins d'en ralentir la propagation. C'est là un pari pour l'avenir. Aux décideurs d'essayer de ne pas le perdre.

PAUVRETE ET ACCES A L'INFORMATION SUR LE VIH/SIDA DANS UNE VILLE AFRICAINE. CAS DE BRAZZAVILLE[16]

Benoît Libali[*]
Constance Mathurine Mafoukila

Introduction

La pandémie du sida est l'un des grands fléaux qui marquent le monde depuis le début des années 80 ; son évolution reste spectaculaire en dépit d'importants efforts et ressources mobilisés. D'immenses campagnes d'information et de distribution gratuite des moyens de préservation (dont les condoms) ont été réalisées, mais rien ne semble pouvoir arrêter cette pandémie.

Comme l'indique l'ONUSIDA, l'Afrique est la partie du monde la plus profondément touchée : « ses ravages dépassent largement ceux des guerres connues par le continent : 5 millions de nouveaux cas d'infection et 3,1 millions de décès y ont été enregistrés en 2002 » (Mbon, L. M., Janv. 2003, pages 7-8). Au Congo, les estimations en cours situent le nombre de séropositifs à 110.000 sujets, soit une séroprévalence de 12 % contre 8 % en 1995 largement au-dessus du seuil de contrôle de 4 % fixé par l'ONUSIDA.

Le Programme national de lutte contre le sida (PNLS), organe gouvernemental créé en 1987 conformément à la stratégie mondiale de lutte contre le sida coordonnée par l'OMS pour réduire l'impact individuel et collectif du sida, résume toutefois les acquis de son premier plan d'urgence (1989-1991) sur une note de satisfaction. Aussi peut-on lire que : « 75 à 90 % de la population congolaise a une bonne connaissance sur le sida ; un petit pourcentage de la population a changé de comportement sexuel, la distribution du pré-

---

16. Cette communication, préparée dans le cadre du programme de l'UERPOD, a fait l'objet d'une présentation à la 4ème Conférence sur la Population Africaine organisée en Décembre 2003, à Tunis, par l'Union pour l'Étude de la Population Africaine sur le thème « Population et pauvreté en Afrique : réagir face aux défis du 21ème siècle ».

* **Benoît Libali** est sociologue-démographe, actuellement chargé de Programme Population et Développement et assistant représentant au Fonds des Nations unies pour la population à Brazzaville ; **Constance Mathurine Mafoukila** est psychopédagogue et anthropologue, actuellement chargée de programme Genre et droits humains au Fonds des Nations unies pour la population à Brazzaville et enseignante à l'Ecole nationale d'administration et de magistrature de l'université Marien Ngouabi.

servatif a été correctement assurée dans les principales villes (…) » (Ministère de la Santé, de la Solidarité et de l'Action humanitaire, 1997, page 8). Le fait qu'un petit pourcentage seulement de la population ait changé de comportement sexuel indique qu'il existe encore un écart entre la bonne connaissance déclarée par les autorités et le changement des mentalités et des pratiques des populations en matière de protection contre le sida. Le nombre toujours croissant de cas des sidéens ou des victimes déplorés dans les familles et au sein de la société reste ainsi préoccupant ; un questionnement constant et approfondi sur les causes de la persistance de cette maladie s'avère nécessaire.

En effet, qu'est-ce qui peut expliquer l'écart qui existe encore entre le niveau d'adoption des comportements visant la protection contre ce fléau et l'importance des moyens mis en jeu pour apprendre aux gens à prévenir individuellement et à lutter collectivement contre cette pandémie ? A-t-on réussi à véritablement mesurer le degré et la qualité de la connaissance que les Congolais ont de cette pandémie du sida ? Sinon, de quelle connaissance s'agit-il ? qui dispose de cette connaissance ? Quel est le niveau de détermination des variables associées à la pauvreté (comme le niveau d'instruction scolaire et le statut économique) sur la qualité de la connaissance du sida ?

Sur la base des résultats d'une étude réalisée, à la demande du BREAD[17], par l'UERPOD[18] auprès de 487 sujets de 14 à 70 ans dans trois arrondissements[19] de Brazzaville, la présente communication se propose d'abord de revenir sur l'approche conceptuelle et la construction méthodologique de la connaissance du sida. Ensuite, elle examine les variables associées à la pauvreté (niveau d'instruction scolaire et situation dans l'activité économique ou statut économique) en vue de l'élaboration d'une variable composite statut par rapport à la pauvreté avant d'en dégager, enfin, l'impact sur l'accès à la connaissance sur le sida.

1. Construction conceptuelle et méthodologique de la connaissance sur le sida

Il n'est pas toujours évident, lorsque l'on parle de la connaissance d'un sujet comme le sida, d'en apprécier les limites ou les ingrédients. Le sida, qui dépasse le champ de la médecine, renvoie à des notions plus ou moins complexes, que les individus appréhendent variablement en fonction de leur niveau culturel. Il s'avère donc nécessaire de mesurer « la bonne connaissance du sida » auprès des populations ayant bénéficié des moyens d'information pratiqués jusqu'ici. Cette connaissance doit prendre en compte les aspects

---

17. Bureau de recherche, d'études et d'appui au développement de l'Église Alliance Chrétienne.
18. Union pour l'étude et la recherche sur la population et le développement.
19. Il s'agit des arrondissements Makélékélé, Moungali et Mfilou qui constituent le champ d'intervention du BREAD en matière de VIH/sida à Brazzaville.

sur les signes et les modes de dépistage, les modes de transmission, de prévention et de traitement de la maladie. En fait, chacun de ces aspects constitue généralement une question ou une série de questions faisant l'objet d'un traitement spécifique ; dans ce cas, on s'expose au risque de parcellariser la connaissance sur le sida ou d'en réduire le champ à un certain nombre d'aspects seulement. En effet, lorsque la connaissance du sida ne porte pas sur l'ensemble de ces aspects, elle reste partielle et donc « mauvaise ». Or, en matière de sida, une connaissance « partielle » ou « mauvaise » diminue les chances d'obtenir une protection efficace contre cette pandémie au plan individuel et collectif. La stratégie de prévention du sida qui se veut multidimensionnelle doit non seulement amener les individus à s'abstenir des relations sexuelles, à bannir l'infidélité dans le couple ou à utiliser le condom (stratégie dite ABC), mais également à promouvoir d'autres « interventions potentiellement efficaces, dont le dépistage et le traitement d'autres IST, la circoncision masculine, la prise d'antirétroviraux à titre prophylactique, diverses stratégies de prévention de la mère à l'enfant (par le biais de la diminution de la charge virale), tests de dépistage effectués sur les produits sanguins et programmes d'échanges des seringues » (CATES W., 2003, p. 4).

C'est ainsi que la connaissance du sida est conçue, dans le cadre de la présente communication, suivant une approche globalisante ; celle-ci prend en compte, de façon combinée, les signes de la maladie, les modes de dépistage, les modes de transmission, de prévention et de traitement. Sur la base des éléments informatifs relatifs à ces différents aspects de la connaissance, une variable composite « connaissance du sida » a été construite. La source des données utilisée fournit précisément des informations sur les aspects de la connaissance du sida à partir des questions ci-après :
i. Y a-t-il une différence entre le VIH et le sida ? Si oui, laquelle ?
ii. Quelle est la différence entre le séropositif et le sidéen ?
iii. Comment peut-on savoir qu'une personne est atteinte du sida ?
iv. Quels sont les modes de transmission du sida ?
v. Quels sont les moyens qui permettent d'éviter le sida ?
vi. Y a-t-il un traitement contre le sida ? Si oui, lequel ?

La variable composite a été construite par paliers ainsi qu'il suit :

a) Construction des variables individuelles

Variables sur la connaissance des termes usuels : VIH, sida, séropositif, sidéen

Une première variable portant sur les termes usuels a été construite concernant l'existence d'une différence entre le VIH et le sida. Dans ce sens, on s'est assuré de la capacité des sujets à définir les éléments de cette différence. Ceux qui ont indiqué que le VIH est le virus qui cause le sida ont été classés parmi ceux qui ont la bonne connaissance de la différence entre ces

deux termes. Cette première variable « différence entre VIH et sida » comporte ainsi trois modalités :
- Bonne connaissance, qui prend en compte ceux qui ont reconnu l'existence de la différence entre le VIH et le sida et ont bien défini cette différence ;
- Mauvaise connaissance, cette modalité inclut ceux qui ont reconnu l'existence de la différence entre le VIH et le sida, mais ne l'ont pas bien définie, ceux qui ont déclaré ne pas savoir qu'il existe une différence entre ces deux termes ou ceux qui n'ont pas reconnu l'existence d'une telle différence;
- Non déclaré, modalité retenue pour conserver ceux qui n'ont pas répondu aux deux questions relatives à la connaissance de la différence entre le VIH et le sida afin de les redistribuer par rapport aux autres variables étudiées.

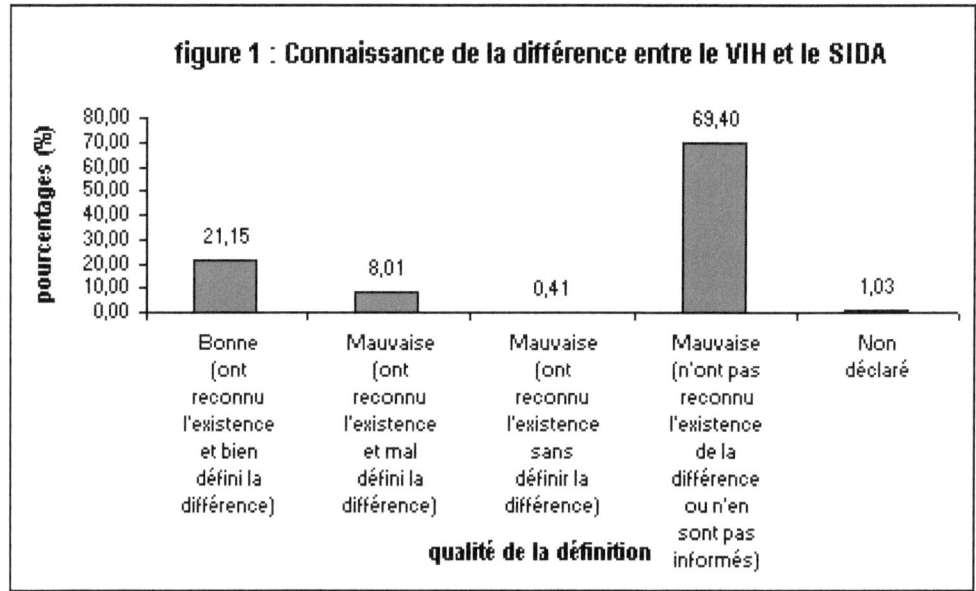

Il apparaît que seulement 21,15 % des sujets enquêtés ont donné la bonne réponse et donc possèdent une bonne connaissance de la différence entre le VIH et le sida. Par contre, 77,82 % de ces sujets ont une mauvaise connaissance de cette différence (figure 1).

La différence entre « séropositif et sidéen » a fait l'objet d'une seconde variable relative à la connaissance des termes courants, avec également trois modalités :
- Bonne connaissance, qui rassemble toutes les bonnes réponses ayant défini le séropositif comme porteur du virus (VIH) sans manifestation de la maladie et sidéen comme porteur du virus qui manifeste déjà la maladie ;
- Mauvaise connaissance, cette modalité prend en compte toutes les réponses aberrantes. Il s'agit, à titre d'illustration, des réponses du genre :

« c'est la même chose », « le séropositif est séronégatif, le sidéen est atteint », « le séropositif a le microbe, mais ne peut pas transmettre », etc. ;
- Non déclaré, cette modalité a été retenue afin de conserver le même nombre de sujets pour les autres variables étudiées.

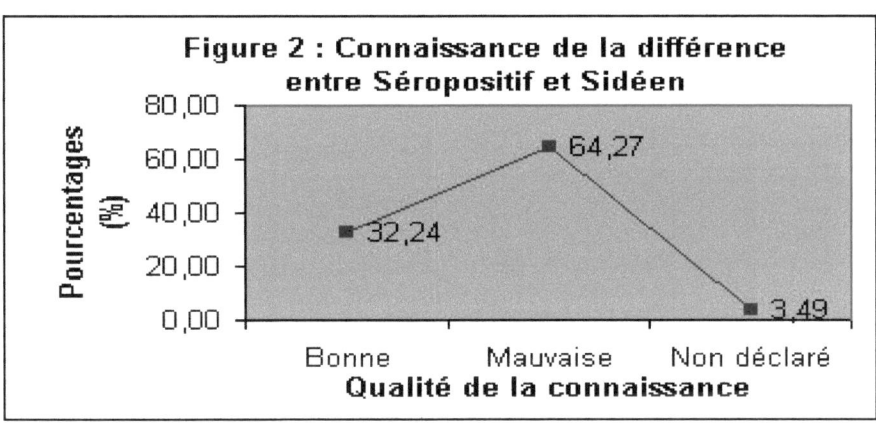

La connaissance de la différence entre le séropositif et le sidéen ainsi définie est également plus mauvaise (64,27 %) que bonne (32,24 %), comme le montrent les résultats de la figure 2 (voir également le tableau 2 en annexe).

Variable sur la connaissance des modes de dépistage

Cette variable porte en fait sur les moyens qui permettent d'établir formellement qu'une personne est atteinte ou non du sida, y compris dans le cas de la séropositivité. On s'attend à ce que la référence soit faite au test de dépistage plutôt qu'à l'observation des signes qui peut être trompeuse. Toutefois, les sujets ayant cité le test seul, ou à la fois le test et l'observation des signes ont été classés parmi ceux qui ont une bonne connaissance (première modalité). Par contre, ceux qui ont donné une ou des réponses en dehors de ces deux, ont été inclus dans la catégorie « mauvaise connaissance » (deuxième modalité). La modalité « non déclaré » a également été retenue pour les mêmes raisons déjà citées.

La connaissance du mode de dépistage apparaît ainsi meilleure (52,77 %) par rapport aux autres aspects déjà cités de la connaissance du sida. Toutefois, une proportion encore importante (45,17 %) n'a pas une bonne connaissance de la manière dont on établit qu'une personne est atteinte ou non de cette maladie (figure 3, voir aussi tableau 3 en annexe).

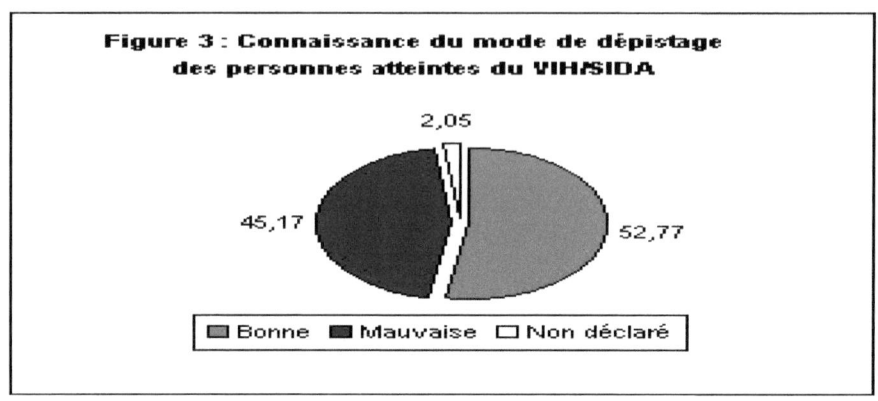

Variable relative à la connaissance des modes de transmission

Sur la base des quatre modes de transmission courants (rapports sexuels non protégés, transfusion du sang contaminé, objets blessants ou piquants souillés, transmission materno-foetale), qui devraient être à la portée de tous les sujets : une variable combinée a été construite, avec trois modalités ci-après :
- Bonne connaissance, pour ceux qui ont cité 3 à 4 bonnes réponses
- Mauvaise connaissance, pour ceux qui ont cité 1 à 2 bonnes réponses ;
- Connaissance nulle, pour ceux qui n'ont cité aucune bonne réponse.

Les modes de transmission du VIH/sida sont mal connus dans 63,24 % des cas ; 4,72 % des sujets en ont une connaissance nulle. Toutefois, 31,42 % des sujets ont une bonne connaissance des modes de transmission (figure 4).

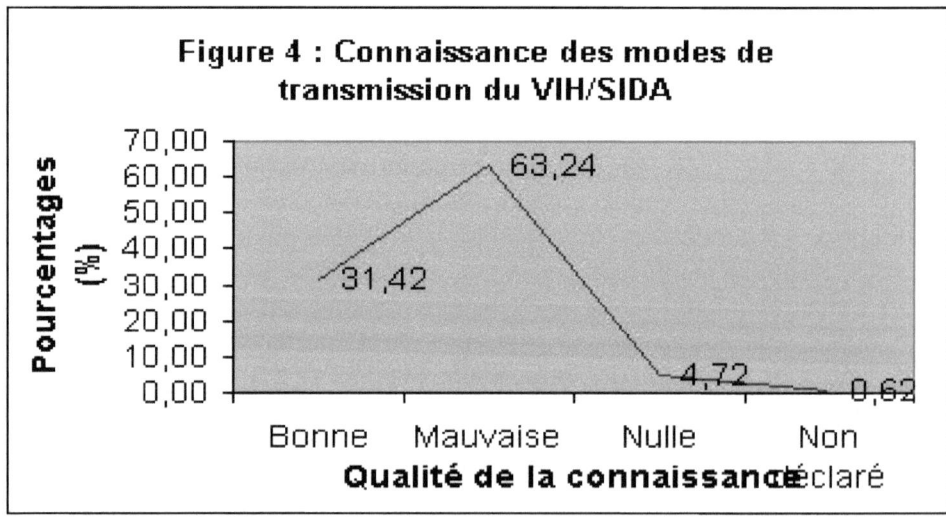

Il convient de noter que le mode de transmission le plus connu est représenté par les rapports sexuels non protégés (90,14 % des citations), suivis par

les blessures ou piqûres (73,51 %) et par le contact sans protection avec du sang contaminé à l'occasion des transfusions ou de la manipulation du sang (33,26 %). La transmission materno-foetale a recueilli le plus faible pourcentage (11,91 %).

Le fait que les rapports sexuels soient les plus cités se justifie en raison de leur caractère direct et massif en matière de transmission de la maladie, les campagnes d'information y ayant mis l'accent. En effet, l'un des objectifs essentiels des campagnes d'information vise à décourager la pratique des rapports sexuels non protégés. Dans cette optique, l'importance des éléments de la stratégie d'information liés aux autres modes de transmission présente le risque d'être moins perçue par les populations.

Variable relative à la connaissance des modes de prévention

Cette variable a été construite sur le même modèle que la variable précédente. Les réponses attendues sont les suivantes :
- Fidélité ;
- Abstinence ;
- Usage du préservatif ;
- Non-partage des objets blessants ou piquants avec d'autres usagers ;
- Éviter le contact avec du sang contaminé (contrôle du sang à transfu-

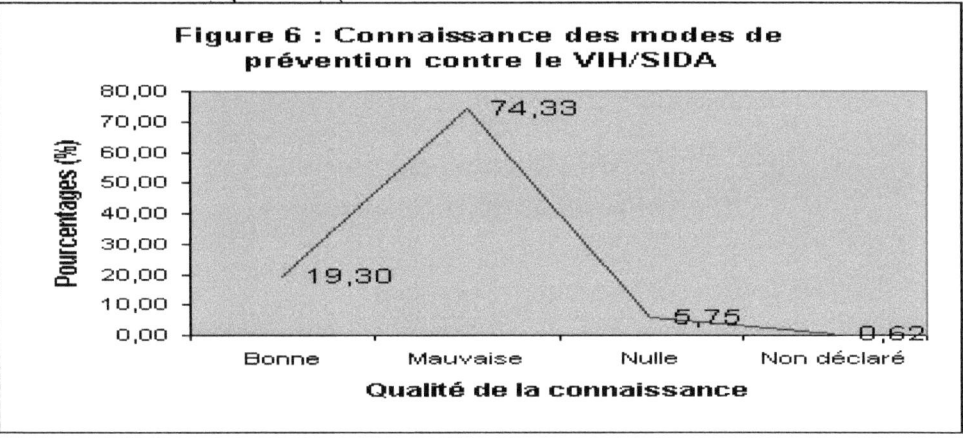

Selon les résultats de la figure 6, la connaissance des moyens de prévention contre le sida est également mauvaise dans 74,33 % de cas. Un nombre non négligeable (5,75 %) des sujets ont même une connaissance nulle de ces moyens. Seuls 19,30 % des sujets pourraient avoir une bonne connaissance des moyens disponibles de protection contre cette pandémie.

Comme le montrent les résultats de la figure 7 ci-dessous, les modes de prévention les plus cités sont : l'usage du préservatif (78,64 %), la fidélité (52,77 %), le non-partage des objets blessants ou piquants avec d'autres usagers (23,82 %) et l'abstinence (21,38 %). Très peu de sujets (1,23 %) ont fait référence au fait d'éviter les contacts avec du sang contaminé en portant des gants ou en contrôlant le sang à transfuser (pratique des tests de dépistage sur les produits sanguins).

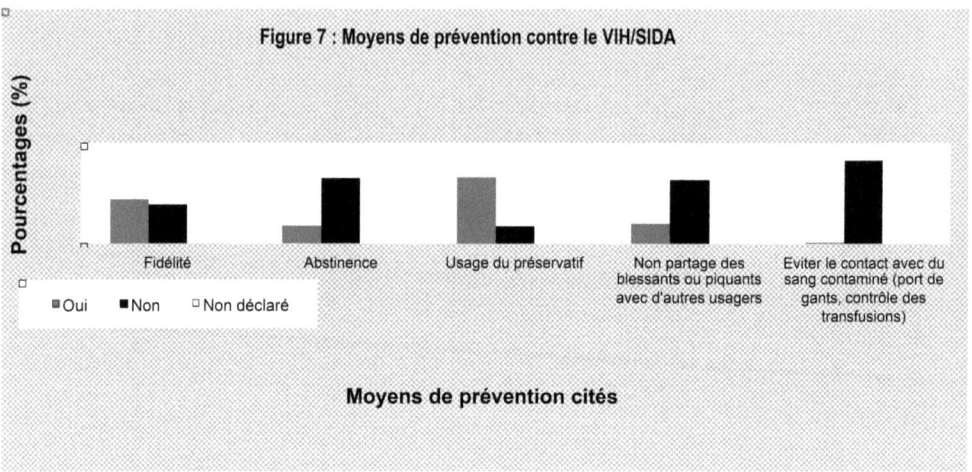

Variable sur la connaissance du traitement du sida

Cette variable s'est avérée délicate à manipuler pour plusieurs raisons.

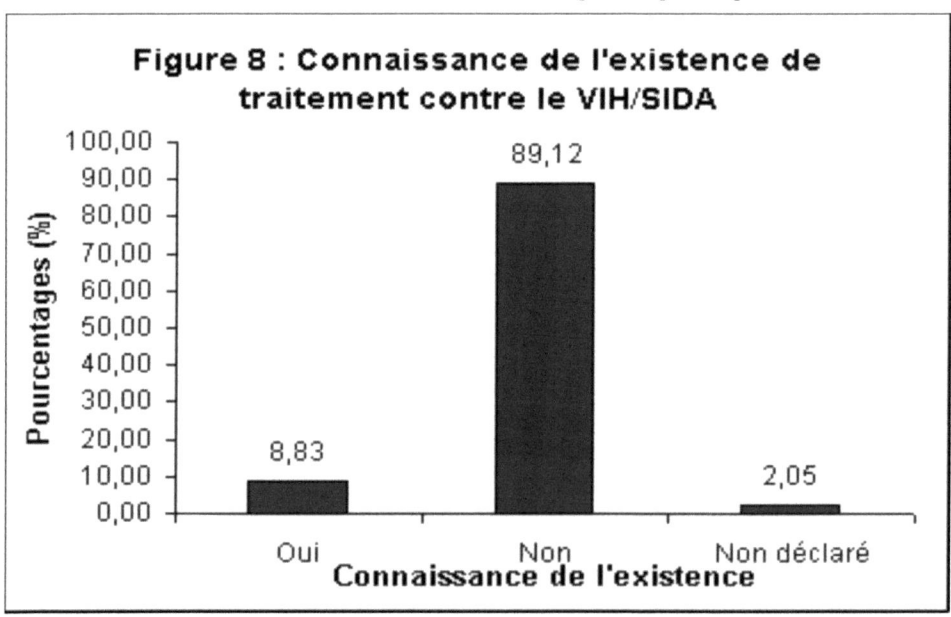

D'abord, l'opinion générale définit le sida comme une maladie incurable, c'est-à-dire celle pour laquelle l'humanité n'a pas encore trouvé un médicament comme dans le cas d'autres maladies (paludisme, diarrhées, etc.). Ainsi, comme le montrent les résultats de la figure 8 (voir aussi tableau 6 en annexe), seulement 8,83 % des sujets ont répondu « Oui » à la question de savoir s'il existe ou non un traitement contre le sida. En effet, très peu de sujets ont une bonne connaissance des antirétroviraux ou autres produits modernes, pouvant être utilisés à titre prophylactique ou curatif (pour attaquer les maladies opportunistes et permettre à une personne atteinte du sida de vivre un peu plus longtemps). Ensuite, les traitements proposés par la médecine moderne sont encore inaccessibles aux couches populaires, au point qu'elles pourraient en ignorer légitimement l'existence. Enfin, il n'est pas scientifiquement aisé de prouver ou de réfuter l'efficacité des traitements d'inspiration religieuse ou basée sur la tradithérapie (figure 9). Par conséquent, afin d'éviter les pièges liés à toutes ces raisons, par exemple le risque d'avancer des conclusions trop hâtives ou peu fondées, cette variable n'a pas été prise en compte dans la variable composite « connaissance du sida ».

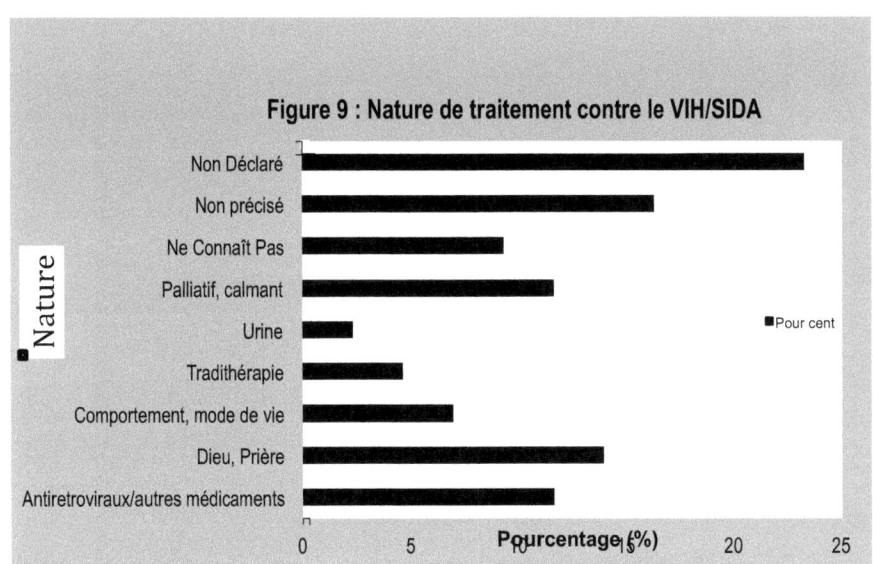

b) Construction de la variable composite « connaissance du sida »

La variable composite « connaissance du sida » est ainsi la combinaison des cinq variables, précédemment construites, à savoir :
- Connaissance de la différence entre le VIH et le sida ;

- Connaissance de la différence entre le séropositif et le sidéen ;
- Connaissance du mode de dépistage ;
- Connaissance des modes de transmission ;
- Connaissance des modes de prévention.

Cette combinaison a donné lieu à six modalités qui ont été réduites à quatre :
1. Très bonne connaissance, lorsque les sujets ont une bonne connaissance des cinq aspects de la connaissance ci-dessus retenus ;
2. Bonne connaissance, si les sujets ont une bonne connaissance de trois à quatre de ces aspects ;
3. Mauvaise connaissance ou connaissance parcellaire, lorsque cette connaissance porte seulement sur un ou deux de ces aspects ;
4. Connaissance nulle, dans le cas où aucun de ces aspects n'est bien connu.

Comme il apparaît à travers la figure 10, le plus grand pourcentage (27,72 %) des sujets enquêtés n'a pu donner qu'une bonne réponse en matière de connaissance du sida, suivi par ceux (26,08 %) qui n'ont donné aucune bonne réponse. La courbe présente une allure générale décroissante, exprimant le fait que très peu des sujets ont une bonne connaissance du sida dans l'échantillon étudié.

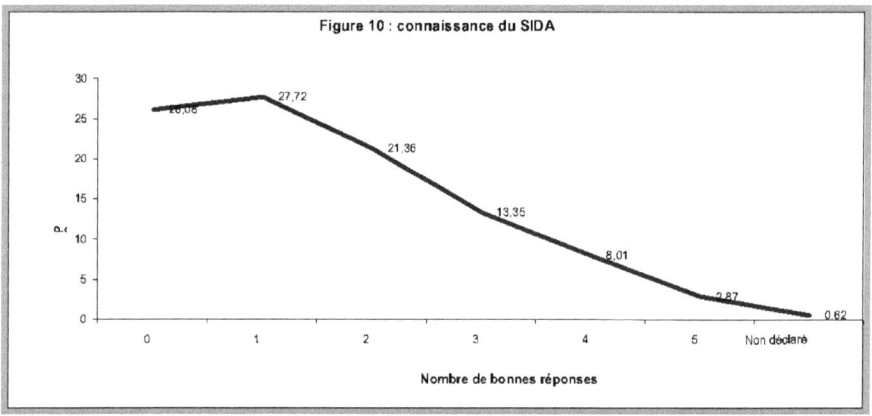

2 – Approche conceptuelle et méthodologique de la pauvreté

Cette contribution ne revient pas sur les différentes approches théoriques et méthodologiques en vigueur en matière d'étude de la pauvreté (Razafindrakoto, M. et Roubaud, F., 2001). Elle s'appuie sur une dimension de la pauvreté dont la définition tient compte des données disponibles. En effet, la source des données utilisée dans le cadre de cette communication comporte des informations sur deux (2) variables associées à la pauvreté, à savoir :
- Le niveau d'instruction scolaire ou niveau d'étude, qui « conditionne fortement l'accès à la profession et détermine aussi, du moins partiellement, la reconnaissance sociale » (Sanderson JP et Burnay N, 1999, page 602). Comme le notent

Sanderson et Burnay, le niveau d'étude contribue à la détermination, à la fois du statut social et du niveau de participation de l'individu à la vie sociale (idem). On peut encore lire, utilement, dans l'État de la population mondiale 2002 que : « une scolarisation insuffisante empêche de tirer profit de possibilités nouvelles, par exemple des emplois offerts dans de nouveaux secteurs fondés sur la connaissance. Les individus les moins instruits ont souvent de la difficulté à s'exprimer en dehors de leur groupe immédiat, oralement ou par écrit, ce qui leur interdit de se mêler à la société » (UNFPA, 2002, page 14).

- La situation dans l'activité économique ou statut économique, qui détermine l'accès direct au revenu et partant, aux ressources. L'accès au revenu est ainsi variable suivant les différentes situations considérées : alors que les sujets économiquement occupés reçoivent un revenu, ceux qui sont économiquement non occupés (élèves, étudiants, chômeurs, ménagères, etc.), en sont exclus. Ceux-ci doivent en général leur survie de ceux-là et présentent de ce fait un risque plus élevé de précarité de leur statut social. Comme on le voit, la situation dans l'activité économique telle qu'elle vient d'être définie contribue également à déterminer le statut social et le niveau de participation de l'individu à la vie sociale.

a) Construction du niveau d'instruction

Le niveau d'instruction a été saisi à partir du dernier cycle suivi. Les modalités qui ont été collectées sont les suivantes :
- Sans niveau d'instruction scolaire, pour tous ceux qui n'ont jamais été à l'école ;
- Primaire, qui va du cours préparatoire 1ère année au cours moyen 2e année ;
- Collège, qui correspond au cycle secondaire 1er degré ;
- Lycée, cycle secondaire 2e degré ;
- Lycée + baccalauréat ;
- Premier cycle universitaire qui va de la 1ère à la 3e année d'université ;
- Deuxième cycle universitaire, de la licence à la maîtrise ;
- Troisième cycle universitaire, qui prend en compte les années de DEA, DESS et au-delà.

Ces modalités ont été regroupées en trois principales catégories. Les résultats de cette catégorisation sont résumés à travers la figure 11. Il apparaît

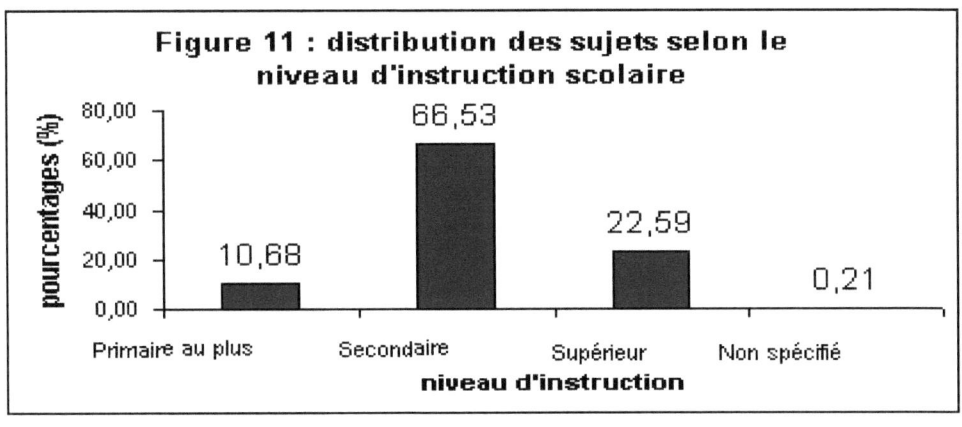

que la plupart des sujets ont le niveau secondaire (collège et lycée) avec un pourcentage de 66,53 %, suivis de la catégorie de ceux qui ont le niveau supérieur défini à partir du niveau du baccalauréat et au-delà (22,59 %). On peut également noter que les sujets qui ont le niveau primaire au plus, c'est-à-dire ceux qui n'ont jamais été à l'école (sans niveau d'instruction) ou n'ont que le niveau primaire, ont recueilli le plus faible pourcentage (10,68 %). Ceci traduit sans doute l'effet des programmes adoptés et mis en œuvre dans le domaine de l'éducation qui font du Congo, du moins jusqu'à une époque très récente, l'un des pays d'Afrique parmi les plus scolarisés.

b) Construction de la situation dans l'activité économique ou statut économique

Définie comme la position d'un individu par rapport à l'activité économique au moment du passage de l'enquêteur, la situation dans l'activité économique a été résumée en deux modalités principales ci-après :

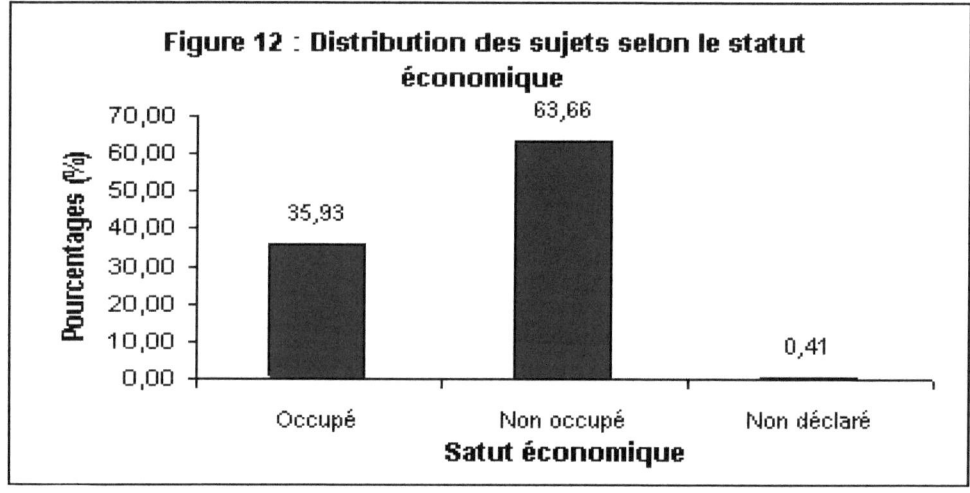

i. Occupé, regroupe toutes les personnes exerçant une activité économique. Sont considérées comme activités économiques, toutes celles qui contribuent à produire des biens et services économiques, à titre personnel, salarial ou libéral. Il convient d'indiquer qu'il y a été inclus des sujets s'étant déclarés rentiers, bien qu'ils ne participent pas directement à la production des biens et services économiques ; car de la rente, ils tirent un revenu.
ii. Non occupé, prenant en compte tous les sujets en situation de non-activité comme les élèves, les étudiants, les ménagères, les retraités et les chômeurs. Dans la mesure où ces sujets ne participent pas directement à la production des biens et services économiques, et ne peuvent prétendre à un revenu, ils présentent un plus grand risque de précarité de leur statut social.

Les résultats représentés à travers la figure 12 permettent de noter que les « non occupés » sont majoritaires parmi les sujets étudiés, soit un pourcentage de 63,66 %. Les sujets qui sont économiquement occupés (ou ayant une source de revenus) représentent toutefois un pourcentage de 35,93 %.

c) Construction de la pauvreté ou statut par rapport à la pauvreté

À partir des deux variables « niveau d'instruction scolaire » et « statut économique » précédemment définies, une variable composite a été construite en vue de définir la pauvreté. Il est évident qu'une telle variable ne prend pas en compte tous les aspects de la pauvreté. Elle comporte quatre modalités :
– Non pauvre catégorie supérieure prenant en compte les sujets économiquement occupés et ayant au moins le niveau du secondaire ou au-delà ;
– Non pauvre catégorie inférieure constituée des sujets économiquement occupés n'ayant aucun niveau d'instruction ou tout au plus le niveau du primaire ;
– Pauvre catégorie extrême constituée des sujets économiquement non occupés et n'ayant aucun niveau d'instruction ou tout au plus le niveau du primaire ;
– Pauvre catégorie moyenne qui inclut les sujets économiquement non occupés et ayant au moins le niveau du secondaire ou au-delà.

En effet, les deux premières catégories, par le fait que les sujets concernés exercent une activité économique dont ils tirent un certain revenu, présentent plus de chances de vivre en dehors de la pauvreté ; tandis que les deux dernières y sont plus directement exposées. En stipulant l'hypothèse que la pauvreté varie avec le niveau d'étude, les modalités ci-dessus définies correspondent à des catégories de statut par rapport à la pauvreté (figure 13).

Il convient de noter que la conception de la pauvreté ainsi retenue cadre avec celle adoptée par Sanderson et Burnay, intègre un certain nombre de désavantages cumulés relevant de plusieurs domaines comme le logement, le travail, l'éducation, la participation sociale, etc.[20] Ces désavantages, faiblement pris en compte par les campagnes d'information jusqu'ici réalisées sur le sida, limitent en effet la participation des populations concernées à la vie sociale et culturelle contemporaine. Un aspect important de cette définition, pour lequel l'enquête utilisée n'a pas collecté des informations, n'a cependant pas pu être intégrée dans la variable composite pauvreté qui a été construite. Il s'agit de la possession de certains biens comme la télévision, la radio et le téléphone qui sont des agents importants de communication et

---

20. Voir leur article : « Entre individu et ménage : à la recherche d'un indicateur de pauvreté. Application à la Belgique ». in Tabutin D. et al., 1999, *Théories, paradigmes et courants explicatifs en démographie*, Academia Bruylant, L'Harmattan, Louvain-la-neuve, Paris, pp. 601-622.

donc de liaison avec le monde extérieur (page 605). Ces biens permettent également de caractériser le confort de vie des ménages.

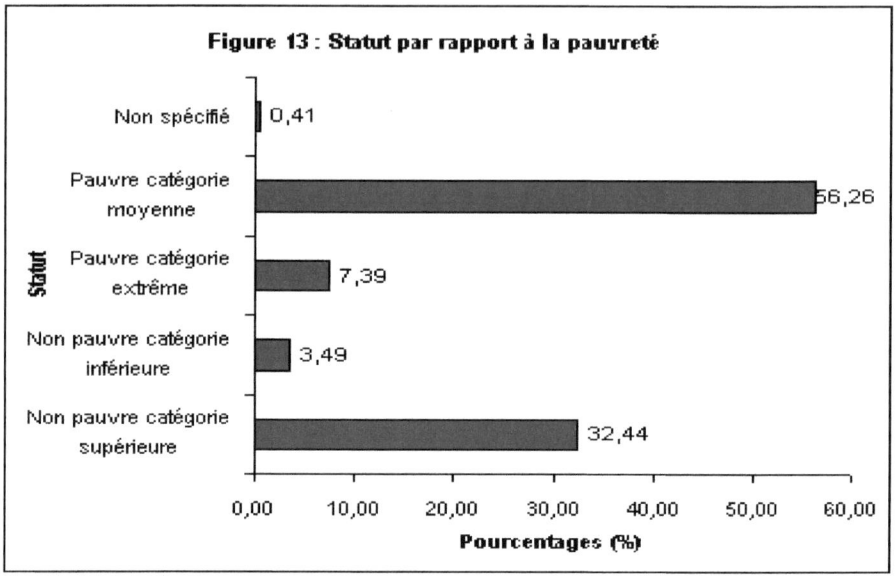

Toutefois, dans le contexte du Congo, la vie dans les quartiers populaires bénéficie encore d'un courant important des solidarités sociales basées sur des échanges d'assistance mutuels. Ainsi, les voisins ne possédant pas de télévision, par exemple, en raison de ces solidarités, peuvent aller chez ceux qui en possèdent. Ces solidarités se manifestent en ce qui concerne d'autres biens d'un certain standing comme le congélateur.

3 – Relation entre pauvreté et connaissance du sida
a) Analyse bivariée

La figure 14 permet de visualiser la qualité de la connaissance du sida, en fonction du statut par rapport à la pauvreté. Il apparaît que, quel que soit le statut par rapport à la pauvreté, la courbe représentant la bonne connaissance du sida est en dessous de celles qui concernent les sujets ayant respectivement une connaissance nulle et une mauvaise connaissance du sida. Ceci signifie que les sujets enquêtés ont en grande partie, indépendamment du statut par rapport à la pauvreté, une connaissance nulle ou mauvaise du sida.

La connaissance du sida est particulièrement nulle ou mauvaise chez les pauvres de la catégorie extrême (69,44 %) et chez les non-pauvres de la catégorie inférieure (58,82 %). Tandis que les non-pauvres de la catégorie supérieure (27,39 %) et les pauvres de la catégorie moyenne (25,74 %) ont un plus grand pourcentage parmi ceux qui ont la bonne connaissance du sida.

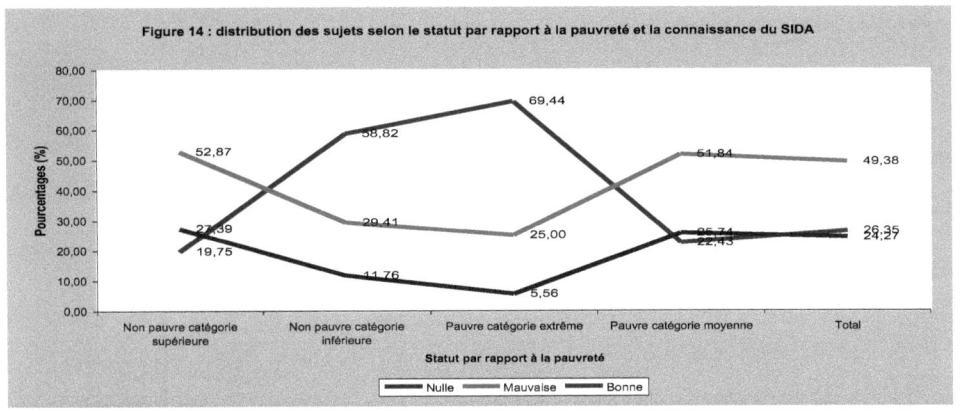

Toutefois, le fait que les non-pauvres de la catégorie supérieure et les pauvres de la catégorie moyenne, qui sont parmi ceux qui ont un niveau d'étude élevé, aient une mauvaise connaissance du sida pose le problème de la qualité de l'éducation scolaire ou celui de la qualité des stratégies mises en œuvre en matière de campagnes d'information sur le sida. En effet ces deux catégories ont recueilli, respectivement 52,87 % et 51,84 % des sujets qui ont une mauvaise connaissance du sida (voir aussi tableau 10 en annexe).

En associant la connaissance du sida avec le statut par rapport à la pauvreté suivant le modèle de régression logistique (tableau 11 en annexe), on note que la pauvreté explique dans 95 % de chances la bonne connaissance du sida. Le niveau d'étude pourrait expliquer cette relation avec 99 % des chances ; le statut économique ou la situation dans l'activité économique présente cependant très peu de chances d'influer sur cette même relation.

b) Esquisse d'analyse multivariée : situation en présence d'autres variables

Afin de contrôler les effets d'autres variables susceptibles d'expliquer la connaissance du sida, deux modèles de régression logistique binaire ont été construits. Les résultats significatifs sont résumés respectivement dans les tableaux 1 et 2. Le modèle 2 (tableau 1 ci-dessous) associe la variable composite statut par rapport à la pauvreté avec le sexe, le groupe d'âge, le statut matrimonial, le statut dans le ménage, le nombre de personnes à charge et la taille du ménage. La variable composite statut par rapport à la pauvreté est retirée du modèle 3 (tableau 2 ci-dessous) ; elle y est remplacée par le niveau d'instruction et le statut économique en présence des mêmes variables que dans le cas du modèle 2.

Dans le modèle 2, la pauvreté ou le statut par rapport à la pauvreté et le sexe sont significatifs, c'est-à-dire qu'ils expliquent la bonne connaissance du sida au seuil de 5 %. Dans le modèle 3, le sexe perd sa signification, alors que se renforce le degré de détermination du niveau d'instruction et de la taille du ménage au même seuil de 5 %.

Tableau 1 : Modèle 2 de régression logistique intégrant la variable composite et les autres variables socioculturelles

Variables dans l'équation	B	Signif.	Exp(B)
Non pauvre catégorie supérieure	1,33	0,09	3,77
Non pauvre catégorie inférieure	-0,30	0,82	0,74
Pauvre catégorie moyenne	1,72	0,03	5,57
Sexe masculin	0,88	0,00	2,40
Personnes de 25 à 34 ans	0,50	0,08	1,64
Personnes de 35 à 54 ans	0,65	0,08	1,92
Personnes de 55 ans ou plus	-1,14	0,34	0,32
Personnes mariées	-0,04	0,93	0,96
Chefs de ménage	0,35	0,33	1,42
Ménages de 4 à 9 personnes à charge	0,06	0,83	1,06
Ménages de plus de 10 personnes à charge	0,11	0,77	1,11
Ménages de 4 à 9 personnes	0,53	0,05	1,70
Ménages de plus de 10 personnes	0,16	0,67	1,18
Constante	-3,74	0,00	0,02

Ainsi, le niveau d'instruction est l'une des variables associées à la pauvreté qui explique le plus la connaissance du sida. En effet, les sujets ayant le niveau supérieur ont largement plus de chances d'avoir une bonne connaissance du sida que ceux qui n'ont jamais été à l'école ou n'ont que le niveau du primaire.

Tableau 2 : Modèle 3 de régression logistique intégrant le niveau d'instruction et le statut économique avec d'autres variables prises individuellement

Variables dans l'équation	B	Signif.	Exp(B)
Sexe masculin	0,55	0,05	1,73
Personnes de 25 à 34 ans	0,03	0,93	1,03
Personnes de 35 à 54 ans	0,37	0,35	1,44
Personnes de 55 ans ou plus	-0,94	0,44	0,39
Personnes mariées	-0,32	0,51	0,72
Chefs de ménage	-0,03	0,95	0,98
Ménages de 4 à 9 personnes à charge	0,09	0,75	1,09
Ménages de plus de 10 personnes à charge	-0,04	0,91	0,96
Ménages de 4 à 9 personnes	0,73	0,02	2,08
Ménages de plus de 10 personnes	0,20	0,62	1,23
Niveau secondaire	1,00	0,11	2,72
Niveau supérieur	2,91	0,00	18,33
Occupé	-0,24	0,41	0,79
Constante	-3,32	0,00	0,04

Le fait que la taille du ménage ait une détermination significative sur la connaissance appelle au moins deux hypothèses : (i) les sujets appartenant à des ménages de grande taille ont plus de chances de fréquenter des milieux différents et de consolider l'information sur le phénomène du sida que ceux qui résident dans des ménages de petite taille ; (ii) les sujets appartenant à des ménages de grande taille bénéficient de plus d'occasions de discussion sur le phénomène du sida. Ces hypothèses constituent des repères pour des approfondissements, en l'occurrence dans un cadre autre que la présente communication limitée par la nature des données utilisées.

Par ailleurs, l'analyse de ces deux modèles met en relief un certain nombre de faits supplémentaires qui méritent d'être soulignés :

1. Par rapport au modèle 2

- Les non-pauvres de la catégorie inférieure, c'est-à-dire ceux qui sont sans niveau d'étude ou n'ont que le niveau du primaire, ont moins de chances que les pauvres de la catégorie extrême d'avoir une bonne connaissance du sida. L'explication n'est pas plausible ; mais on pourrait penser au fait que les sujets de cette dernière catégorie des pauvres ont plus de possibilités de mobilité que ceux qui sont occupés, ce qui leur permet de s'exposer un peu plus aux messages sur le sida. Il serait aussi intéressant d'associer ce résultat avec le type d'activité exercé par les non-pauvres de la catégorie inférieure. Une telle approche pourrait permettre d'adapter la stratégie relative aux campagnes d'information en tenant compte des cibles et en intégrant la nature des sites de travail.

- Les personnes mariées ont moins de chances que les non-mariées d'avoir une bonne connaissance du sida. Là encore, l'explication est peu plausible à partir des données utilisées. Mais on pourrait penser au fait que les sujets qui sont mariés s'estiment en général être à l'abri du sida et ainsi se préoccupent moins d'en savoir plus. Le danger d'une telle situation, si elle s'avérait vraie, est double : diminuer les chances de leur protection personnelle contre la pandémie et limiter le dialogue entre parents et enfants sur le phénomène du sida au sein des familles.

- on se rend également compte que les sujets âgés de 55 ans ou plus ont moins de chances que les jeunes (14-24 ans) d'avoir une bonne connaissance du sida. Ces sujets pourraient penser comme les personnes mariées que le sida concerne les autres, c'est-à-dire les jeunes qui ont une vie à construire. Les jeunes sont en plus, généralement la cible prioritaire des campagnes de sensibilisation/information, en plus du fait qu'ils sont parmi les sujets qui ont un niveau d'étude plus élevé.

Par rapport au modèle 3

En plus de ce qui vient d'être constaté par rapport aux personnes mariées et aux sujets âgés de 55 ans ou plus, l'analyse du modèle 3 fait ressortir deux faits supplémentaires dignes d'intérêt :
- les sujets économiquement occupés présentent moins de chances d'accéder à la bonne connaissance que les non occupés ;
- les chefs de ménage ont moins de chances d'avoir la bonne connaissance du sida que les autres membres du ménage.

Ces deux faits, tout comme les autres déjà soulignés, montrent la nécessité des stratégies adaptées, basées sur des analyses rigoureuses multidimensionnelles. L'analyse des cibles par paliers, dans une vision multidimensionnelle, permet de définir des stratégies efficaces susceptibles d'aider à briser les obstacles encore vivaces en matière d'accès à la connaissance sur le sida.

Conclusion

Cette communication s'est préoccupée, d'abord de susciter un débat sur l'approche conceptuelle et méthodologique de la connaissance du sida. Dans ce sens, elle a montré la complexité de cette connaissance qui, pour participer efficacement à la stratégie individuelle de protection contre le sida, doit être complète en intégrant tous les aspects relatifs aux signes de la maladie, aux modes de dépistage, de transmission, de prévention et de traitement. Il s'est avéré encore que très peu de sujets ont une connaissance complète du sida.

Ensuite, la communication a introduit les dimensions de la pauvreté qui pourraient déterminer la qualité de la connaissance du sida. Dans un pays comme le Congo, dont les mérites dans le domaine de l'éducation sont reconnus au niveau africain, le niveau d'étude qui conditionne l'accès à l'emploi ainsi que la capacité des individus à participer à la vie sociale, est un critère encore fortement discriminatoire. Cependant, au niveau élevé de scolarisation s'oppose un taux d'occupation économique faible qui expose une plus grande partie de la population à vivre dans le cercle de la pauvreté.

Enfin, la communication a montré que la pauvreté, comme on peut s'y attendre, conditionne la connaissance du sida. Mais le niveau d'instruction est, parmi les facteurs associés à la pauvreté, celui qui paraît le plus déterminant. Cela confirme que l'une des stratégies efficaces de lutte contre la pandémie du sida est d'assurer l'éducation de qualité aux populations.

Références bibliographiques

MBON L. M., 2003, « Ravages du sida dans le monde. L'Afrique et l'Asie inquiètent » in Tam-Tam d'Afrique, Brazzaville (Congo), n° 126, pp. 7-8.

Ministère de la Santé, de la Solidarité et de l'Action humanitaire, 1997, Plan stratégique de lutte contre le sida au Congo, Programme national de lutte contre le sida (PNLS), Brazzaville (Congo).

Ministère de la Santé, de la Solidarité et de l'Action humanitaire, 1998, Évolution de la situation nationale de l'épidémie du VIH/sida, Brazzaville (Congo).

RAJAFINDRAKOTO M. et ROUBAUD F., 2001, Les multiples facettes de la pauvreté dans un pays en développement : le cas de la capitale malgache, 41 p.

SANDERSON J.P. et BURNAY N., 1999, « Entre individu et ménage : à la recherche d'un indicateur de pauvreté. Application à la Belgique » In Tabutin D. et al., 1999, Théories, paradigmes et courants explicatifs en démographie, éd. Academia Bruylant et l'Harmattan, Louvain-la-Neuve, pp. 601-622.

UNFPA, 2002, « Comment caractériser la pauvreté » In UNFPA, 2002, État de la population mondiale 2002 : Population, pauvreté et potentialités, pp. 13-17.

CATES W, 2003, « La stratégie dite de ABC à Z. Le préservatif est l'un des éléments d'une stratégie multidimensionnelle de prévention du VIH/sida » In Network en Français, Family Health International, n° 4, Vol. 22, pp. 3-4.

IMPACT DEMOGRAPHIQUE DU VIH/SIDA EN AFRIQUE SUBSAHARIENNE : CAS DU CONGO BRAZZAVILLE

Nicodème Okobo*

Introduction

Dans les années 1980, et plus précisément au cours de l'année 1981, le monde découvrait avec stupéfaction l'existence de ce que l'on a qualifié de maladie du siècle : le VIH/sida. C'est une pandémie qui est sans doute la catastrophe sanitaire la plus dramatique que l'humanité n'ait jamais connue.

Elle a progressé rapidement depuis sa découverte et fait des ravages au sein des sociétés et des familles. Selon le dernier bilan statistique publié par ONUSIDA, en 2005, 40 millions de personnes vivent avec le sida dans le monde contre 31 millions en 2001. 4,9 millions de personnes ont été nouvellement infectées en 2005. 3 millions de personnes en sont mortes en 2003 et plus de 25 millions sont décédées depuis 1981.

L'épidémie, au-delà des chiffres annoncés, a de multiples impacts sur les personnes et la société. Dans cette réflexion, notre préoccupation consiste à montrer les effets de cette pandémie sur l'évolution démographique, à travers ses différentes composantes en Afrique subsaharienne en général et au Congo en particulier.

---

* **Nicodème Okobo** est enseignant-chercheu à la Faculté des Sciences économiques de l'Université Marien Ngouabi.

Schéma d'analyse de la population vivant avec le VIH/sida (PVVIH)

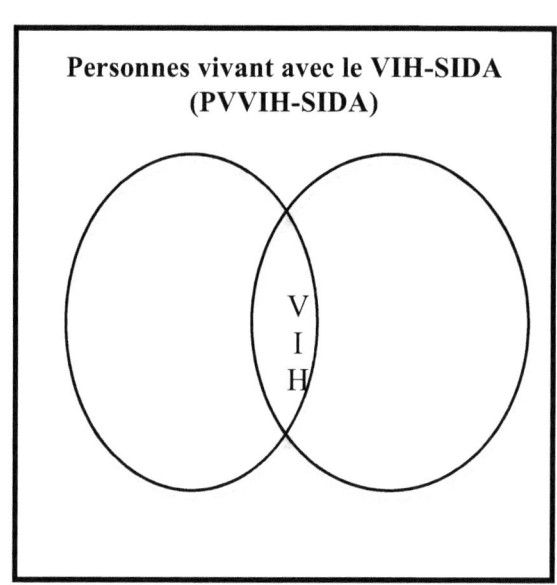

1 - Définition de quelques concepts et problèmes de mesure de la PVVIH

1. 1. Définitions de quelques concepts

Pour bien comprendre l'évolution de la population sous étude, il semble important de rappeler la définition de quelques concepts clés liés à celle-ci.
VIH : virus d'immunodéficience humaine
Sida : syndrome d'immunodéficience acquise
Séropositif : personne ayant subi un test de dépistage du VIH positif qui ne présente aucun signe de la maladie
Sidéen : personne vivant avec le VIH et qui est malade du sida
Personne vivant avec le VIH/sida (PVVIH) : personne séropositive et qui est malade de sida.

Ainsi, est qualifiée de personne vivant avec le VIH (PVVIH), toute personne ayant subi un test positif de sida, donc déclarée séropositive, qui ne présente aucun signe de maladie et toute personne ayant le VIH, présentant les signes de la maladie dans un territoire donné. La population de PVVIH est alimentée par les personnes qui ont contracté nouvellement le VIH (nouvelles infections) et l'immigration des personnes vivant avec le VIH/sida. Par contre, les sorties de cette population sont constituées essentiellement par les décès des séropositifs et des malades de sida ainsi que de l'émigration des personnes vivant avec le VIH/sida.

À la lumière de ce qui précède, on imagine les difficultés auxquelles se heurte l'estimation d'une telle population, étant entendu que l'opération dépend du degré de vulgarisation du test de dépistage du virus.

1-2 - Problèmes de mesure de la PVVIH

À l'instar des données sur l'immigration clandestine, celles relatives à la population vivant avec le VIH/sida doivent être manipulées avec la plus grande prudence, au-delà, du reste, de l'émotion que suscite la maladie.

Généralement, un clandestin est une personne qui vit cachée, qui n'est donc enregistrée dans aucun fichier statistique officiel. La connaissance d'une telle population ne peut donc être que partielle et/ou imprécise. Elle ne peut se faire que sur la base par exemple des statistiques des demandeurs de régularisation de séjour dans un pays donné. De ce fait, l'estimation du nombre de personnes vivant clandestinement dans un territoire est souvent biaisée, c'est-à-dire soit surestimée soit sous-estimée.

Nous sommes dans la même situation en ce qui concerne les personnes vivant avec le VIH/sida ou mortes de sida. En effet, les chiffres concernant la pandémie du sida sont estimés à partir des populations fréquentant les centres de dépistages et les centres hospitaliers pour diverses raisons (maladie, suivi de grossesse…). Dans les pays en développement comme le Congo où ces centres sont peu ou pas visités, il paraît évident que la population vivant avec le VIH/sida soit sous-estimée.

A contrario, vu l'émotion suscitée par la maladie et le coût financier qu'elle engendre tant dans la prévention que le traitement, certains pays et surtout certains organismes ou associations ont tendance à surestimer le nombre de personnes atteintes du sida pour prétendre bénéficier de l'aide matérielle et financière de certains bienfaiteurs.

Pour diverses raisons liées notamment à la dignité nationale, certains États ont sous-estimé le nombre de PVVIH sur leur territoire ou ont même nié l'existence de la maladie. D'où le faible nombre de PVVIH ou taux de séropositivité déclarés dans certains pays (URSS, Russie, certains pays asiatiques dont la chine et le Japon, l'Afrique du Nord).

Dans certains cas, les chiffres avancés ne concernent que les grands centres urbains qui disposent de centres de dépistage et de prise en charge ; les milieux ruraux sont totalement absents de ces statistiques.

Plus généralement, l'inexistence ou l'insuffisance des services statistiques (surtout sanitaires) dans nombre de pays est à l'origine de la méconnaissance et donc de la sous-estimation du nombre et de la structure réelle de la population vivant avec le VIH/sida. Selon M. Garenne[21] « *du fait de la faible complétude de l'état civil, de l'enregistrement défectueux des causes de décès, du caractère très parcellaire des études de séroprévalence, on ne dispose que d'éléments très fragmentaires pour reconstruire la dynamique de l'épidémie et évaluer son impact démographique* »

En dépit des observations faites plus haut, l'épidémie du sida affecte durement aujourd'hui tous les continents du monde en général et l'Afrique subsaharienne en particulier, le Congo n'échappe pas également à cette maladie.

2 - Évolution de la population vivant avec le VIH et sa structure

Au cours des 25 dernières années, le sida a fait des ravages au sein des populations et en matière de santé dans le monde. Le nombre de personnes vivant avec le VIH est passé en quelques milliers pendant les années 1980 à 40 millions à la fin 2005 et touche maintenant toutes les régions du monde (cf. figure 1).

L'épidémie du sida est sans doute la catastrophe la plus dramatique de l'histoire de l'humanité. La maladie continue à faire des ravages au sein des familles et des communautés du monde. D'après l'ONUSIDA et l'OMS, hormis les 25 millions de personnes mortes du sida à la fin de l'année 2005, au moins 40 autres millions sont séropositives aujourd'hui. Quelque 4,9 millions de personnes ont contracté le virus VIH en 2005 – dont 95 % vivant en Afrique subsaharienne, en Europe de l'Est et en Asie. S'il est vrai que certaines régions sont parvenues à ralentir le développement de la pandémie, d'autres enregistrent une augmentation du nombre de personnes touchées.

L'Afrique subsaharienne est la région du monde la plus durement touchée (cf. tableau 1). C'est en Afrique du Sud que l'on trouve le plus grand nombre de personnes vivant avec le VIH – entre 4,5 millions et 6,2 millions. Le Swaziland enregistre le taux de séroprévalence le plus élevé : plus 38 % des adultes sont touchés par le VIH (ONUSIDA et OMS). Au Congo, selon l'enquête CNLS/SEP/ CREDES de 2004, on estime à 180 000 le nombre de personnes de 15 à 49 ans vivant avec le VIH/sida, 80 000 le nombre de personnes déclarées positives fin 2003. La prévalence de la maladie dans la société congolaise est passée de 7,3 % en 1992 à 5,3 % fin 2003. Cette prévalence pourrait se stabiliser autour de 5,2 % en 2015 si les efforts accomplis en matière de prévention et de traitement sont maintenus.

---

21. M. Garenne, 1995, « Impact démographique du sida en Afrique : données et interprétation ».

Comme partout dans le monde, il y aurait une tendance à la féminisation de la maladie. En effet parmi les 40 millions d'adultes infectés dans le monde 45 % sont des femmes. Au Congo, sur 100 personnes atteintes de la maladie 54 % sont des femmes. La prévalence chez ces dernières étant de 5 % contre 4 % chez les hommes en 2003[22].

Figure 1.

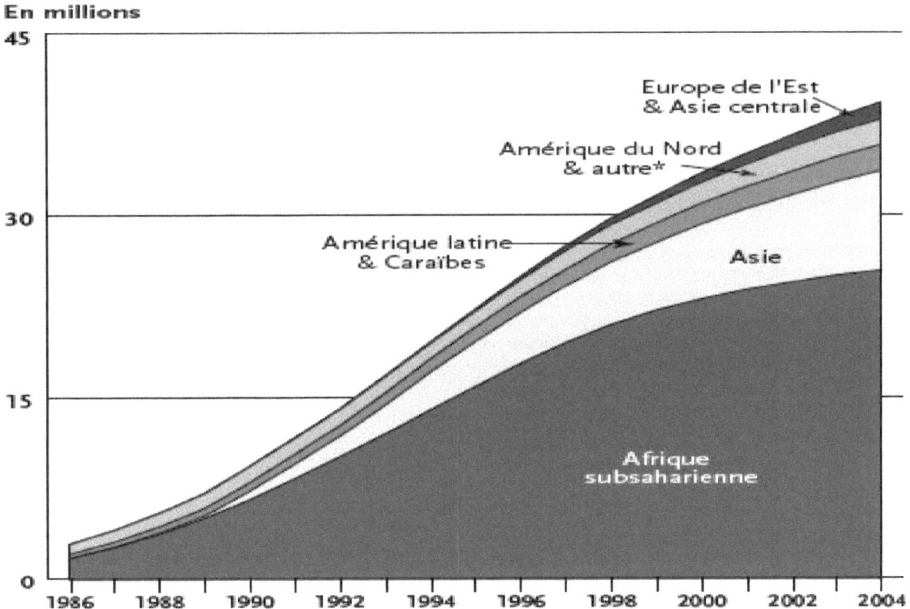

Personnes vivant avec le VIH, par région du monde, 1986-2004

*Amérique du Nord, Europe (sauf Europe de l'Est), Afrique du Nord et Moyen-Orient.
Source : ONUSIDA et Organisation mondiale de la Santé (OMS), données publiées et non publiées, 2005.

S'il est vrai qu'au début de l'épidémie les hommes étaient les plus touchés, les taux des nouvelles infections chez les femmes dépassent aujourd'hui ceux des hommes, en particulier dans les pays où les femmes vivent dans la pauvreté et sont considérées comme des êtres au statut inférieur. Bref, selon les indications de l'OMS,

> les conditions biologiques, culturelles et socioéconomiques sont en partie responsables de la vulnérabilité accrue des femmes au VIH. Par exemple, lors des rapports sexuels vaginaux non protégés, le risque d'infection pour une femme est jusqu'à quatre fois plus élevé que pour les hommes. Le vagin présentant en effet

---

22. CNLS/SEP/CREDES, 2004

une superficie plus vaste de tissus susceptibles à l'infection que l'urètre ; qui plus est, il subit souvent des microtraumatismes pendant les rapports sexuels. En outre le sperme séropositif contient généralement une plus forte concentration virale que les sécrétions vaginales.[23]

Tableau 1
Indicateurs du VIH et sida par région, 2005

Région	Personnes vivant avec le VIH	Nouvelles infections en 2005	Taux de prévalence (% d'adultes infectés)	Décès imputables au sida en 2005
Monde	40 300 000	4 900 000	1,1	3 100 000
Afrique subsaharienne	25 800 000	3 200 000	7,2	2 400 000
Afrique du Nord/ Moyen-Orient	510 000	67 000	0,2	58 000
Asie du Sud/ Asie du Sud-Est	7 400 000	990 000	0,7	480 000
Asie de l'Est	870 000	140 000	0,1	41 000
Océanie	74 000	8 200	0,5	3 600
Amérique Latine	1 800 000	200 000	0,6	66 000
Caraïbes	300 000	30 000	1,6	24 000
Europe de l'Est/ Asie centrale	1 600 000	270 000	0,9	62 000
Europe de l'Ouest/ Europe centrale	720 000	22 000	0,3	12 000
Amérique du Nord	1 200 000	43 000	0,7	18 000

Note : Les estimations correspondent à la valeur médiane d'une fourchette. À titre d'exemple, le total mondial oscille entre 36,7 millions et 45,3 millions. Le taux de prévalence correspond au pourcentage d'adultes âgés de 15 à 49 ans qui sont séropositifs.

Source : Programme commun des Nations Unies sur le VIH/sida (ONUSIDA) et Organisation mondiale de la Santé (OMS), AIDS Epidemic Update, décembre 2005 (2005) : 3.

---

23. OMS.

Figure 2 : Taux de séropositivité par sexe et par âge au Congo en 2004

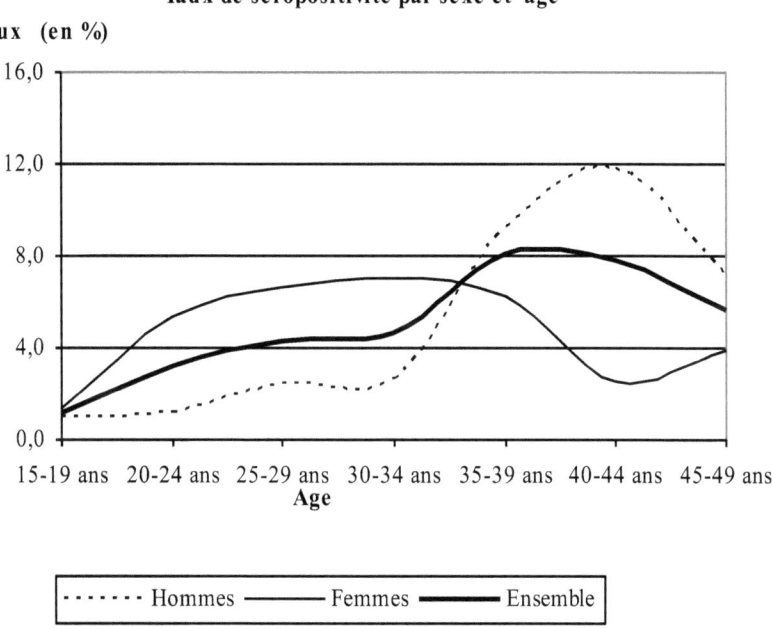

Ce sont les populations urbaines qui sont un peu plus atteintes de la maladie : 80 % de la population vivant avec le VIH/sida en fin 2003 (cf. tableau 2).

En ce qui concerne la distribution de la séropositivité selon les différentes zones géographiques, les régions du Sud (Dolisie, Sibiti, Nkayi, Madingou) présentent un risque supérieur à Brazzaville et aux régions du Nord. Le risque d'infection est supérieur à Pointe-Noire comparé à Brazzaville et dans les régions sud du pays comparé à Pointe-Noire.

La prévalence se situerait à 3,3 % à Brazzaville, 4,8 % à Pointe-Noire et 4,9 % dans les autres centres urbains (10, 3 % à Sibiti, 9,4 % à Dolisie, 4,7 % à Madingou)

Tableau 2. Répartition géographique du taux de séropositivité au Congo

Localité	Taux moyen	Intervalle de confiance à 95 %
Brazzaville	3,3	[2,5 - 4,2]
Pointe-Noire	4,8	[3,3 - 6,2]
Autres villes	4,9	[3,8 - 5,8]
Régions nord		
Impfondo	1,3	[0,1 - 3,1]
Ouesso	3,9	[0,7 - 7,1]
Owando	3,0	[0,6 – 5,3]
Régions centre		
Djambala	1,3	[0,1 – 3,1]
Kinkala	2,6	[0,1 – 5,7]
Régions sud		
Madingou	5,3	[2,1 – 8,6]
NKayi	2,6	[0,3 – 4,9]
Sibiti	9,1	[5,5 – 12,7]
Dolisie	9,4	[6,3 – 12,6]

Source. CNLS/CREDES, 2004

3- Effets démographiques du VIH

L'épidémie qui a déclenché une résurgence d'infections et de malignités jusqu'alors peu communes contribue à une épidémie explosive de TB dans le monde. L'intensification des décès prématurés dans les différents pays est due également à la convergence entre les épidémies du VIH, de la tuberculose et du paludisme : selon Heidi Worley (OMS), les taux de coinfection TB/VIH pour les adultes âgés de 15-49 ans en 2000 étaient de 14 % au Swaziland, 8 % au Lesotho, 5 % au Zimbabwe, 14 % au Botswana et 8 % en Afrique du Sud. Le VIH a affecté nombre de progrès difficilement accomplis en terme de survie des enfants et d'espérance de survie en Afrique subsaharienne et dans un nombre croissant de pays et de communautés mondiales.

Dans la mesure où le sida frappe généralement les jeunes et les personnes sexuellement actives, les décès attribuables au sida ont également provoqué une distorsion des pyramides des âges et de sexe des populations des communautés et des pays les plus frappés en Afrique (surmortalité due à la maladie, faiblesse de la fécondité). Ces déséquilibres ont en retour un impact sur la croissance démographique.

3.1. Impact sur la mortalité

Le sida est la quatrième cause de mortalité à l'échelle mondiale. Selon les estimations de l'ONUSIDA pour 2005, 3,1 millions d'adultes et d'enfants sont morts du sida, dont 2,4 millions en Afrique subsaharienne. Par contre, le nombre de décès pour cause de sida a diminué de manière spectaculaire dans certains pays en raison de l'efficacité des nouveaux médicaments. Au Brésil, par exemple, les politiques du gouvernement consistant à fournir un traitement universel aux patients atteints du sida ont permis de réduire le nombre de décès de quelque 70 % entre 1996 et 2002. Cependant, dans la plupart des pays, les médicaments ne sont pas toujours pas à la disposition de tous et le nombre de décès dus au sida continuer à croitre.

On estimait à environ 3 700 000 habitants la population du Congo en 2006. Au cours de la même année, on a dénombré 518 000 cas de décès, dont 11 000 dus au sida. Ce qui correspond à un taux brut de mortalité de 14 ‰. Sans le sida, ce taux serait 11,03 ‰, l'épidémie du sida a donc augmenté la mortalité brute de 2,97 ‰ pendant cette année.

Selon l'étude menée par Bitemo et Youloukouya, en 1996, 13 % des décès au Congo étaient dus au sida (12,9 % chez les hommes et 13,8 % chez les femmes) et 7,4 % (6,1 % chez les hommes et 9,1 % chez les hommes). L'âge moyen au décès dû au sida s'étalait de 20-49 ans chez les femmes et 30-49 ans chez les hommes.

L'épidémie a provoqué une stagnation, voire une régression, des progrès accomplis en matière de survie infantile et d'espérance de vie, deux indicateurs clés du développement social et économique. Dans les pays les moins avancés, les taux de mortalité des enfants de moins de 5 ans sont nettement supérieurs à ce qu'ils seraient sans le VIH/sida. Sans les antirétroviraux, environ un tiers des enfants séropositifs infectés par leur mère meurent avant leur premier anniversaire et 60 % environ avant d'atteindre l'âge de 5 ans. Selon les estimations des Nations unies, les taux de mortalité infantile en Afrique du Sud sont passés de 62 à 74 ‰ enfants de moins de 5 ans entre la fin des années 1990 et le début des années 2000. En l'absence du sida les taux de mortalité des enfants de moins de 5 ans auraient été de l'ordre de 43 ‰ décès d'enfants (cf. figure 3). Pendant la même période, au Swaziland, les taux de mortalité des moins de 5 ans sont passés de 109 à 143 ‰ ; sans épidémie du sida, il aurait été de 73 en 2003.

Entre 1985 et 1990, les acquis en termes de santé publique et de niveau de vie dans le monde avaient allongé l'espérance de vie, mais l'explosion du nombre de décès attribuables au sida a interrompu ces progrès dans de nombreux pays et provoqué un déclin brutal dans plusieurs pays d'Afrique subsaharienne. Au Lesotho, l'espérance de vie à la naissance pour 2015-2020 est projetée à 39 ans, mais elle serait passée à 69 ans sans l'épidémie de sida

Figure 3.

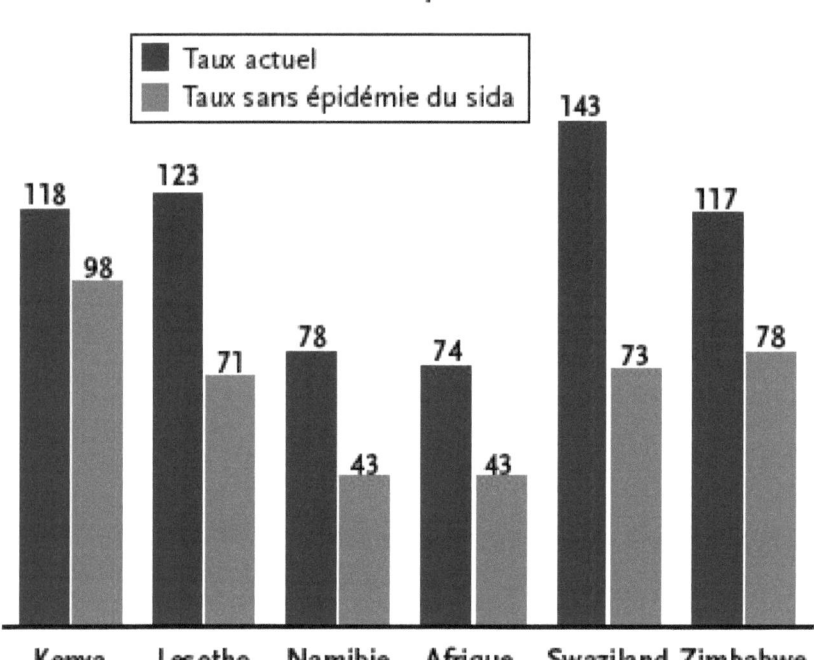

Sources : Division des Nations Unies pour la Population, *World Population Prospects: The 2004 Revision* ; et ONUSIDA et UNICEF, *A Call to Action: Children, The Missing Face of AIDS* (2005).

(voir figure ci-dessus). Certains pays en dehors de l'Afrique subsaharienne enregistrent eux aussi des réductions des niveaux de l'espérance de vie à la naissance en raison du sida. Le sida a réduit le niveau escompté de l'espérance de vie à la naissance de quatre ans au Cambodge et de sept ans en Haïti pour la période 2015-2020.

Au Congo, l'espérance de vie à la naissance aurait été de 60,2 ans s'il n'y avait pas de sida, alors qu'elle a été estimée à 51,9 ans avec le sida en 2000/2005 soit une réduction de 8,3 ans. Les projections de ONUSIDA pour 2015-2020 donnent l'espérance de vie à la naissance de l'ordre de 56,5 ans si le taux de prévalence actuel du sida se maintient et à 63,8 ans si la maladie n'existait pas, soit une réduction de l'indicateur de 7,3 %.

En Afrique subsaharienne où les femmes contractent l'infection VIH à un âge beaucoup plus jeune et en plus grand nombre que les hommes, certains pays enregistrent des taux d'espérance de vie encore plus faibles pour la population féminine. Entre 2000 et 2005, l'espérance de vie à la naissance féminine a chuté en dessous de celle des hommes en raison du sida au Kenya, au Malawi, en Zambie et au Zimbabwe. C'est au Kenya qu'a été enregistrée la plus forte différence – 46 ans pour les femmes contre 48 ans pour les hommes.

Figure 4. Effet projeté du sida sur l'espérance de vie à la naissance au Congo, 2000-2005 et 2015-2020

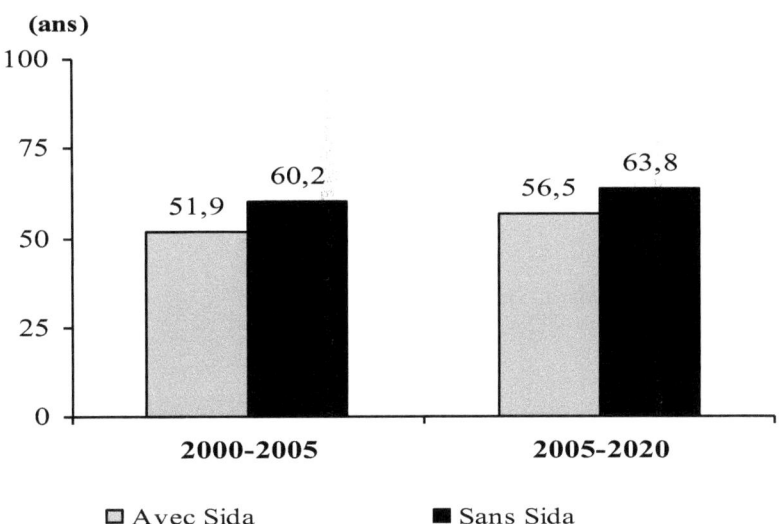

3.2. Ralentissement de la croissance démographique

Les décès liés au sida provoquent une modification de la pyramide des âges dans les pays sévèrement touchés par l'épidémie (cf. figure 5). En Afrique australe, entre 1985 et 1990, la plupart des décès ont été enregistrés parmi les enfants de moins de 5 ans et les adultes de plus de 60 ans, alors qu'un cinquième seulement des décès est survenu au sein de la population adulte des 20 à 49 ans. Entre 2000 et 2005, en raison de la forte mortalité due au sida chez les jeunes et les adultes, les personnes âgées de 20 à 49 ans ont constitué près de 60 % de tous les décès.

La croissance démographique se poursuit dans nombre de pays affectés, bien qu'elle soit inférieure au niveau prévu hors sida. En Ouganda par exemple, selon les estimations de l'ONU, la population devrait atteindre 51 millions d'ici 2020, contre 29 millions en 2005. Si le pays n'avait été frappé par l'épidémie du sida, le total pour 2020 aurait été supérieur de 5 millions. Cet impact est plus important en Afrique du Sud où les taux de mortalité attribuables au sida interrompront pratiquement la croissance démographique au cours des 15 prochaines années, et ce, en dépit de la forte fécondité. L'Afrique du Sud devrait ajouter moins d'un million de personnes à sa population de 2005 – 47,4 millions – en 15 ans. Selon les estimations des Nations unies, si le pays avait échappé à l'épidémie du sida, la population de l'Afrique du Sud aurait atteint 63,1 millions (cf. figure 6).

Figure 5. Afrique du Sud : Pyramide des âges en 2020

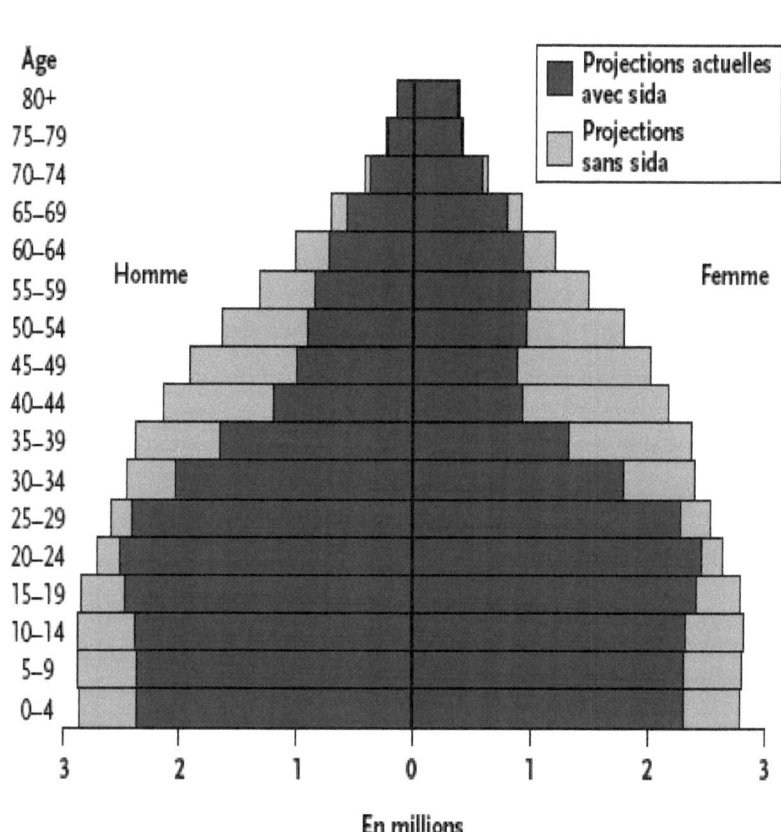

Source : Division des Nations Unies pour la Population, *World Population Prospects: The 2004 Revision* (CD-ROM Edition—Extended Dataset, 2005).

Figure 6. Afrique du Sud : croissance démographique projetée

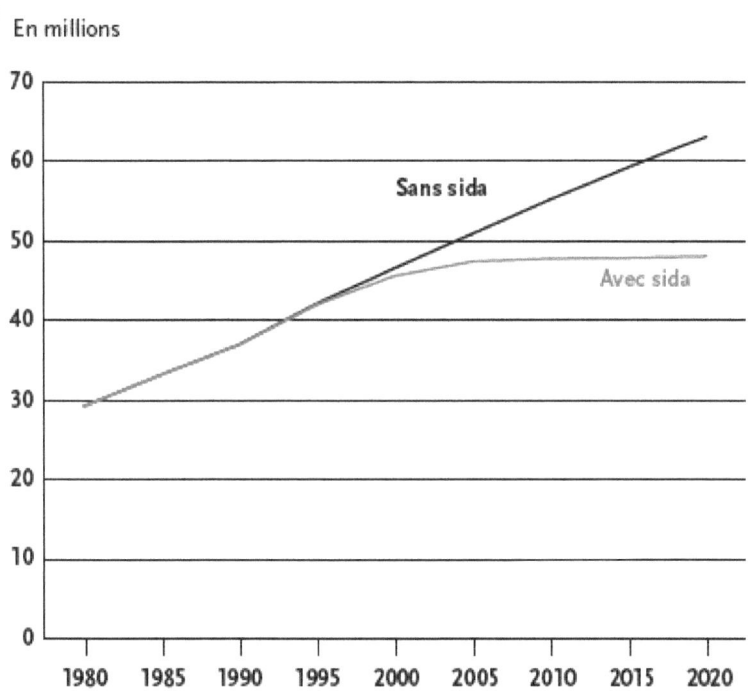

Source : Division des Nations Unies pour la Population, *World Population Prospects: The 2004 Revision* (CD-ROM Edition—Extended Dataset, 2005).

L'Afrique du Sud est un exemple des nombreux changements projetés pour les populations durement touchées par le sida. D'ici à 2020, moins d'enfants seront nés en raison des décès et de la réduction de la fécondité chez les femmes séropositives. De nombreux enfants mourront de causes liées au sida pendant leur enfance. La population adulte va diminuer, notamment en raison des pertes importantes au sein des groupes de femmes de 30 à 49 ans et des hommes de plus de 40 ans, ce qui ne manquera de se révéler dans les pyramides des âges et des sexes des pays pour 2020 (cf. figure 5).

En ce qui concerne le Congo, le taux d'accroissement démographique était estimé à 2,9 % en 2006. Cet indicateur aurait été de 3,2 % s'il n'y avait pas le sida, soit une réduction de 0,3 % au cours de la même année selon les estimations des Nations unies.

Conclusion

Au terme de cette réflexion, on peut retenir que le VIH/sida a un impact considérable sur l'avenir démographique de nombres de pays. Il a augmenté de manière générale la mortalité, notamment celle des enfants de moins de 5 ans, réduit considérablement l'espérance de vie dans beaucoup de pays principalement en Afrique subsaharienne. La surmortalité due au sida des femmes en âge de procréer engendre une réduction de la natalité et diminue le nombre de naissances, au même titre que l'utilisation prolongée des préservatifs, moyen très efficace de contraception. Bref, le VIH/sida compromet donc la croissance démographique d'un pays et partant son avenir socio-économique. Ainsi le manque de traitement pour cette maladie jusqu'à nos jours doit pousser les pouvoirs publics à multiplier les efforts de prévention. L'efficacité de cette stratégie préventive implique des efforts qui passeront par une bonne maîtrise des populations à risque pour freiner les nouvelles infections.

Éléments bibliographiques

GARENNE Michel, « Impact démographique du sida en Afrique : données et interprétation », 1995.

HEIDI Worley. « Un carrefour épidémique : la tuberculose et le VIH », OMS, avril 2006, document du PRB.

OMS. Global Tuberculosis Control. Rapport 2005, consulté en ligne sur le site Internet suivant : www. Who.inter.

PETER R. LAMPTEY, JAMI L. JONHSON et MARYA Khan. « Les défis mondiaux du VIH et du sida ». *Population Bulletin*, Vol. 61 n° 1, PRB 2006.

CNLS/CREDES. « Projet de lutte contre le VIH/sida et de santé ». *Rapport final*, juin 2004.

PROFILS DEMOGRAPHIQUES DES DECES SUR TERRAIN A VIH/SIDA A BRAZZAVILLE

Michel Bitemo*
Marie Francke Puruehnce
Constant Youloukouya

INTRODUCTION

1- Vue d'ensemble

Le virus de l'immunodéficience humaine (VIH) responsable du sida a provoqué une épidémie mondiale beaucoup plus importante que ce que l'on avait anticipé il y a une décennie encore. L'ONUSIDA et l'OMS estiment aujourd'hui que le nombre de personnes vivant avec le VIH ou le sida à la fin de 2000 est de 36.1 millions, ce qui dépasse de 50 % les projections faites en 1991 par le programme mondial OMS de lutte contre le sida sur la base des données disponibles à cette époque. Les problèmes posés par le VIH varient considérablement d'une région à une autre, selon la distance et la rapidité de progression du virus et selon que les personnes infectées ont commencé à tomber malades ou à décéder en grand nombre. Ainsi, pour la première fois, certains signes indiquent que l'incidence du VIH – soit le nombre annuel de nouvelles infections – pourrait s'être stabilisée en Afrique subsaharienne. Le total de nouvelles infections en 2000 s'évalue à 3.8 millions environ, contre 4.0 millions en 1999. Cependant, si les infections à VIH devaient commencer à monter en flèche dans les pays qui ont eu jusqu'ici des taux d'infection relativement faibles, comme le Nigeria, l'incidence régionale en Afrique subsaharienne pourrait remonter. Ainsi, au

---

* **Michel Bitemo** est démographe et chef du service du potentiel scientifique à la Délégation générale de la recherche scientifique et technologique ; **Marie-Francke Puruehnce** est médecin et secrétaire exécutive permanente du Conseil national de lutte contre le sida (CNLS) ; **Constant Youloukouya** est médecin et responsable du service Épidémiologie eet Recherche du Programme national de lutte contre le sida (PNLS).

même moment où ils sont confrontés à un problème colossal de prévention, les pays africains ploient sous le lourd fardeau de la maladie et des décès à grande échelle. Or, les données devant permettre de juger de l'évolution de la mortalité due au VIH/sida au Congo sont très mal maîtrisées. Dans ce contexte, quelle est la situation de la mortalité due VIH/sida au Congo, surtout à Brazzaville ? En particulier comment a évolué la fréquence relative de la mortalité due au VIH/sida parmi toutes les causes de mortalité enregistrées dans les hôpitaux de Brazzaville en 1996 et 2000 ?

2 - Objectif de l'étude

Depuis 1991, les efforts pour prévenir le sida ont connu un grand développement, grâce aux données issues de l'enquête CAP sur le VIH/sida dont les résultats ont servi de base à la mise en œuvre des actions du Programme national de lutte contre le sida. À cet effet, l'étude visait à établir l'évolution de la mortalité due au VIH/sida dans les quatre principaux hôpitaux de Brazzaville en 1996 et 2000.

3 - Méthodologie de l'étude

3 -1 Qualité et portée de l'étude

Étude descriptive et rétrospective, son analyse a été basée sur la collecte des informations relatives aux décès survenus dans les quatre principaux hôpitaux de Brazzaville durant les années 1996 et 2000.

L'étude a été réalisée auprès des formations sanitaires suivantes : Centre hospitalier et universitaire de Brazzaville, Centre hospitalier de Makélékélé, Centre hospitalier de Talangaï et Hôpital central des armées Pierre Mobengo.

3-2 Variables et matériels de l'étude

Les principales variables de l'étude sont :
1) La cause de décès ;
2) Le sexe du décédé ;
3) L'année de décès ;
4) L'âge au décès.

La fiche de dépouillement qui a été montée pour recueillir les informations désirées de manière harmonisée se présente comme il suit.

MINISTÈRE DE LA SANTÉ, DE LA SOLIDARITÉ
ET DE L'ACTION HUMANITAIRE
DIRECTION GÉNÉRALE DE LA SANTÉ
PROGRAMME NATIONAL DE LUTTE CONTRE LE sida

ÉTUDE DE L'ÉVOLUTION DE LA MORTALITÉ DUE AU sida DANS LES HÔPITAUX DE BRAZZAVILLE EN 1996 ET 2000

Fiche de dépouillement

date d'enquête : /____/____/ 2001   nom de l'enquêteur

N° de registre : _____   Hôpital : _____
/___/

Numéro registre	date de décès			date de naissance			Age	sexe	causes de décès	
	jour	mois	an	jour	mois	an			Libellés	Codes

3-2 Collecte des données

Dans chacune de ces formations sanitaires, on a procédé à un recensement de tous les décès survenus dans les différents services. Par cette approche, on a pu travailler avec l'assurance d'un diagnostic précis et d'une déclaration claire des causes des décès enregistrés au sein de ces services.
1. Au Centre hospitalier et universitaire de Brazzaville, on a dépouillé les fiches du fichier central du service des statistiques, sur lesquelles chaque cas de décès survenu dans les différents services est mentionné avec toutes ses caractéristiques. Ces fiches sont classées par année et selon le mois de décès ;
2. Dans les autres formations sanitaires, on a dépouillé directement les registres d'admission tenus au sein de chaque service sur lesquels on a relevé les informations de chaque décès qui s'y trouvaient mentionnées.

II- Résultats obtenus

a) Importance du VIH/sida dans les hôpitaux de Brazzaville en 1996 et 2000

2- Les causes des décès dus au VIH/sida

L'examen des causes des décès dépouillés a permis de les classer en deux catégories : les causes de décès dues au VIH/sida et les autres causes. Ainsi, les décès dus au VIH/sida ont représenté 10,3 % des décès observés dans l'ensemble **(tableau 4)**. Tandis que leur proportion a été de 13,1 % en 1996 et 7,4 % en 2000.

Tableau 4 : fréquence générale des décès dus au VIH/sida dans les 4 principaux hôpitaux de Brazzaville en 1996 et 2000

Type de causes de décès	Effectif	Pourcentage
Causes dues au VIH/sida	739	10.3
Autres causes	6467	89.7
Total	7206	100.0

Source : Enquête PNLS 2001

L'importance des causes dues au VIH/sida montre des différences très significatives au seuil de 1 p.1000, entre 1996 et 2000 (chi-deux = 63.1185 et p = 0.00000) **(tableau 5)**. En effet, selon les données obtenues, il y aurait une diminution de presque de moitié du nombre de cas de VIH reconnus en tant que tels dans les services où le dépouillement a été fait entre 1996 et 2000.

Tableau 5 : Fréquence des décès dus au VIH/sida selon l'année dans les 4 principaux hôpitaux de Brazzaville en 1996 et 2000

```
+-------------------+--------+--------+--------+--------+--------+--------+
|                   |causes dues au  | autres causes  | total           |
|                   |  VIH/sida      |                |                 |
|                   +--------+--------+--------+--------+--------+--------+
|                   |effectif| P.100 |effectif| P.100 |effectif| P.100 |
+-------------------+--------+--------+--------+--------+--------+--------+
|année de décès     |        |        |        |        |        |        |
|1996               |  468   | 13.1 % | 3098   | 86.9 % | 3566   | 100.0 %|
|2000               |  271   |  7.4 % | 3369   | 92.6 % | 3640   | 100.0 %|
+-------------------+--------+--------+--------+--------+--------+--------+
|total              |  739   | 10.3 % | 6467   | 89.7 % | 7206   | 100.0 %|
+-------------------+--------+--------+--------+--------+--------+--------+
```

Chi-Square Value DF Significance. Pearson 63.11855 1.00000
Source : Enquête PNLS 2001

Graphique 4

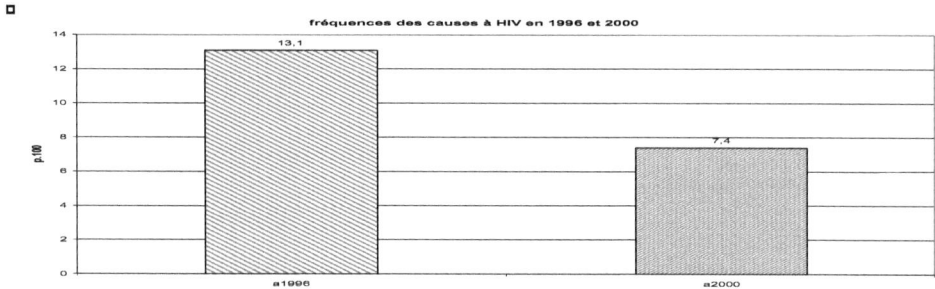

3- Selon le sexe

En 1996, la fréquence de décès montrait des différences non significatives entre les décès de femmes (13.8 %) et ceux des d'hommes (12.5 %) (chi-deux = 1.45013 et p = 0.22851). En 2000, le tableau est totalement bouleversé et les différences sont alors significatives (chi-deux = 12.06751 et p = 0.00051). En effet, les causes de décès dues au VIH/sida représentent alors 9.1 % parmi les décès de femmes et 6.0 % parmi les décès d'hommes (**Tableau 6**).

Graphique 5

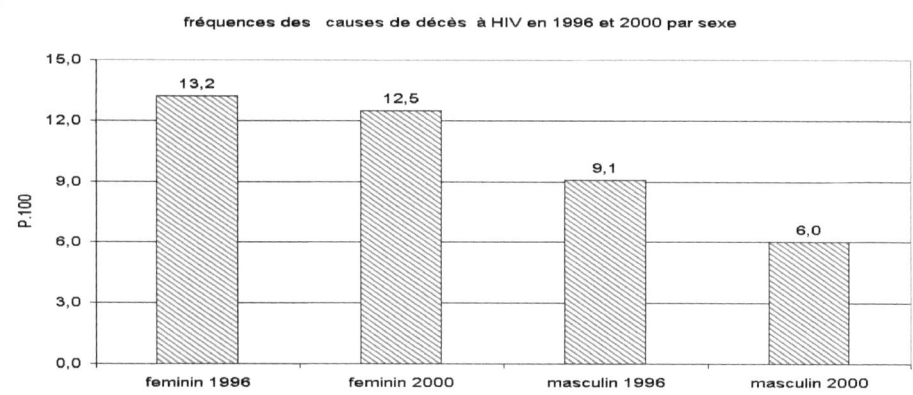

4- La proportion de décès dus au VIH/sida selon le groupe d'âge au décès

a) dans l'ensemble

De manière générale, entre 1996 et 2000 on constate un certain recul de la fréquence des décès dus au VIH/sida. (**Tableau 7**). Cette baisse a été significative pour les groupes d'âge 30-34 ans à 45-49 ans. On peut voir là l'effet des campagnes de sensibilisation à l'égard des populations actives occupées (auprès des entreprises, des administrations et dans les marchés).

Tableau 7 : Proportion des décès dus au VIH/sida à chaque âge, dans les 4 principaux hôpitaux de Brazzaville en 1996 et 2000 (à l'exclusion des décès de sexe et d'âge inconnus).

	1996		2000	
Groupe d'âge	Count	%	Count	%
0-4	17	3.5 %	7	.9 %
5-9	6	5.6 %	4	4.5 %
10-14	6	8.2 %	1	1.4 %
15-19	8	7.7 %	2	2.2 %
20-24	31	20.7 %	14	11.5 %
25-29	49	22.8 %	35	17.9 %
30-34	75	28.3 %	52	20.8 %
35-39	77	32.1 %	46	20.4 %
40-44	66	35.3 %	30	14.5 %
45-49	38	23.8 %	26	16.6 %
50-54	26	18.1 %	22	15.1 %
55-59	17	14.3 %	4	4.2 %
60 et +	19	4.1 %	7	1.6 %
Ensemble	435	16.0 %	250	8.7 %

Source : Enquête PNLS 2001
(a) = proportion par rapport à l'effectif total des décès du groupe d'âges

Graphique 6

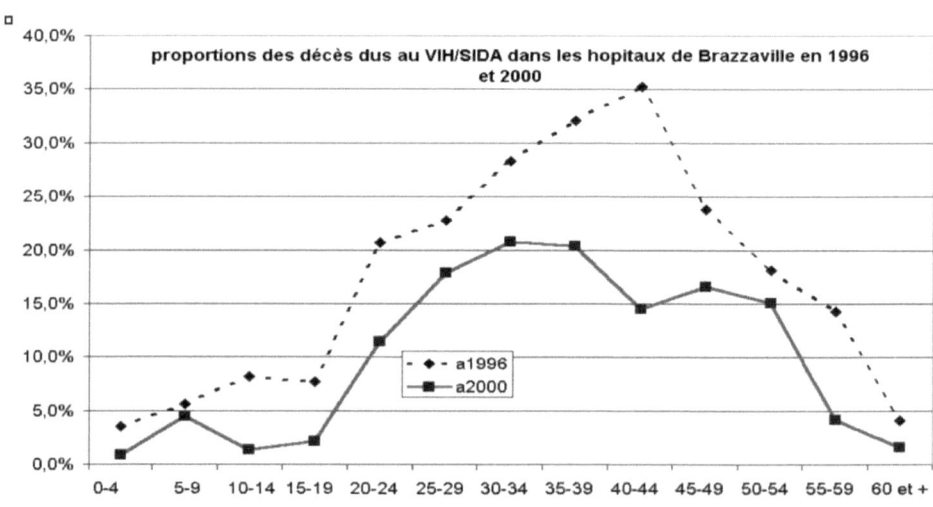

b) Selon le groupe d'âge au décès et le sexe

C'est chez les hommes que la tendance à la baisse des fréquences des décès dus au VIH/sida est la plus marquée jusqu'à 35-39 ans. Chez les femmes, l'enchevêtrement des deux courbes ne permet pas de se prononcer avec certitude sur la baisse attendue qui est visualisée par l'ensemble des décès des deux sexes dus au HIV/sida.

L'examen des courbes des fréquences des décès dus au VIH/sida tant chez les hommes que chez les femmes montre que les tranches d'âge de pleine activité sont les touchées par la pandémie. On observe parmi les femmes un palier qui s'étale de 20-24 ans à 45-49 ans, tandis que chez les hommes il y a une concentration de ces cas entre 30-34 ans et 45-49 ans.

Tableau 8 : Proportion des décès dus au VIH/sida à chaque âge selon le sexe dans les 4 principaux hôpitaux de Brazzaville en 1996 et 2000 (à l'exclusion des décès de sexe et d'âge inconnus)

	1996 SF		2000 SF		1996 SM		2000 SM	
Groupe d'âge	Effectif	%	Effectif	%	Effectif	%	Effectif	%
0-4	8	3.1 %	9	3.9 %	5	1.4 %	2	.5 %
5-9			6	9.4 %	2	6.1 %	2	3.8 %
10-14	4	1.1 %	2	5.4 %	1	2.5 %		
15-19	3	6.4 %	5	8.8 %	2	4.5 %		
20-24	21	25.9 %	10	14.5 %	11	15.9 %	3	5.8 %
25-29	39	27.5 %	10	13.7 %	27	22.5 %	8	10.5 %
30-34	43	30.9 %	32	25.4 %	36	25.0 %	16	15.2 %
35-39	31	28.4 %	46	35.1 %	24	21.4 %	21	19.1 %
40-44	25	34.2 %	41	36.0 %	11	12.2 %	19	16.4 %
45-49	18	30.0 %	20	20.0 %	10	16.7 %	16	16.8 %
50-54	9	14.8 %	17	20.5 %	10	16.7 %	12	14.0 %
55-59	8	15.1 %	9	13.6 %	1	3.1 %	3	4.8 %
60 et +	8	4.3 %	10	3.6 %	2	1.1 %	5	1.9 %
ensemble	217	16.8 %	217	15.2 %	142	10.7 %	107	7.0 %

Source : Enquête PNLS 2001

(a) = proportion par rapport à l'effectif total des décès du groupe d'âge

Graphique 7

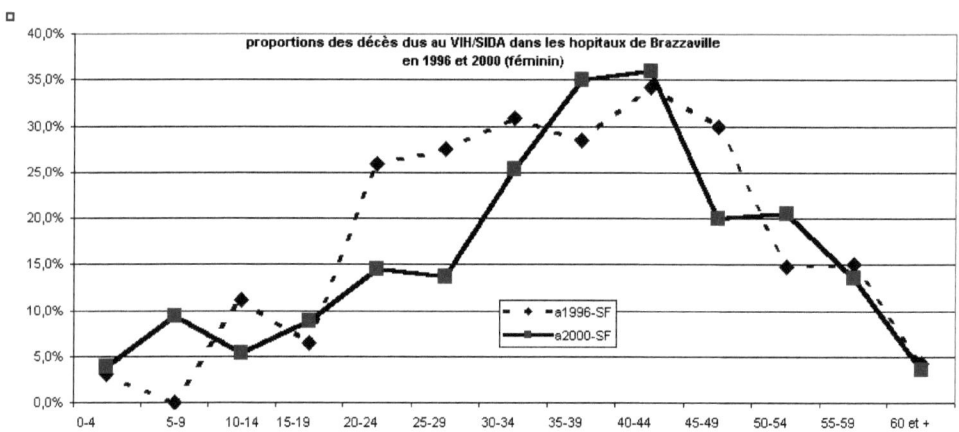

Graphique 8

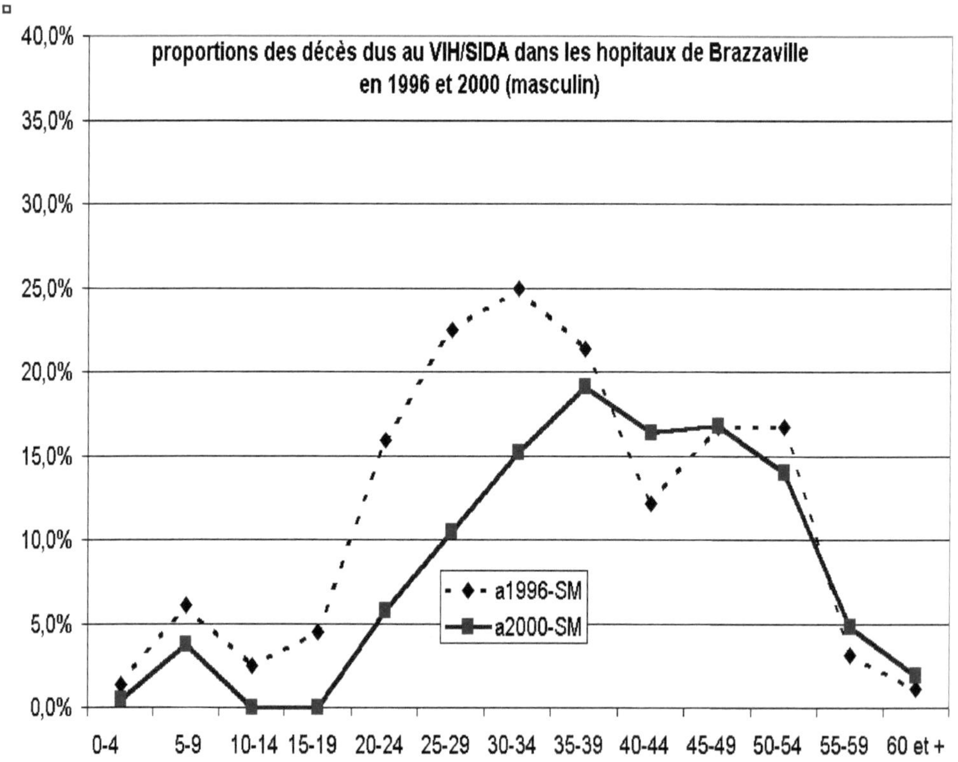

III- L'évolution de la force de la pandémie du VIH/sida

Le rapport des fréquences par groupe d'âge

Malgré la méconnaissance de l'évolution des nouveaux cas d'infection par le VIH/sida entre 1996 et 2000, il apparaît que, quand on rapporte la proportion des décès dus au VIH/sida en 2000 à celle de 1966 à chaque âge, dans la tendance générale, ce rapport a baissé plus rapidement chez les hommes jusqu'à 35-39 ans. On peut penser que, pour ces groupes d'âge, les hommes ont été mieux informés que les femmes et que, de ce fait, ils se seraient protégés plus efficacement que les femmes qui demeurent sous l'effet d'une plus grande multiplicité des partenaires. La tendance des deux courbes étant à la croissance, on peut penser que l'intensité du phénomène s'est amplifiée au fur et à mesure de l'avancement de l'âge.

Tableau 8 : Rapport des proportions des décès dus au VIH/sida en 2000 et 1996, selon l'âge et le sexe (à l'exclusion des décès de sexe et d'âge inconnus)

Groupe d'âge	Ensemble	Féminin	Masculin
0-4	0,2571	1,2581	0,3571
5-9	0,8036	0,0000	0,6230
10-14	0,1707	0,4865	0,0000
15-19	0,2857	1,3750	0,0000
20-24	0,5556	0,5598	0,3648
25-29	0,7851	0,4982	0,4667
30-34	0,7350	0,8220	0,6080
35-39	0,6355	1,2359	0,8925
40-44	0,4108	1,0526	1,3443
45-49	0,6975	0,6667	1,0060
50-54	0,8343	1,3851	0,8383
55-59	0,2937	0,9007	1,5484
60 et +	0,3902	0,8372	1,7273

Source : Enquête PNLS 2001

Graphique 9

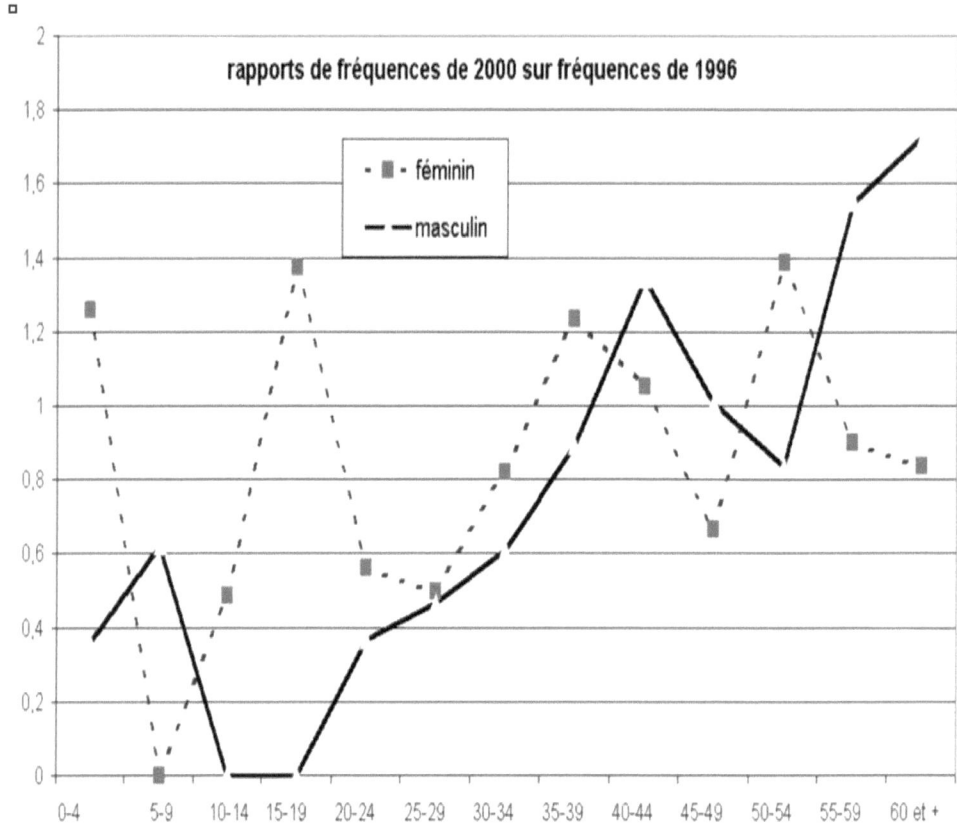

Le rapport de chances d'un décès dû au HIV/sida

Au regard des rapports de chances (*odds ratios*) que fournit le modèle de régression logistique réalisé sur l'événement « décès dû au HIV/sida » codé 1 si oui et 0 si non et en prenant comme catégorie de référence celle des décès du groupe d'âge 15-19 ans, il ressort que le profil de ces rapports a changé de forme tout en gardant la tendance générale entre 1996 et 2000.

Si en 1996, on a une croissance de ces rapports jusqu'à 40-44 ans suivie d'une décroissance régulière, en 2000 par contre il y a deux extrema, comme pour signifier qu'il y a deux sous-populations à considérer : entre 20-44 ans et 45-59 ans et plus. Entre 20 et 59 ans, les rapports de 2000 sont tous plus élevés que ceux de 1996. Ce qui peut vouloir dire que la pandémie aurait augmenté de force. En effet, en 1996, la probabilité d'un décès dû au VIH/sida entre 20 et 44 ans est de 3 fois à 7 fois supérieure à celui d'un décès dans la catégorie de référence. En 2000, ce rapport varie entre 5 fois et

11 fois. On remarque surtout l'évolution de ce rapport à 25-29 ans où il passe de 3 à 9, et à 30-34 ans et 35-39 ans où on observe un passage de ce rapport de chances de 5 et 6 en 1996 respectivement à 11 en 2000. De même à 45-49 ans le rapport est passé de près de 4 fois en 1996 à 9 fois en 2000, tandis qu'à 50-54 ans il a varié de 2 fois en 1996 à 8 fois en 2000. On remarque aussi que de 20-24 ans à 50-54 ans, les rapports de chance révèlent des différences significatives (p < 0.05), tant en 1996 qu'en 2000.

Tableau 9 : Rapport de chance d'un décès dû au VIH/sida en 1996 et 2000, selon l'âge et le sexe

hiv - 1996	Odds Ratio	Std. Err.	Z	P>|z|	[95% Conf, Interval]
20-24 ans	3,0833	1,2945	2,6820	0,0070	1,354078 - 7,020921
25-29 ans	3,4255	1,3807	3,0550	0,0020	1,554675 - 7,547726
30-34 ans	4,6866	1,8400	3,9340	0,0000	2,17099 - 10,11697
35-39 ans	5,6762	2,2321	4,4150	0,0000	2,626194 - 12,26822
40-44 ans	6,6258	2,6423	4,7420	0,0000	3,03239 - 14,47734
45-49 ans	3,7904	1,5635	3,2300	0,0010	1,68878 - 8,507585
50-54 ans	2,6585	1,1357	2,2890	0,0220	1,150863 - 6,141337
55-59 ans	2,0031	0,9051	1,5370	0,1240	,8 262 019 - 4,85648
60 ans et +	0,4860	0,2137	-1,6410	0,1010	,2 052 791 - 1,150404
masculin	0,8467	0,0993	-1,4190	0,1560	,6 728 879 - 1,065435
Hiv - 2000					
20-24 ans	5,5752	4,2925	2,2320	0,0260	1,232821 - 25,21265
25-29 ans	9,1605	6,7739	2,9950	0,0030	2,150199 - 39,0262
30-34 ans	11,2431	8,2329	3,3040	0,0010	2,676593 - 47,22679
35-39 ans	11,0710	8,1335	3,2730	0,0010	2,62325 - 46,72339
40-44 ans	7,5674	5,6172	2,7260	0,0060	1,766452 - 32,41803
45-49 ans	9,0911	6,7939	2,9540	0,0030	2,101381 - 39,33061
50-54 ans	7,9407	5,9722	2,7550	0,0060	1,81831 - 34,67737
55-59 ans	2,0084	1,7664	0,7930	0,4280	,3 582 663 - 11,25901
60 ans et +	0,7107	0,5761	-0,4210	0,6740	,1 451 071 - 3,480988
masculin	0,7381	0,1074	-2,0880	0,0370	,5 550 365 - ,9 816 096

(à l'exclusion des décès de sexe et d'âge inconnus)

Source : Enquête PNLS 2001

Graphique 10 : Évolution des rapports de chances (« odds ratios ») selon l'âge

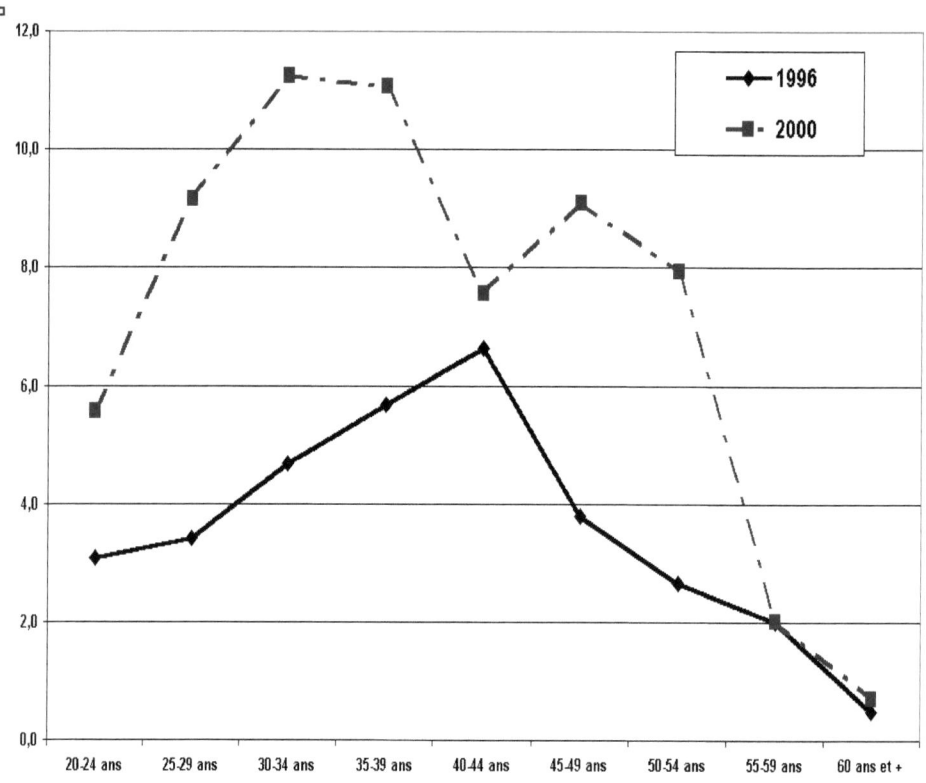

CONCLUSION

La présente analyse ne reflète pas l'état complet de la situation de la mortalité au VIH/sida dans notre pays. Mais ce cliché sur Brazzaville est une occasion pour redire l'importance du suivi de son incidence et de sa prévalence avec une méthode rigoureuse. En particulier, les zones à haut risque identifiées dans notre pays doivent faire l'objet d'une surveillance épidémiologique bien soutenue.

La qualité des données utilisées doit être vérifiée par la réalisation de cette analyse chaque année, afin de pouvoir dire avec certitude si la baisse constatée par cette lecture de la situation est bien réelle ou plutôt conjoncturelle. Ce qui devrait conduire à rechercher ultérieurement les raisons de la tendance à la baisse si elle se poursuit.

SOUS-THEME II

DIMENSIONS ECONOMIQUE, SOCIALE, PSYCHOLOGIQUE, ANTHROPOCULTURELLE DU SIDA

LE VIH SIDA, LE SANG ET SES MANIPULATIONS DANS LES SOCIETES TRADITIONNELLES DU CONGO. CONTRIBUTION A L'ANTHROPOLOGIE MEDICALE

Yvon-Norbert Gambeg[*]

Introduction

Du singe à l'homme et depuis que le VIH a fait son apparition, c'est le sang qui se trouve être en question. De nombreuses précautions entourent la transfusion sanguine et les pratiques sexuelles qui véhiculent les cellules infectées. En Afrique noire, chez les Bantu du Congo et dans certaines de leurs sectes et leurs pratiques sanitaires, on est toujours surpris de constater une étonnante manipulation du sang pour se remettre des affections ou pour se purifier le corps.

L'anthropologie du sang concerne autant les croyances, les pratiques sanitaires des tradithérapeutes que tous les procédés qui aident les hommes à se différencier dans leur organisation sociale et politique en se fondant sur la manipulation du sang et l'idéologie du sang. Dans ces expériences sanitaires à base de sang, existe-t-il une approche des affections apparentées aux manifestations de type sida ?

I. Le sang et l'espèce

L'éclairage de la science est aujourd'hui bénéfique à tous. En effet, pendant des siècles, on a admis que les membres d'une famille, les gens d'une même race étaient de même sang, au sens strict de ce terme ; on a aussi répandu l'idée selon laquelle certains sangs étaient supérieurs à d'autres, en nature et en qualité. La vérité est scientifiquement simple et différente. La démonstration en est la suivante.

Depuis 1901, la lumière s'est faite avec les travaux du médecin autrichien Karl Landsteiner, auteur de découvertes décisives sur le sang. On lui doit à

---

[*] **Yvon-Norbert Gambeg** est maître-assistant au département d'histoire de la Faculté des lettres et des sciences humaines de l'Université Marien Ngouabi.

cette date, l'existence de quatre (4) groupes sanguins : A, B, AB, et O. Le sang a donc ses quatre propriétés distinctes originelles. D'où viennent-elles ? Sans doute des origines lointaines de la vie. En 1941, ce même médecin autrichien récidive en découvrant que l'humanité se divise en Rhésus positif et Rhésus négatif.

D'autres constituants du sang sont mises à jour par les hématologues : les globules rouges, les enzymes, les immunoglobulines, qui contribuent ainsi à différencier le sang. De sorte que, sauf dans le cas de vrais jumeaux, nous ne pourrons pas dire scientifiquement que nous avons le même sang.

Nous certifions simplement que nous appartenons tous au mouvement biologique et vital dont le sang constitue un des éléments essentiels. Ce sang s'obtient par la mise en œuvre d'une équation de la vie qui distingue au niveau des hommes quatre groupes sanguins rangés chacun selon la biologie dans un groupe positif ou négatif de Rhésus scientifiquement déterminés. De sorte que le sang ne se mélange jamais autrement qu'à un sang de même type biologiquement déterminé. L'hématologie apporte donc une précision de taille qui devrait nous inviter à mieux expliciter nos pensées et nos idéologies de la consanguinité.

L'unité de l'espèce serait donc visiblement une unité morphologique et spirituelle, tant on parle de la forme biologique de l'homme, de son intelligence, de sa raison et de l'esprit humain. Il existe cependant un bon nombre ressemblances entre les membres d'une même parenté, comme on le constate partout entre les individus vivant dans le même environnement où l'on a pu décrire des formes uniques d'anthropologie physique donnant lieu à des races.

Malgré tout, il faut se convaincre désormais que l'analyse d'une goutte de sang peut beaucoup apprendre aux spécialistes et à chacun d'entre nous, sur le mode de vie, les maladies ou les hérédités humaines. Aux anthropologues reviennent souvent les notions d'hérédités physiques ou comportementales issues des ancêtres lointains.

II L'environnement et les risques du sang

Avec le VIH, la sexualité et la transfusion sanguine sont vivement secouées. D'autres pratiques liées à la pollution de l'environnement doivent l'être aussi. L'environnement peut aussi favoriser ou non la vie, nuire à la qualité du sang et prédisposer l'individu à des risques majeurs de santé et de la mort. Il en est de même pour l'alimentation[24]. On sait, par exemple, que des populations de haute altitude peuvent avoir jusqu'à deux fois plus de globules rouges que celles des régions basses, car l'air étant raréfié, il faut avoir davantage de transporteurs d'oxygène. C'est alors que ces régions produisent

---

24. Raymond Ibeaho Bouya, 1997, *L'Alimentation et la santé*, Éditions Rody Star, Brazzaville.

les meilleurs athlètes de courses. Mais on ignore souvent que ces populations de montages sont des populations fragiles et à risques, car leur constitution est faite pour ces régions, leur sang habitué à l'air exempt de presque tout germe dangereux, les prédispose à une certaine faiblesse immunologique. Peut-on comprendre là, la raison de la fulgurante évolution du VIH sur les hauteurs de l'Afrique des Grands Lacs africains ?

Ces populations des montagnes qui descendent dans les zones basses restent sensibles à certaines infections surtout, au voisinage des zones côtières qui sont les plus basses de la terre. On peut se demander si la surveillance épidémiologique au Congo prend en compte ce facteur topographique, surtout dans les migrations des populations des zones montagneuses vers les zones basses, en l'occurrence les zones marines.

III Les manipulations tradithérapeutiques du sang par les Bantu : sur la route d'une réduction empirique des affections du VIH/sida

L'homme a des rapports originels avec le feu, la terre, l'eau, l'air, les végétaux et les animaux. Sa vie en dépend. Pour diverses raisons, l'homme recourt à ces éléments pour sa survie. Les besoins alimentaires, sanitaires et spirituels occupent une large proportion de l'utilisation de ces éléments dont certains entrent dans la composition du sang et dans le traitement de certaines infections sanguines. On connaît la pratique des ventouses où les guérisseurs aspirent le sang par la bouche. Comme ces mêmes guérisseurs pratiquent des scarifications, la taille de dents et la circoncision avec des outils archaïques et des lames mal entretenues.

Chez les *Teke*, l'une des causes de la mortalité infantile serait « antaari, les serpents ». Cette anomalie a été rapprochée de la drépanocytose. Cependant, pour la soigner, ce n'est pas au sang de serpents que les *Teke* recourent, mais à celui du poulet qu'on égorge et que le malade boit selon la prescription du *nganga,* soigneur, et à des étapes bien précises de l'évolution de l'enfant. Un autre usage du sang du poulet est fait dans le cas de plaies incurables où le liquide vertueux est versé sur la plaie qu'on bande soigneusement. L'opération est reprise une à deux fois, le but étant de régénérer les tissus en « tuant la petite bête responsable de la plaie » avec ledit liquide.

La manipulation du sang qui prescrit à certains malades fortement anémiés et à certains sorciers l'absorption du sang de vache, de chèvre, de gazelle ou d'antilope pour se remettre de leurs affections et de leur sorcellerie est très fréquente dans les sociétés traditionnelles ou primitives d'Afrique noire et dans de nombreuses sectes du monde où l'on s'abreuve du sang humain. Le sang ainsi absorbé aurait pour vertu de purifier le corps, de le régénérer[25]. Cela tient des représentations culturelles empiriques de l'homme, de la maladie et de la santé.

Il y a aussi des risques découlant de l'échange ou du mélange de sang dans le cas des traités traditionnels d'amitié entre les individus et dans celui des mariages endogamiques et dans des pratiques sexuelles ritualisées du genre *eki* en pays *mbosi* où des couples entiers se livrent à la plurisexualité.

Pourtant, l'avenir est dans le métissage, par les brassages sélectifs : cette pratique élargit l'horizon génétique. L'exogamie de mariage a contribué jusqu'ici à sauver les autochtones de nos forêts, les « Pygmées ». Ce fait est certifié par les populations « primitives » qui,

> en vivant en groupes très réduits, auraient couru un risque important de consanguinité, autrement dit de mariage endogamique, entre parents proches, ce qui peut entraîner une diminution de la vitalité et de la fertilité des enfants. Nous découvrons que presque toujours elles ont eu des mœurs qui leur permettaient d'éviter ce danger.[26]

Toutefois, ces sociétés primitives ou traditionnelles ne sont pas dépourvues de représentations sur le sang et les maladies de sang, si l'on en croit les soins mis pour éviter et les maladies et les hérédités congénitales et l'anomie du groupe.

Chez les Venda, où l'on rencontre une théorie de la parenté bilatérale très prononcée qui rappelle celle des Héréros, des Congolais et des Ashanti, il existe une représentation du sang liée aux représentations de la parenté et de la personne humaine. Cette théorie s'appuie sur la notion physiologique selon laquelle

> l'enfant reçoit sa chair et son sang de sa mère, mais ses os et les organes de sens, de son père. Les personnes apparentées des deux côtés jouent donc un rôle également important. Comme la plupart des maladies intéressent le sang, on, les rattache aux esprits malfaisants de la ligne maternelle. Le taureau sacré, le reproducteur du gros bétail qui apparaît chez les Venda comme chez les Héréros et les Bantu du Sud-est, représente la parenté du côté paternel, et la chèvre, l'animal domestique des planteurs, représentant la parenté du côté maternel.[27]

Pour ces sociétés, nul doute que le VIH/sida aurait une origine féminine et se transmettrait par hérédité ou par contact sexuel avec la femme infestée. Les représentations culturelles du sang et de ses affections des Bantu s'inscrivent dans une démarche globale d'interprétation de la maladie dans

---

25. J.-P. Roux, 1998, *Le Sang. Mythes, symboles et réalités*, Paris, Fayard.
26. Luca et Francesco Cavalli-Sforza, 1994, *Qui sommes-nous. Une histoire de la diversité humaine*. Traduit de l'italien par François Bran, Paris, Albin Michel, p. 37.
27. H. Baumann et D. Westermann, 1967, *Les Peuples et civilisations de l'Afrique* suivi de *Les Langues et l'éducation*. Paris, Payot. p. 142.

son environnement. Du côté des logiques sociales et des croyances, la maladie a non seulement une nature, mais aussi, une histoire[28] : elle est vécue par des hommes, des femmes ou des enfants ; elle est identifiable ; elle est classable et se traiterait d'une manière ou d'une autre par des spécialistes locaux ou extérieurs. La maladie n'est pas une fiction même si elle fait des ravages et prend l'allure d'une pandémie comme il est aujourd'hui question du VIH/sida, qui a élu le siège dans le sang et les cellules humaines.

L'anthropologie médicale connaît les maladies destructrices des cellules humaines et de la vie. Leur éventail exhaustif reste à établir et serait une bonne base de la recherche médicale. Par certaines de ces manifestations, le VIH/sida a été rapproché de certaines formes du complexe *mwanza*[28] dont la connaissance complète du système étiologique et nosologique n'est pas ignorée des spécialistes de la médecine traditionnelle. Le problème devient, à ce niveau, celui de bien diagnostiquer la forme du *mwanza* à traiter, les causes physiques et mystiques de l'affection pour guérir la maladie. Il nous souvient aussi que certaines de ces manifestations du sida qualifiées de *mwanza* seraient en pays *mbere, teke, mboko, kota* et *ombamba*, les manifestations du *nzobi*[29] et de *kengiri*[30] dans leurs formes les plus graves. Ici, outre l'absorption du sang des bêtes après dépistage, identification du mal et confession du patient, les soins associent aux incantations des *nganga*, des plantes et breuvages appropriés. Le sorcier ne jette le sort qu'en imitant la forme existant dans la nature, dont il se saisit de l'esprit maléfique. L'effort du *nganga* traitant consiste à séparer le corps humain de l'esprit de la maladie, à tuer préalablement cet esprit pour libérer le corps afin de le guérir. Il associe à la prière des médicaments pour opérer efficacement. Point de doute que la médecine traditionnelle de purification du sang, de l'esprit et du corps malades viendra à bout de la pandémie, pourvu que l'association médecine traditionnelle, anthropologie, médecine moderne s'investisse concrètement pour sauver l'humanité. L'enquête anthropologique de nature ethnobotanique et des techniques de guérison traditionnelle reste indispensable.

---

28. Mbokolo Elikia, 1984, « Histoire des maladies, Histoire et maladie : l'Afrique », M. Augé, C. Herzlich, *Le Sens du mal*, p.155-186.
29. Franck Hagenbucher-Sacripanti, 1994, *Représentation du Sida et médecines traditionnelles dans la région de Pointe-Noire (Congo)*, ORSTOM Éditions, Collection Études et Thèses, Paris, L'Harmattan. L'auteur a pris largement connaissance des travaux du Professeur A. Itoua Ngaporo, 1990, « Les aspects cliniques du Sida en Afrique » et du P. Cheval qui a étudié le VIH Sida à l'hôpital régional des armées de Pointe-Noire et dont les analyses des symptômes renverraient au *mwanza*.
30. Déchéance du corps suite à la non-observation de certains interdits sexuels et alimentaires : état menstruel, état d'accouchement qui sont les états de souillure et d'impureté de la femme.

Pour ne pas conclure : une véritable étude sur le sang et le VIH/sida peut s'amorcer à présent en intégrant la connaissance empirique des traditionalistes congolais aux études savantes des biologistes. Cette démarche fournirait à la recherche scientifique médicale les bases d'un progrès insoupçonné et attendu par tous.

Références bibliographiques

Baumann H. et Westermann D., 1967, *Les peuples et civilisations de l'Afrique* suivi de *Les Langues et l'éducation*. Paris, Payot.

Cheval P., « Importance de la pathologie VIH dans le service de l'hôpital régional des armées de Pointe-Noire (Congo), A propos de 85 observations suivies en six mois d'août 1989 à février 1990 » Pointe-Noire.

Deniaud F., Livrozet J.M., Rey J.L. ; 1991, « VIH et pratiques rituelles en Afrique tropicale ». *Cahiers Santé*, vol. 1, n° 4 :327-333.

Gruenais M. E., 1993, « Dire ou ne pas dire. Enjeux de l'annonce de la séropositivité au Congo ». *Atelier les sciences sociales face au Sida en Afrique : cas africains autour de l'exemple ivoirien.* Bingerville (E.S.E.I). J. P. Dozon et L. Vidal, Centre ORSTOM de Petit Bassam : 207-220.

Hagenbucher. Sacripanti F., 1992, *Santé et rédemption par les génies au Congo*, Paris Publisud.

- 1994, *Représentations du sida et médecines traditionnelles dans la région de Pointe-Noire (Congo)*. Paris ORSTOM, Éditions L'Harmattan, Coll. Études et Thèses.

Ibeaho Bouya R., 1997, *L'Alimentation et la santé*. Brazzaville, Éditions Rody Star.

Itoua Ngaporo A., 1990, « Les aspects cliniques du sida en Afrique », *La Revue du Praticien* n° 23, pp. 2136-2140.

Luca et Cavalli- Sforza F., 1994, *Qui sommes-nous ? Une histoire de la diversité humaine.* Traduit de l'italien par François Bran, Paris, Albin Michel.

Mbokolo Elikia, *1984,* « Histoire des maladies, histoire et maladie : l'Afrique », in Augé M., Herzlich C., 1984, *Le Sens du mal.* Paris, Éditions des Archivescontemporaines, pp. 155-186.

Roux J. P., 1988, *Le Sang. Mythes, Symboles et réalités*. Paris, Fayard.

CE QUE LES JEUNES DISENT DU SIDA

Paul Nzete[*]

Le sida est un phénomène complexe qui peut être étudié par des spécialistes divers. J'ai choisi de l'aborder sous un angle sociolinguistique. Nous savons tous que le langage sur le sida est le reflet de la pensée et de la psychologie du groupe social concerné. Et il m'a paru intéressant de tenter de saisir la vision que les Congolais ont de cette maladie en interrogeant certaines de leurs langues.

Je dois avouer que, pour une communication comme celle-ci, j'ai retenu des expressions utilisées par les jeunes sur le sida. Je n'ai retenu que trois de ces langues, plus exactement le français (car nombre de Congolais, sur un tel sujet, ne s'expriment bien qu'en cette langue) et les deux langues trans-ethniques (le lingala et le kituba). J'ai, au départ, retenu aussi les langues régionales (lari, mbochi, bembe, teke, vili, etc.) ; mais il est apparu, au travers de la petite préenquête que j'ai menée que les expressions en ces autres langues n'étaient, généralement, que des calques d'expressions de langues interrégionales (en particulier le lingala) employées sur les deux rives du fleuve Congo, à Brazzaville et à Kinshasa. Il en est d'ailleurs presque de même pour les expressions en lingala et en kituba.

J'ai retenu le langage des jeunes pour deux raisons. Premièrement, c'est un des groupes les plus vulnérables au VIH/sida. En me référant à leur langage, je retiens le langage des premiers intéressés par cette maladie. Deuxièmement, c'est l'une des couches sociales les plus inventives en matière d'expressions linguistiques sur le sida. Et je peux espérer trouver, grâce à eux, des termes intéressants sur ce mal.

Ma petite enquête a donc consisté à poser la question suivante à quelques jeunes Congolais, après m'être informé sur la langue qu'ils parlent (français, lingala et/ou kituba) : « Quelles expressions utilisez-vous pour parler du sida ? » Je ne demandais pas aux jeunes de me faire de longues phrases ni des discours sur ce mal. Je voulais juste enregistrer de brèves désignations, des

---

[*] **Paul Nzete** est doyen de la Faculté des Lettres et des Sciences humaines de l'université Marien Ngouabi et professeur titulaire au département de linguistique et langues africaines.

dénominations, du vocabulaire. Ces jeunes ont complété mon enquête en me donnant les expressions par lesquelles ils désignent le préservatif.

Je présente ci-dessous cette petite moisson, accompagnée de commentaires.

Tableau des expressions en trois langues sur le sida

Langues	Expressions	Traductions françaises	Commentaires
Français	*Syndrome inventé pour décourager les amoureux*		
	Langue et Pénible Maladie (LOPEMA)		
	Quatre lettres		
	Maladie du siècle		
	Sidonie ou Ma sido	Sidonie ou maman Sido (maman est ici in terme de respect	
	Dasi		Vient de sida
	Chlam		Vient de chlamidya « caractères d'une bactérie ou d'un virus ». Se prononce Klam
	Jo Pinto		Origine à découvrir
Lingala	*Anyati mine*	Il a marché sur une mine	
	Aza na nyama	Il a un microbe	
	Akutani na yango	Il l'a rencontré	Le pronom est mis certainement pour microbe ou maladie
	Azui yango	Il l'a attrapé	Le pronom Même explication
	Anyati savon	Il a marché sur du savon	
	Abomi mokili	Il a détruit le monde	
	Yandi me kangama	Il s'est fait prendre	
	Yandi me yebila yau	Il s'est mouillé dedans	
	Yandi me dyata yau	Il a marché dessus	
	Yandi me dyata	Il a marché sur une	

Kituba	*mine*	mine	
	Yandi me dyata lusende	Il a marché sur une épine	
	Yandi me kuzua yau	Il l'a eu	
	Yandi ke na yau	Il l'a	
	Yandi me dyata disinda	Il a marché sur le sida	Disinda = Sida
	Kaka yau	Ce n'est que cela	
	Ni nyama yina	C'est ce microbe	
	Ni kimbevo yina	C'est cette maladie	
	Yandi me kubwa na mutambu	Il est pris au piège	
	Ma sido	Maman sida	Nom propre pour sida
	Kimbevo ya Kindumba	Maladie du vagabondage sexuel	

La désignation du préservatif en français. En langue française, le préservatif est désigné par les mots suivants : chaussettes, bottine, bâche, carrefour, bas, protège-tibia, souterrain, embargo, cartouche, bonbon.

Commentaire sur ces expressions

Ces paroles proférées par des jeunes ont, bien sûr, un sens. Elles ne sont pas gratuites (y a-t-il des paroles gratuites ?) Toute expression a une ou plusieurs fonctions. Même le simple rire. Et tout mérite d'être analysé.

Dans le cas présent, les expressions des jeunes ont suscité en moi trois types de réflexions que je m'en vais présenter l'une après l'autre.

Les expressions des jeunes attestent non seulement de l'existence linguistique du sida, mais aussi de son existence sociale et culturelle

Je constate que les jeunes Congolais ont plusieurs termes qui indiquent que le sida fait partie de leur langage. S'il fait partie de leur langage, c'est qu'il existe dans leur esprit, dans leur culture, dans leur mentalité. S'il fait partie de leur esprit, de leur mentalité, c'est qu'il fait partie de leur expérience, de leur **pratique sociale**. Les hommes ne parlent que de ce qui fait partie de leur pratique sociale. C'est pour cette raison que certaines herbes ont des noms et que d'autres n'en ont pas. C'est encore pour cette raison que le concept sida existe, au même titre que ceux de blennorragie, folie, Dieu, Diable, sorcellerie. Rappelons que tous les concepts sont des réalités mentales. Cela est très important.

Si les jeunes n'ignorent pas ce qu'est le sida, s'ils le connaissent, les éducateurs doivent en tenir compte. Ils ne partent pas de zéro. Ils doivent partir de ces prérequis, de ce savoir préalable des jeunes pour les aider à mieux saisir les contours et les dangers du sida. Ils doivent les aider à mieux en prendre conscience. L'ignorance n'a jamais servi personne, dit-on. À eux de trouver les compléments intéressants et efficaces.

Les jeunes Congolais ne parlent du sida que de façon allusive

Dans leurs échanges, les jeunes Congolais utilisent des expressions détournées pour parler du sida ; ils n'en parlent donc que de façon allusive. Rappelons que l'allusion est un procédé stylistique qui permet de désigner les phénomènes de façon non précise. À propos du concept de sida, les jeunes usent de deux types de procédés complémentaires pour ne pas employer ce terme. Ils recourent soit à des procédés linguistiques soit à des procédés littéraires pour désigner ce concept autrement.

L'allusion par recours aux procédés linguistiques a conduit, dans le langage des jeunes, à mettre en avant plusieurs techniques de substitution, en particulier :
1. la référence à l'orthographe du mot plutôt qu'à sa prononciation ; c'est le cas de *quatre lettres* qui forment sida ;
2. l'emploi d'un quasi-homonyme du mot ; *Sidonie* qui est phoniquement proche de sida ; *Ma sido*
3. le recours au verlan, c'est-à-dire à l'inversion des syllabes du mot : *dasi* au lieu de sida
4. la mise en relief d'un trait d'identité de l'objet : sida : ils mettent en relief sa gravité : *maladie du siècle* et son impact social : *abomi mokili* « il a détruit le monde »

L'allusion par recours aux procédés littéraires a conduit à la production de plusieurs figures de style
1. la caricature, le travestissement avec par exemple *syndrome inventé pour décourager les amoureux* ; certains jeunes s'emploient à nier ainsi l'existence du sida par la dérision, la plaisanterie, l'humeur, la parodie ;
2. la métonymie, c'est-à-dire la substitution d'un terme par un élément qui lui est lié par un rapport logique ; c'est ainsi que l'effet exprime la cause, le contenu exprime le tout, etc. Nous avons ici deux cas : · une métonymie du signe : *quatre lettres* et une métonymie désignant un nom propre à la place d'un nom commun : par exemple, *Sidonie* ; *Jo Pinto* ;
3. la périphrase, c'est-à-dire l'emploi de plusieurs mots à la place d'un mot simple ; par exemple, *maladie du siècle, longue et pénible maladie* ; au lieu de sida ;
4. la métaphore ou la comparaison elliptique ou abrégée. C'est ainsi que le sida est comparé à la mine (anyati mine, « anyati mine, « il a marché sur une mine »), au microbe (aza na nyama « il a un microbe »), et au savon (anyati savon"il a marché sur du savon ») ;

5. la litote, qui laisse entendre moins qu'elle n'en dit, notamment avec *aza na nyama* « il a un microbe », *azui yango* « il l'a attrapé » *akutani na yango* « il l'a rencontré ».

Le recours à l'allusion s'applique aussi aux termes qui désignent le préservatif. Les jeunes font souvent référence à son côté protecteur. Par exemple : Chaussette, bottine, bas, bâche, protège-tibia, souterrain, embargo, cartouche ; par contre, bonbon fait penser à une friandise (les testicules ne sont-ils pas appelés familièrement bonbons ?) ; carrefour renvoie à bifurcation.

Le choix de ces figures rend ces expressions plus aguichantes, plus agréables et facile leur diffusion en milieu jeune.

Mais il faut bien que j'arrête là les considérations techniques qui risquent de m'éloigner de mon sujet, notamment de l'allusion. Finalement, à quoi sert l'allusion ? Pourquoi les jeunes recourent-ils à l'allusion ? Il me semble que c'est pour éviter d'être grossiers, brutaux : quand ils parlent du sida à propos de quelqu'un qui est proche d'eux ou de l'interlocuteur, ils tiennent à éviter de le heurter, de le blesser.

L'adoption de la stratégie du contournement par les jeunes Congolais trouve son origine dans les pensées africaines. En effet, en Afrique, en général, au Congo en particulier on ne va pas directement au fait ; on tourne autour des choses pour les cerner. L'allusion traduit une certaine volonté de se tenir loin d'un fait jugé négatif que l'on énonce ; elle traduit la volonté d'atténuer l'information, d'éviter la brutalité. Elle permet de passer, en quelque sorte, d'une drogue forte à une drogue douce. À la limite, l'allusion découle d'une vision magique. Tout se passe comme si le terme d'origine agissait dangereusement sur le locuteur, sur l'interlocuteur ou sur celui dont on parle. En effet, dans notre culture traditionnelle, nommer, c'est faire exister. Désigner directement le sida, c'est le faire exister. Éviter de le nommer directement, c'est l'éviter. À cet égard, chez nous aussi, le verbe sait se faire chair. Le langage de l'allusion indique que le sida est pris au sérieux. C'est de cela que je voudrais maintenant parler.

Les jeunes Congolais appréhendent globalement le sida de façon dramatique

Quand on pense à l'expression française la plus longue et la plus répandue, et qui définit le sida comme « *Syndrome inventé pour décourager les amoureux* », on peut dire que les jeunes font les plaisanteries désagréables et dangereuses à propos de ce grand mal.

En réalité, cette expression constitue, du point de vue de son origine, un cas particulier. Ce n'est, en effet, pas une production d'origine congolaise ; il me semble que les jeunes Congolais, qui ont repris à leur compte cette expression au début de l'apparition du sida au Congo dans les années 80 ont compris, avec l'expérience, que le sida n'est pas une fiction, mais bel et bien une réalité.

Quoi qu'il en soit, les autres expressions ne reflètent pas cette position. Il y en a qui marquent plutôt une certaine neutralité sémantique. Par exemple, les jeunes mettent en avant le côté strictement linguistique à travers les quatre domaines techniques suivants :
- l'orthographe avec quatre lettres ;
- l'argot avec *chlam* ;
- le verlan (qui est lui aussi de l'argot) avec *dasi* ;
- la quasi-homonymie avec *Sidonie, Ma Sido*.

Mais l'essentiel des termes employés laisse penser que les jeunes prennent ce mal au sérieux. J'ai pensé représenter les différents degrés du rapport que les jeunes perçoivent entre le sida et les hommes à travers les six champs sémantiques suivants ; ces champs sémantiques sont présentés dans l'ordre de progression de l'observation :

a. *Le fait d'être atteint*. L'on est aux prises avec le sida, comme l'indiquent les expressions suivantes :
- *akutani na yango* « il l'a rencontré »
- *yandi me kangama*, « il s'est fait avoir »
- *aza nanyama* « il l'a attrapé »
- *yandi ke na yau* ; « il l'a »
- *yandi me kuzau yau* ; « il l'a eu »
- *kaka yau* ; « ce n'est que cela »

b. *L'infection* (ce qui implique la présence du microbe) avec :
- *aza na nyama* « il a le microbe »
- *ni nyama yina* « c'est le microbe »

c. *la condamnation à mort* quand on marche sur une mine :
- *anyati mine* « il a marché sur une mine » ;
- *yandi me dyata mine* « il a marché sur une mine »

d. *la destruction massive* avec *abomi mokili* « il a détruit le monde »

e. *le grand impact social* avec maladie du siècle.

Ils vont jusqu'à culpabiliser le vagabondage sexuel : kimbevo ya kindumba « maladie du vagabondage sexuel ».

Tous ces termes qui représentent les différents degrés de perception de ce mal montrent que, contrairement à ce que pourrait laisser la première expression française, le sida ne se raconte pas comme une partie de plaisir. C'est d'un drame que les jeunes parlent. Tous comptes faits, ces expressions qui font partie du langage quotidien des jeunes participent forcément de la campagne de lutte contre le sida. C'est une campagne permanente (bien que non concertée et non systématique) contre le sida. Et l'on ne peut que s'en réjouir au lieu de s'en offusquer.

Conclusion

À travers les expressions des jeunes Congolais qui viennent d'être présentées, nous pouvons dégager trois idées fondamentales ;
- les jeunes connaissent le sida, car ils en parlent ;
- les jeunes évitent de nommer directement le sida, car ils le redoutent
- les jeunes prennent au sérieux le sida, car ils connaissent ses ravages.

En fin de compte, le langage des jeunes est **un outil de lutte contre ce mal** ; un outil peut-être pas aussi efficace que le médicament ; une arme peut-être aussi utile que la campagne pour l'abstinence et pour le préservatif. Cela paraît anodin ; mais, ainsi, les jeunes combattent le sida par le verbe aussi. Aidons-les à amplifier ce discours positif.

L'Impact du sida sur la population congolaise

Daniel Loumouamou[*]

Le VIH (virus d'immunodéficience humaine) sida (syndrome d'immunodéficience acquise) est maintenant la première cause de mortalité en Afrique et la quatrième dans le monde. Le Programme commun des Nations unies pour la lutte contre le sida (ONUSIDA) évaluait en 2000 à 33,4 millions le nombre de séropositifs et à 2,5 millions à celui des victimes du sida la même année, dont 2 millions en Afrique. Aujourd'hui l'ONUSIDA en estime 40 millions dans le monde et 28,1 millions soit 75 % de ces personnes se retrouvent en Afrique subsaharienne (2003). La moitié de tous les nouveaux sujets infectés au VIH sont des jeunes âgés de 15 à 24 ans.

Selon les évaluations, 95 % des sujets infectés vivent dans les pays en développement et deux tiers en Afrique subsaharienne, où 8 % des adultes de 15 à 49 ans sont séropositifs. De nouvelles évaluations de la prévalence du VIH/sida indiquent que l'épidémie est plus grave qu'on ne l'avait d'abord pensé. 34 pays ont des taux élevés, dont 29 pays africains. Dans ces 29 pays africains, l'espérance de vie à la naissance est actuellement de sept ans inférieure à ce qu'elle aurait été sans le sida. L'espérance de vie moyenne dans les neuf pays où la prévalence du sida dans la population adulte atteint ou dépasse 10 % (Afrique du Sud, Botswana, Kenya, Malawi, Mozambique, Namibie, Rwanda, Zambie et Zimbabwe) est évaluée à 48 ans, soit 10 ans de moins que ce qu'elle aurait été sans le sida.

Le Congo est l'un des pays d'Afrique à avoir reconnu officiellement l'apparition des premiers cas du VIH/sida dès 1983. Et progressivement, le pays s'est doté d'un cadre pour organiser la riposte nationale contre le VIH/sida avec la création du Programme national de lutte contre le sida (PNLS) dès 1987. Ce cadre a été renforcé avec d'autres structures comme le Centre national de transfusion sanguine (CNTS), le Centre de traitement ambulatoire (CTA) en 1994 à Brazzaville et en 2000 à Pointe-Noire. On note, en outre, une forte mobilisation des ONG et des associations pour la lutte contre le sida.

---

[*] **Daniel Loumouamou** est maître-assistant au département de géographie de l'Université Marien Ngouabi (Congo).

Malgré les différentes actions réalisées à cet effet, on note une propagation rapide de l'infection à VIH/sida dans la population congolaise avec des conséquences démographiques, sociales et économiques sans précédent. Mais avant d'examiner en détail l'impact du VIH/sida sur la population congolaise, quel est le niveau de l'épidémie du sida au Congo ?

- **VIH/sida au Congo-Brazzaville : niveaux de l'épidémie**

La dimension épidémique se situe dès les années 1984-1985. Le profil épidémiologique étant de type II, c'est-à-dire caractérisé par la prédominance de la transmission hétérosexuelle avec 85 à 90 % des infections et la transmission par transfusion sanguine est particulièrement réduite à cause du dépistage systématique qui se fait lors des dons de sang : elle était de 5 à 35 % en 1985 et est passée de 5 à 10 % en 1998.

Le sida représentait 21,5 % des causes de décès à Brazzaville en 1996 : c'est la première cause mortalité chez les adultes de 15 à 45 ans (35,5 %).

Le Congo a commencé à déclarer des cas de sida en 1986. À la fin de l'année 1994, 7.773 cas ont été signalés à l'OMS. De manière générale, la prévalence de l'infection à VIH/sida parmi la population congolaise est de 7,78 % ; la prévalence de l'infection parmi les malades IST est de 16 à 17 % et parmi les prostituées, cette prévalence est de 20 à 30 %.

- Séroprévalence moyenne : 7,78 %
- Femmes enceintes Brazzaville : 11,48 % ; Pointe-Noire : 9,87 %
- Tuberculeux en 1990 : 37 %
- IST en 1990 : 18,5 %
- 21,5 % des causes de décès ;
- 35,5 % des causes de décès chez les adultes de 15 à 45 ans ;
- Mortalité (chiffres de 1991) :
  - chez les militaires : 48,3 %
  - chez les sans professions : 22,5 %
  - chez les fonctionnaires : 11,7 %
  - chez les enfants de 0 à 4 ans : 7 %

1. En l'an 2000 : 86.000 cas de sida déclarés ;
2. Femmes vivant avec le VIH : 45.000
3. Orphelins du sida : 53.000
4. 55 % de la population totale des séropositifs sont des femmes
5. 50 % des infections à VIH surviennent chez des jeunes de moins de 25 ans et qui meurent avant l'âge de 35 ans
6. Les jeunes filles de 15 à 19 ans sont six fois plus atteintes que les garçons du même âge
7. Estimation du nombre d'enfants de 8 à 14 ans infectés par le VIH/sida : 53.000
8. Prévalence chez les donneurs de sang (fin 1999) : 5,99 %

L'évolution des cas de sida déclarés de 1986 à 2001 se présentait de la manière suivante :

Année	Cas de sida diagnostiqués	Cas de sida cumulés
1986	250	
1987	1.000	1.250
1988	330	1.580
1989	360	1.940
1990	465	2.406
1991	1.077	3.482
1992	1.785	5.287
1993	1.126	6.473
1994	1.380	7.773
1995	2.450	10.233
2001	2.381	12.614

Source : Rapport de l'analyse de la situation du VIH/sida en République du Congo. Ministère de la Santé, de la Solidarité et de l'Action humanitaire, Direction générale de la Santé – Programme national de lutte contre le sida. Brazzaville, août 2002.

Beaucoup de ces chiffres ont vieilli, d'autres sont d'actualité, mais tous nous montrent l'ampleur de la pandémie. Il faut noter que, depuis 1997, la surveillance épidémiologique ne se fait plus systématiquement. Mais l'on peut noter que le sida prend une ampleur jamais égalée à cause d'un faible taux d'usage de la contraception et surtout à cause aussi des guerres récurrentes que le Congo a connues depuis 1993 et qui ont occasionné des violences sexuelles sur les femmes, la prostitution de survie, la prise exagérée de la drogue et de l'alcool.

2. L'impact du VIH/sida sur la population congolaise

Les données de séroprévalence du VIH/sida dans nos pays en voie de développement laissent pressentir des coûts énormes en terme de souffrance humaine et de mortalité au niveau individuel. Le sida a un effet terrible sur les individus et les communautés, car il abat des individus d'âge actif, fait des orphelins et met à très rude épreuve les systèmes de soins de santé et d'aide sociale. Dans l'ensemble, l'épidémie du VIH menace d'annuler la plupart des progrès qui ont été accomplis dans le renforcement de notre économie nationale et dans l'amélioration de l'état général de santé et du bien-être des populations. L'impact du VIH est particulièrement évident dans le domaine démographique, la structure sociale et le développement économique.

2.1- L'impact démographique

En l'absence de l'épidémie du sida, les Nations unies prévoyaient au milieu des années 80 que la population africaine passerait de 553 millions d'habitants en 1985 à 1 milliard 643 millions à l'horizon 2025. L'Europe, par comparaison, passerait de 492 millions à 427 millions. L'Afrique serait ainsi rapidement au deuxième rang mondial, doublant l'Asie orientale (Chine et Japon), en terme de population avant l'an 2050.

Mais avec le sida, plusieurs tentatives de modélisation de la propagation du VIH et de l'impact du sida ont été réalisées au cours de ces dix dernières années. Les résultats des modèles utilisés pour évaluer l'impact du sida sur la croissance de la population varient énormément. Certains chercheurs ont indiqué que le sida entraînera une croissance démographique négative (Anderson et al., 1991). D'autres prétendent que tel ne sera pas le cas (Bongaarts, 1990). Les projections de US Bureau of Census (Stanecki et Way, 1997) indiquent toutefois que même en présence d'une augmentation de la mortalité due au sida, la croissance de la population des pays considérés va ralentir, mais demeurer positive dans les années 2010 (en raison d'un fort taux de natalité). En effet, le Congo-Brazzaville, nous l'avons dit, a un taux de prévalence moyen de 7,78 % avec le fait que le sida représentait 21,5 % des causes de décès à Brazzaville en 1996 : c'est la première cause de mortalité chez les adultes de 15 à 45 ans (35,5 %). Mais en même temps, l'accroissement de la population continue avec un taux de croissance démographique de l'ordre de 2,8 % et un indice synthétique de fécondité de 6,1 enfants, alors que la population générale était de 1 909 000 habitants en 1984 et compte aujourd'hui près de 3,5 millions d'âmes.

Les implications démographiques du sida sont plus évidentes si on se réfère aux efforts accomplis pour améliorer la survie de l'enfant. En effet, le Congo a fait des efforts pendant des années dans la promotion de la vaccination des enfants, la thérapie par réhydratation orale, l'amélioration de la nutrition, la prévention des déficiences en vitamine A, ce qui a conduit à une amélioration significative de la survie des enfants. Mais l'expansion de l'infection à VIH pourrait annuler ou amoindrir ses gains ; car, vu le nombre de femmes séropositives dans la population et compte tenu du fait que près de 30 % des femmes transmettent le VIH à leur bébé, la mortalité infantile, selon les projections de US Bureau of Census pourrait augmenter : le taux de mortalité infantile est aujourd'hui de 81 ‰ et pourrait atteindre de nouveau les 100 ‰ à l'horizon 2015. L'impact du sida sur la mortalité des enfants de 1 à 5 ans sera encore plus grand, car beaucoup d'enfants infectés survivent plus d'un an. On estime que 2/3 des décès dus au sida surviendront parmi les enfants de 1 à 4 ans. Le sida va augmenter les taux de mortalité dans l'enfance de 20 à 25 % : ce taux de mortalité des enfants de moins de 5 ans est de 108 ‰ aujourd'hui et pourrait atteindre les 120 à 125 ‰ d'ici 2015.

La conséquence de tout cela se fera évidemment sentir sur le niveau de l'espérance de vie du Congolais : elle est de l'ordre de 50,8 ans (pour les femmes) et 46,3 ans (pour les hommes) aujourd'hui, alors qu'elle avait atteint les 53 ans de moyenne vers les années 1984. L'épidémie du sida a donc déjà réduit l'espérance de vie au Congo, si la maladie continue son évolution, comme cela est prévisible, l'âge moyen du Congolais continuera à dégringoler et pourrait atteindre les 45 ans d'ici 2015.

L'impact démographique le plus direct est l'augmentation du nombre de décès dans la population affectée. En l'an 2015, le taux brut de mortalité générale pourrait varier entre 18 et 20 ‰ alors qu'elle est aujourd'hui de 15 ‰. Nous avons déjà souligné plus haut que le sida reste la première cause de décès parmi les adultes. Le tableau ci-dessus sur l'évolution des cas de sida diagnostiqués nous montre qu'effectivement les cas ne font qu'augmenter.

2.2- L'impact social

Le sida détruit la structure sociale d'une nation. Plusieurs pays en développement ont une tradition solide de solidarité qui consiste à soigner les malades à l'intérieur de la famille étendue. Au Congo, la crainte d'être contaminé, la stigmatisation de ceux qui sont affectés par le sida et le poids financier qui résulte de la prise en charge de ceux qui sont malades finissent par diviser les familles. Ce sont souvent les familles qui doivent faire face aux coûts des soins du malade pendant qu'elles perdent la contribution financière de ce dernier (à moins qu'il soit fonctionnaire). La maladie et le décès des adultes atteints du sida diminuent aussi la capacité des familles à prendre en charge les enfants et les personnes âgées. Ainsi, les problèmes au sein de la famille et de la société se multiplient :
– les conflits résultant du silence du médecin et de l'équipe soignante ouvrent la voie aux incriminations de sorcelleries entre les membres de la famille ;
– l'angoisse et la honte donnent une perception négative du sida ;
– l'irresponsabilité de certaines personnes infectées et qui propagent volontairement le virus pour se venger ;
– les barrières linguistiques et les tabous sexuels demeurent des freins pour l'accès à l'information, l'éducation et la communication ;
– les enfants sont triplement victimes : orphelins, sidéens et stigmatisés comme enfants de sidéens.

Dans la société congolaise, l'impact du sida est plus remarquable au niveau des groupes suivants : les orphelins, les ex-combattants, la force publique, les femmes.

- Les orphelins du sida
En juin 2000, en estimait le nombre d'enfants de moins de 15 ans rendus orphelins par le VIH/sida au Congo depuis le début de l'épidémie à 53 000. Les orphelins du sida représentent 46,5 % des orphelins de toute cause. On estime que ce pourcentage est passé à 53,3 % en 2005 et atteindra 58,8 % en 2010. Actuellement, il n'y a aucune action de prise en charge de ces enfants vulnérables ; en effet ces derniers ne sont pas pris en charge d'une manière ou d'une autre et vont grossir les enfants de la rue, les prostituées (pour les filles), les drogués et c'est dans les rangs de ces enfants orphelins que les milices recrutent leurs « soldats ». Ces enfants subissent différentes formes de violences (physiques, psychologiques, morales, sexuelles, exploitations). Ces enfants constituent des cibles vulnérables et à risque ;

- Les ex-combattants
En juin 2000, les ex-combattants étaient estimés à 25 000 ; tous cherchaient à être intégrés dans la société normale afin de gagner leur vie. Ce groupe est considéré comme une entité à risque suite aux actes de violence sexuelle commis pendant les conflits et surtout aux pratiques sexuelles à risque ;

- La force publique
L'infection à VIH/sida est, depuis plus de 15 ans, la première cause de mortalité dans les Forces armées congolaises (FAC) et l'une des principales causes de morbidité, car environ 35 % des patients hospitalisés en service de médecine des hôpitaux des armées le sont pour des pathologies liées à un statut sérologique positif au VIH. Des viols ont été commis pendant les conflits et ils l'ont été par des hommes en uniforme, c'est-à-dire par un groupe dans lequel le taux de prévalence du sida est supérieur à la moyenne nationale. Déjà avant 1997, la séroprévalence du VIH/sida était de 9 % dans les FAC et la situation post-conflit n'est guère rassurante : banalisation des abus sexuels et viols pendant les conflits, persistance des rapports sexuels non protégés, fréquentation des prostituées dont le nombre va augmenter du fait de la paupérisation du tissu social ;

- Les femmes
Les femmes représentent 53 % de la population congolaise aujourd'hui et le sida a aussi des conséquences manifestes au sein de la population féminine. Pour des multiples raisons (prostitution, faiblesse des revenus, veuvage, jeunes femmes chefs de ménage, orphelins du sida…) et pour les diverses fonctions qu'elles exercent en tant que mères, épouses et actrices économiques, les femmes sont plus touchées par le VIH/sida que les hommes : nous l'avons souligné au début, 55 % de la population totale des séropositifs sont des femmes et les jeunes filles de 15 à 19 ans sont six fois plus atteintes que les garçons du même âge.

Le coût social du VIH/sida est donc très lourd, car la pandémie fait perdre les repères sociaux au malade : il est seul, fragile, inutile, faible financièrement. Les conséquences sanitaires aussi ne sont pas à négliger.

2.3- L'impact sanitaire

Les conséquences en termes de surcharge des services de santé et l'alourdissement des dépenses de santé sont les plus évidents.

D'abord les prestataires de services de santé doivent allouer une bonne partie de leurs ressources humaines et financières déjà bien limitées déjà à la prévention et traitement du sida et d'autres maladies pour lesquelles il façonne un terrain de prédilection. Les autres programmes de santé, tels les soins de santé primaire, l'éducation pour la santé, la planification familiale, perdent peu à peu du terrain face à cette compétition pour les ressources. En conséquence, l'amélioration de l'état général de santé des populations peut être remise en question.

En effet, la morbidité due au VIH/sida accroît la demande en soins médicaux aujourd'hui au Congo, ce qui oblige les médecins à renoncer à l'hospitalisation de malades moins gravement atteints. Le sida met en échec la médecine sur son terrain de prédilection, les maladies infectieuses, où depuis Pasteur, elle a connu de multiples succès. Le fait qu'on ne dispose pas de traitement pour la maladie remet en question toute la profession médicale, renforçant ainsi l'attrait des populations pour la médecine traditionnelle.

2.4- L'impact du sida sur le système éducatif

Le Congo a possédé vers les années 1980-1990, l'un des taux de scolarisation les plus forts en Afrique : il frôlait les 100 %. L'effet cumulé des conflits récurrents que le pays a connus et du VIH/sida a réduit ce taux à 80 % aujourd'hui.

2.4.1- Effets sur la demande d'éducation

Au fur et à mesure du développement de la maladie, les chiffres de la scolarisation ont diminué. La demande globale de l'éducation va diminuer en terme de places à l'école, de formation professionnelle et, par conséquent, au niveau de la demande d'enseignement supérieur. Le sida a affecté les résultats des efforts en matière de réduction de la mortalité infantile et va affecter de façon sûre la population arrivant à l'âge scolaire. Le nombre d'enfants abandonnant l'école a augmenté et continuera à augmenter et la scolarisation sera limitée à cause de besoins supplémentaires liés au sida : faire face à la maladie, soigner les membres de la famille, en particulier les filles, les chocs subis du fait de la maladie et des deuils dans la famille, la discrimination et la mise à l'écart, la baisse des revenus, le besoin de s'engager dans une activité lucrative. Les problèmes sont encore plus aigus pour les orphelins de moins de 15 ans ; le nombre d'enfants en âge d'entrer à l'école primaire sera en 2015 inférieur de 15 % aux prévisions faites avant l'épidémie et beaucoup n'auront plus de motivations claires pour entrer dans le système éducatif.

L'égalité d'accès pour les filles et les garçons va marquer un recul pour plusieurs raisons : la tradition qui favorise les garçons, les mariages précoces des filles poussées hors des familles ou désireuses elles-mêmes de fuir leur situation présente. En outre, compte tenu du fait des rapports des filles plus jeunes avec des hommes plus âgés, le pourcentage de contamination des filles âgées seulement de 13 ans a augmenté, ce qui réduit leur chance de bénéficier et de terminer leur scolarité de base.

2.4.2- Effets sur l'offre d'éducation

Les taux élevés de morbidité et de mortalité chez les enseignants et les agents administratifs ont sérieusement affecté l'offre éducative des écoles, des centres de formation professionnelle et de l'Université. En Zambie par exemple, où le taux de mortalité du groupe d'âge 15-49 ans était de 23 ‰ en 1998, ce taux atteignait 40 ‰ chez les enseignants. Le système éducatif devra faire face aussi au Congo à des coûts élevés et aux perturbations qu'entraîne l'absentéisme des maîtres qui sont eux-mêmes malades ou soignent des proches. La qualité et le temps consacré à l'enseignement sont perturbés aussi, car la fréquentation des élèves et des enseignants est irrégulière pour des raisons liées au sida. Des écoles risquent de fermer de plus en plus fréquemment en raison de la baisse des effectifs en dessus du seuil minimum requis. En conséquence, les élèves et les enseignants restants se verront contraints de s'éloigner davantage, ce qui accroîtra leur vulnérabilité, en les privant, par exemple, du soutien familial et des centres médicaux.

De lourdes menaces vont peser sur le financement à long terme du secteur éducatif, notamment avec la baisse du soutien accordé jusque-là à différents niveaux par les gouvernements qui pourront transférer leurs ressources aux services sociaux et sanitaires ou à d'autres secteurs (la police et l'armée principalement) et, également, avec le retrait des bailleurs de fonds peu convaincus du potentiel des investissements.

Il faut aussi dire enfin que le VIH/sida a un impact considérable sur le secteur économique du pays.

2.5- L'impact économique

Peu d'études ont été conduites sur l'impact économique du sida dans les pays en développement. Cependant, les informations disponibles, bien que limitées, montrent clairement que les implications économiques potentielles sont grandes.

Certains pays d'Afrique ont été rétrogradés de 40 ans selon l'Indicateur de développement humain (IDH) publié par le PNUD. En effet, l'IDH, indicateur composite comportant trois éléments économiques et sociaux (PIB réel/habitant, espérance de vie à la naissance, niveau d'éducation) permet d'observer globalement les rapports entre la croissance économique et le développement social dans un pays donné. La baisse substantielle de cet indicateur constaté dans huit de ces pays (Botswana, Burundi, Cameroun, le Congo notre pays, Kenya, Rwanda, Togo et Zambie) serait directement imputable, selon le PNUD, à la propagation et aux ravages du VIH/sida. Il y aurait donc une interférence réelle entre l'expansion du sida et l'aggravation de la pauvreté des individus et des ménages. C'est dire aujourd'hui que plus qu'un grave problème de santé publique, le VIH/sida représente en Afrique et au Congo en particulier un épineux problème de développement.

L'infection à VIH/sida intervient dans le groupe d'âge 15-49 ans qui constitue la majeure partie de la force de travail du pays. L'augmentation de la mortalité qui résulte du sida va réduire la force de travail disponible dans le pays et a des conséquences néfastes sur la productivité nationale d'autant plus que les personnes infectées sont amenées à s'absenter souvent de leur lieu de travail. De plus, étant donné que l'infection est concentrée dans les grandes villes, les entreprises commerciales, industrielles, pétrolières, les grandes administrations étatiques qui sont les clés de la vie économique du pays sont les plus touchées. La production agricole du Congo pourrait aussi diminuer si l'expansion de la pandémie en milieu rural atteignait le même niveau qu'en ville.

Un autre aspect de l'impact économique du sida est l'augmentation des dépenses de santé pour les soins liés au sida et les programmes de prévention. Selon les évaluations de l'ONUSIDA, la prévention du VIH/sida et les soins aux sujets infectés exigent un milliard de dollars par an, rien qu'en Afrique subsaharienne. Le programme d'action de la Conférence internationale sur la population et le développement (CIPD) a évalué à 1,3 milliard de dollars en l'an 2000 et à 1,5 milliard de dollars en 2010 les coûts mondiaux des éléments clés d'un programme global de prévention du VIH/sida.

Conclusion

Au Congo, le virus progresse vraiment. Il touche principalement les personnes sexuellement actives et de plus en plus les jeunes, particulièrement les jeunes femmes. La connaissance des déterminants de l'infection, de son niveau et de son ampleur est insuffisante. Les statistiques se référant à l'infection deviennent rapidement obsolètes et les différents impacts du sida sur la population congolaise sont mal connus, surtout en son volet économique. Il y a un besoin urgent d'informations spécifiques sur les implications économiques, démographiques et sociales du sida pour aider le gouvernement congolais à planifier l'allocation de ses ressources, car il est prévu que le sida aura un impact plus grand que les autres maladies dans un proche avenir.

Les programmes IEC/sida devraient cibler davantage les jeunes adultes, car ils représentent un groupe particulièrement important pour le contrôle de l'épidémie au Congo. Plus spécifiquement, les adolescents de 15-19 ans devraient être visés, car ils représentent un groupe important pour les activités de prévention.

La mesure de l'impact des programmes de prévention du VIH/sida est également indispensable afin d'aider le gouvernement à planifier l'allocation de ses ressources ou à réorienter les efforts de lutte contre le sida.

Nous voudrions profiter de cette tribune pour redire au Programme des Nations unies pour le développement (PNUD) que le sida va justement à l'encontre du développement de l'Afrique : il tue et démolit toutes les couches de la société congolaise et son impact, nous l'avons démontré, se ressent au niveau économique, social et démographique ; mais peu d'études approfondies sont actuellement menées sur le sida. Les chercheurs que nous sommes demandent au PNUD de financer des projets de recherche sur le sida pour les raisons suivantes :
– œuvrer à l'amélioration de la qualité de la recherche relative à la connaissance et à la prévention du VIH/sida au Congo-Brazzaville ;
– nous aider à identifier les réponses efficaces face au VIH/sida dans le système éducatif congolais ;
– travailler à développer une méthodologie sur la recherche sociocomportementale sur le sida, ce que nous appelons communément une enquête CAP sur le sida ;
– accroître les capacités nationales en « suivi/évaluation de l'impact des programmes IEC/sida » afin de mieux orienter l'IEC/sida ;
– développer la collaboration avec d'autres acteurs dans le domaine du sida.

Car, comme le dit Peter PIOT, directeur exécutif de l'ONUSIDA « il y a dix ans, le VIH/sida était vu avant tout comme une grave crise de santé. Aujourd'hui, il constitue de toute évidence une crise de développement, car les impacts dévastateurs du sida sur les fondations sociales, économiques et démographiques du développement sont sans pareil ».

BIBLIOGRAPHIE SOMMAIRE

EKANEN Eta (2005), *Conséquences, enjeux et réponses apportées au VIH/sida en Afrique subsaharienne : état des connaissances* Tours XXVe Congrès international de la Population UIESP, juillet 2005.
FNUAP (2000) *L'État de la population mondiale 2000 : vivre ensemble dans des mondes séparés* New York.
FNUAP *Du défi au consensus : la santé reproductive des adolescents en Afrique, CEDPA* Washington 1998.
FNUAP *L'État de la population mondiale 1999 : 6 milliards, l'heure des choix*, New York 1999.
KOUTON Narcisse (2005), *Conséquences socio-économiques du sida au Bénin : Qu'en dit la littérature existante ?* Tours XXVe Congrès international de la population, UIESP, juillet 2005.
Ministère de la Santé publique/Programme national de lutte contre le sida (PNLS) (1997) *Bulletin de surveillance épidémiologique VIH/sida/MST*, Brazzaville janvier n° 7.
Ministère de la Santé, de la Solidarité et de l'Action humanitaire, DGS, PNLS (2002), *Rapport d'analyse de la situation du VIH/sida en République du Congo.*
ZOUNGRANA Cécile Marie (1999), *La Situation de l'infection à VIH/sida au Sahel. Rapport de synthèse d'une analyse situationnelle dans les 9 pays du Sahel*, CERPOD Bamako 1999.

SIDA, RACISME PENTECÔTISTE ET PUISSANCE POLITICO-SEXUELLE

Joseph Tonda *

> « Dans leur autodéfinition, les pays européens et néo-européens affirment que leur partie du monde est ce lieu où les grandes calamités sont transformatrices, productrices d'histoire, alors que dans les pays pauvres d'Afrique ou d'Asie ces mêmes calamités s'intègrent à un cycle et deviennent donc en quelque sorte un aspect de la nature. » Susan Sontag[24]

Les vingt dernières années du XXe siècle et la première décennie du XXIe siècle sont marquées en Afrique centrale par une série de périls biologiques dont les maladies et les guerres sont les plus massifs. Ces périls ont pour caractéristique non seulement de concentrer une forte charge disruptive, par conséquent d'alimenter la capacité des imaginations collectives populaires à les interpréter, à produire des significations, à rechercher des moyens de leur conjuration, mais aussi, à interroger l'ensemble des pouvoirs familiaux, religieux, médicaux, étatiques préposés à la direction ou au gouvernement des collectifs. De leur côté, ces pouvoirs, et notamment les pouvoirs religieux, font face à ces périls en en proposant des lectures, des interprétations et des solutions en rapport avec leurs prétentions d'hégémonies sociales, culturelles et politiques. Ces lectures, ces représentations, vont révéler, c'est-à-dire faire ressurgir, (re)mettre au jour, deux ensembles d'images, de schémas de pensée ou de « clichés » essentiels.

Le premier ensemble est constitué par ce qu'on pourrait considérer comme des « déficits », des « tares » ou des « maladies » de « la culture africaine », doux euphémisme s'il en est de la « race africaine » ou de la « race noire » ; déficits ou maladies sans le dépassement ou la guérison desquels les solutions aux périls sont illusoires. Au nombre de ces déficits ou de ces maladies, je retiens le déficit d'intellectualisation, le déficit d'individualisation et le déficit de spiritua-

---

* Joseph Tonda est Professeur titulaire de sociologie et d'anthropologie à l'université Omar Bongo de Libreville (Gabon), associé au Centre d'Études Interdisciplinaires des Faits Religieux (CEIFR), de l'Ecole des Hautes Etudes en Sciences Sociales (EHESS), Paris.

24. Susan Sontag, *La Maladie comme métaphore. Le sida et ses métaphores,* Paris, Christian Bourgois, 1989, p. 219.

lisation. Le discours du Chef de l'État français à Dakar, en juillet 2007[25], qui énonce l'idée d'une insuffisante entrée de l'Afrique dans l'histoire, s'inscrit dans cette perspective. Il fait écho aux discours et aux pratiques de normalisation pentecôtistes. Dans cette perspective, c'est « la culture africaine » elle-même qui, naturalisée, se présente comme un péril biologique pour les Africains… confrontés au sida.

Le deuxième ensemble est constitué par les réactions des hommes d'État et des scientifiques dont le pouvoir et la puissance sont mis en péril par le sida. Tout se passe alors comme si leur réaction au sujet de cette maladie du sang et du sexe était commandée par cette culture naturalisée, et donc par leur condition biologique.

Dans cette contribution, je vais m'intéresser aux lectures, interprétations et solutions proposées par le pentecôtisme au sujet du péril biologique qu'est le sida. L'idée que j'avance à ce sujet est que le traitement symbolique de ce péril biologique par le pentecôtisme au nom de la loi divin repose sur un schème raciste. Je vais faire valoir que ce traitement symbolique et sa dimension raciste signifient qu'en Afrique centrale, la norme scientifique n'a pas encore le monopole de la « gouvernementalité », au sens où cette dernière signifie, chez Foucault, « la multiplicité indéfinie des techniques et tactiques destinées à modifier la conduite d'autrui »[26], ce qui signifie que cette norme scientifique se dispute son hégémonie avec la Loi divine ou les normes symboliques. Je vais essayer de montrer que ce schème s'exprime dans la thématique de la *purification du sang* biologique *noir* par le sang spirituel de Jésus. Par ailleurs, je vais tenter de mettre en exergue la manière dont ce schème raciste conduit à l'identification des « déficits » caractéristiques de la race ou de la culture africaine. Je vais ensuite essayer de décrire le contexte historique d'occultation idéologique dans lequel se développent le discours et les pratiques symboliques pentecôtistes. Enfin, je terminerai sur le rapport entre, d'une part, le schème du péril biologique du sida qui se transmet par le sexe, et d'autre part, le schème de la puissance

---

25. Sur ce discours, lire entre autres, Collectif sous la direction de Makhily Gassama, *L'Afrique répond à Sarkozy. Contre le discours de Dakar*, Paris, Philippe Rey, 2008.

26. D'après Michel Feher, « le concept de gouvernementalité, dont Michel Foucault fait usage à partir de 1978, revêt selon les textes trois significations distinctes. Tantôt il recouvre bien les deux formes du pouvoir que Foucault qualifie de normatif, à savoir les disciplines portant sur le corps des individus et les mécanismes régulateurs visant la population (…). Tantôt la « gouvernementalité » se distingue du pouvoir disciplinaire pour ne plus désigner que les techniques de gestion des populations (…). Tantôt, enfin, la notion de gouvernementalité englobe tout le champ stratégique des relations de pouvoir, soit la multiplicité indéfinie des techniques et tactiques destinées à modifier la conduite d'autrui », Michel Feher, « Les interrègnes de Michel Foucault », in Marie-Christine Granjon (ed.), *Penser avec Foucault. Théorie critique et pratiques politique,* Paris, Karthala, 2005, pp. 257-258 (note).

sexuelle des *puissants*, au double sens des hommes qui sont puissants sur le plan sexuel, et des hommes qui le sont également sur le plan social et politique.

Traitement symbolique du sida et racisme pentecôtiste

Si plusieurs travaux sur le sida ont mis en exergue le fait que cette maladie conduisait à des stigmatisations sociales, sexuelles, et plus particulièrement sexistes, et qu'elle donnait lieu à des théories culturalistes et racistes, un point aveugle massif caractérise la question du racisme religieux, et notamment pentecôtiste.

Conversion pentecôtiste et purification du « sang noir »

Caractérisé comme une maladie du *sang* et du *sexe,* le sida récapitule à lui seul, les deux pouvoirs identifiés par Michel Foucault, à savoir le *pouvoir souverain*, qui reposait sur la symbolique du sang[27], et le *biopouvoir* qui prend naissance au seuil de la modernité, au tournant des XVIIIe et XIXe siècles européens, et qui s'exerce à travers le dispositif de la sexualité[28]. Michel Foucault résume la logique du pouvoir souverain, pouvoir qui est intimement lié à Dieu, comme un pouvoir disposant du « droit de vie et de mort » sur les sujets, et dont la caractéristique essentielle est de « faire mourir ou de laisser vivre »[29], tandis que le nouveau pouvoir caractéristique de la modernité, le biopouvoir (qui fonctionne dans un contexte où la Loi de Dieu a déserté la cité, et donc qui repose sur le savoir scientifique), s'attache à « *faire* vivre » ou à « *rejeter* dans la mort »[30].

Michel Foucault émet l'hypothèse selon laquelle le biopouvoir n'a pas seulement partie liée avec la norme scientifique qui remplace la Loi divine, mais aussi avec le racisme. Pour lui, le « biopouvoir » qui « fait vivre et laisse mourir »[31], contient une face sombre alimentée par le racisme d'État qui l'a conduit au nazisme. Car, écrit-il, « On a donc dans la société nazie cette chose tout de même extraordinaire : c'est une société qui a absolument généralisé le biopouvoir, mais qui a, en même temps, généralisé le droit

---

27. Lire sur ce point Michel Foucault, « Il faut défendre la société », *Cours au Collège de France), Paris, Hautes Etudes /Gallimard, Seuil, 1999.
28. Michel Foucault, ibid.
29. Michel Foucault, *Histoire de la sexualité. La volonté de savoir,* Paris, Gallimard, 1976, p. 181.
30. Michel Foucault, *ibid.*
31. Michel Foucault écrit à ce propos : « On pourrait dire qu'au vieux droit de *faire* mourir ou de *laisser* vivre s'est substitué un pouvoir de *faire* vivre ou de *rejeter* dans la mort. » Michel Foucault, *Histoire de la sexualité. La volonté de savoir,* Paris, Gallimard, 1976, p. 181.

souverain de tuer »[32]. Et ce droit souverain de tuer va être justifié par le racisme des thèmes évolutionnistes, et, en ce qui concerne l'Afrique, par le contexte de la colonisation : « Le racisme va se développer *primo* avec la colonisation, c'est-à-dire avec le génocide colonisateur. Quand il va falloir tuer des gens, tuer des populations, tuer des civilisations, comment pourra-t-on le faire si l'on fonctionne sur le mode du biopouvoir ? À travers les thèmes de l'évolutionnisme, par un racisme ».[33]

En « situation coloniale »[34], ces thèmes racistes de l'évolutionnisme ont, entre autres lieux d'expression privilégiés, la religion chrétienne qui s'inscrit dans l'idéologie de la « mission civilisatrice ». De plus, ce racisme, qui trouve la preuve hors-humanité des Noirs dans les signes, dont la nudité, et dans les pratiques, dont la polygamie, construit simultanément le corps-sexe noir comme cible des technologies civilisatrices ou de christianisation. La conversion pentecôtiste va s'inscrire dans cette perspective et poser en des termes plus ou moins inavouables ce racisme que le discours et les pratiques sur le sida permettent de révéler.

En effet, si dans le schéma colonial des races, la race noire africaine est une race sans « âme », entièrement sous emprise de la *nature* et donc sans Dieu, parce que païenne, il faut bien penser que c'est parce que son *sang* et sa pratique du sexe[35] sont des éléments constitutifs de cette spécificité dont l'institution de la polygamie et la « liberté sexuelle » qu'elle autorise, sont des attestations emblématiques.

Convertir, dans ce schéma, c'est donc promouvoir la civilisation, le salut, la guérison de la race « dégénérée » en apportant l'âme ou la « conscience » de la « liberté » et l'« éthique ». Car, selon Hegel,

> Les nègres n'ont pas la conscience que l'homme est libre en soi. L'amour familial est faible, voire inexistant. Le fils vend ses parents, ses sœurs, son épouse et ses enfants. Contre toute considération éthique, l'esclavage domine en grand. L'homme ne vaut rien en lui-même. On ne peut pas parler de mépris de la mort, mais il existe chez eux une non-considération de la vie en ce qu'ils n'ont pas de fin éthique. La mort n'est rien pour eux. Ils meurent à la légère[36].

---

32. Michel Foucault, « *Il faut défendre la société* ». *Cours au Collège de France.* 1976, Paris, Hautes Etudes/Gallimard/Seuil, 1997, p. 232.
33. Michel Foucault, *ibid.* p. 229.
34. Georges Balandier, *Sociologie actuelle de l'Afrique noire,* Paris, PUF, 1955.
35. Sur les rapports complexes entre d'une part le discours colonial, dont le discours médical est une composante, et d'autre part le discours sur le « sexe africain », lire Megan Vaughan, *Curring Their Ills : Colonial Power and African Illness,* Stanford University Press, 1991.
36. Hegel, cité par Grégoire Chamayou, *Les chasses à l'homme,* Paris, La fabrique éditions, 2010, p. 231.

La conversion au christianisme marque de ce point de vue l'entrée en humanité des Noirs. Dans autre une perspective, cette conversion signifie la conversion à la « modernité », et s'impose comme un « biopouvoir » qui, en « normalisant » la question du mariage polygamique, et donc en ramenant à la Loi divine les errements païens de la sexualité par l'institutionnalisation de la monogamie, permet de sortir la race de son animalité, de sa dégénérescence.

Dans ce travail de « normalisation », le christianisme fait de la mission chrétienne le dispositif exemplaire par lequel doit s'accomplir la disciplinarisation spirituelle, inséparable de la discipline corporelle et intellectuelle, notamment à travers l'hygiène, la médicalisation, la morale chrétienne, le travail, et l'instruction dispensés dans les écoles missionnaires.

Ces missions, soulignons-le, viennent d'un Occident où les modes de régulation « tendent à fonctionner de plus en plus à la norme et de moins en moins à la loi »[37], parce que la science y est « devenue la source de vérité la plus communément reconnue »[38]. L'une des conséquences de cette évolution est alors « la montée en puissance de l'autorité médicale », car « depuis la fin du XVIIIe siècle, exactement, l'une des grandes fonctions de la médecine psychique, psychiatrique, psychopathologique, neurologique, a été précisément de prendre le relais de la religion et de reconvertir le péché en maladie ».[39] Cette dernière, on le sait, étant une construction du savoir médical qui, comme le souligne Jean Clavreul, « est un savoir sur la maladie, non sur l'homme qui n'intéresse le médecin qu'en tant que terrain sur lequel évolue la maladie »[40]. Il s'ensuit que la modernité occidentale se caractérise alors par le couple médecine-norme.

Or, en Afrique, comme le prouve la situation actuelle, c'est moins ce dernier couple qui domine, que les normes religieuses ou symboliques. Ces dernières dessinent du coup une sorte de bio-pouvoir paradoxal dont les logiques sont mises au jour à travers le *traitement* pentecôtiste du sida. Deux positions les traduisent.

La première veut que la pandémie du sida ait été envoyée par Dieu pour punir les inconvertis, les débauchés, les païens. Le sida est alors présenté comme le « salaire du péché », c'est-à-dire « la mort », d'après Romains 6 :23 ; ou selon Ezéchiel 18 :4 qui énonce que « l'âme qui pèche est celle qui mourra ». Cette position extrême, tragique, institue le sida comme un événement devant faciliter le *dressage*, la *normalisation* des corps-sexes africains, dont la survie au Sida, va correspondre à l'entrée en humanité chrétienne et civilisée, par le respect scrupuleux des lois divines que sont le mariage monogamique, l'abstinence en cas de célibat, la fidélité au sein du couple monogamique, chrétien et civilisé. Le sida est ainsi au cœur du dis-

---

37. Jean-Claude Monod, *Foucault. La Police des conduites,* Paris, Michalon, 1997, p. 53.
38. Jean-Claude Monod, *Ibid.*
39. Michel Foucault, cité par Jean-Claude Monod, *op. cit.* p. 52.
40. Jean Clavreul, *L'Ordre médical,* Paris, Éditions du Seuil, 1978, p. 111.

positif de ce biopouvoir singulier qui se trouve directement mis sous le Commandement divin, et qui s'appuie sur la Bible. Comme le fait observer Sandra Fancello, cette « représentation de la maladie a longtemps conforté la posture des Églises vis-à-vis des malades du sida : non pris en charge, stigmatisés, voire rejetés »[41].

Ainsi, alors que le biopouvoir européen repose sur l'écriture scientifique, le biopouvoir pentecôtiste, en Afrique, va exercer son racisme par le dispositif du sida, sur la base de l'écriture religieuse destituant le savoir biomédical qui avoue son impuissance face au mal.

Mais comme les corps-sexes à discipliner par la conversion sont constitués par et dans des systèmes symboliques qui en ont fait des réalités irréductiblement métonymiques, et que, d'autre part, le pentecôtisme se caractérise par sa réceptivité à l'égard des systèmes symboliques indigènes, cette punition divine va être déclarée guérissable par la puissance du Saint-Esprit ou par le « nom de Jésus »[42], voire le « sang de Jésus »[43], administrés par des guides spirituels, pasteurs et « guérisseurs » chrétiens, personnages réputés *puissants*, en fonction des miracles qu'ils revendiquent au nom de Jésus.

Du coup, la maladie envoyée par Dieu pour punir les inconvertis, les païens, ceux qui se livrent à la débauche, se pare des attributs d'une maladie du Diable et de la sorcellerie et appelle la guérison divine par la délivrance ou l'exorcisme réalisés par des pasteurs puissants, c'est-à-dire doués de charismes : « qualité « extraquotidienne » attachée à « un homme (peu importe que cette qualité soit réelle, supposée ou prétendue) »[44], dont la caractéristique fondamentale consiste cependant, dans les sociétés d'Afrique centrale contemporaines, en une logique magique du cumul de pouvoirs et par une autre, économique, d'accumulation de biens matériels[45]. La logique du cumul des pouvoirs renvoie

---

41. Sandra Fancello « Le sida dans les églises pentecôtistes africaines », *Sciences sociales et santé,* Vo. 25, 4, Décembre 2007, p. 7.
42. Ruth Marshall-Fratani, « Power in the name of Jesus: social transformation and Pentecostalism inWestern Nigeria revisited", in Terence Ranger, Olivier Vaughan, *Legitimacy and the State in Twentieth Century Africa,* Basingstoke, Macmillan, 1993, pp. 213-246.
43. Joseph Tonda, *La Guérison divine en Afrique centrale (Congo, Gabon),* Paris, Karthala, 2002.
44. Max Weber, *Sociologie des religions* (Textes réunis et traduits par Jean-Pierre Grossein, Introduction de Jean-Claude Passeron), Paris, Gallimard, 1996, p. 370.
45. Lire à ce sujet, Macaire Mvula, « Discours télévangélique et manipulation : l'expérience congolaise », *Enjeux,* 21, octobre-décembre 2004, pp. 7-10 ; Richard-Gérard Gambou, « Les marchands du temple de Dieu ou les pratiques mercantiles des églises congolaises », in Joseph Tonda et Jean-Pierre Missié (eds), *Les Églises et la société congolaise d'aujourd'hui,* Paris, L'Harmattan, 2006, pp. 83-90 ; Ruth Marshall-Fratani, Birgit Meyer, « Commodities and the power of prayer : Pentecostalists attitudes towards cosumption in contemporary Ghana », in Birgit Meye, Peter Geschiere (eds), *Globalization and Identity : Dialectics of flow and closure,* Oxford, Blackwell, 151-176.

au schème de la sorcellerie et du fétichisme, tandis que celle de l'accumulation des biens matériels renvoie à la nouvelle idéologie de la prospérité[46]. Les deux logiques font alors des guides spirituels, ces oracles de Dieu, hommes puissants travaillant au nom de Dieu, des personnages ambigus, agents d'un biopouvoir singulier affrontant la perversité même du sida, qui renvoie simultanément à la perversité commune au Diable et à la sorcellerie.

Le biopouvoir pentecôtiste dit alors pouvoir guérir cette maladie de Dieu, du Diable et de la sorcellerie par la conversion ainsi constituée en dispositif de la vie. Mais cette dernière, dont la délivrance ou l'exorcisme sont des moyens, se fait sur la base d'un impensé inavouable, mais logique : la purification du sang africain souillé par les « traditions » et les « coutumes païennes ». Au-delà, c'est « la culture africaine » qui se trouve ainsi constituée en menace, en danger incarné par le sang noir des Africains.

L'élasticité symbolique ou la polysémie sémantique de cette notion de « sang noir » n'exclut donc pas des interprétations qui renvoient au « sang chaud » entendu comme « sang viril » qu'il importe alors de « refroidir », pour freiner ou arrêter la tendance « naturelle » des Africains à forniquer en permanence et de manière inconsidérée. Les délivrances ou les exorcismes au cours desquels la puissance salvatrice du « sang de Jésus » est invoquée font de celui-ci l'arme spirituelle de référence contre cette « nature ». Les théories culturalistes, racistes, du sida ne reposent pas moins sur cet impensé inavouable.

Ainsi, comme l'écrivent Jean-Pierre Dozon et Didier Fassin,

> Tout ce qui touche au « sida africain » semble trouver un écho dans un ensemble hétéroclite (mais pas incohérent) d'énoncés et d'images sur l'Afrique qu'ont accumulés au fil des siècles, explorateurs, missionnaires, philosophes, administrateurs, ethnologues, préhistoriens, développeurs, et où puisent aujourd'hui sans y prendre suffisamment garde épidémiologistes et médecins.[47]

La violence de l'imaginaire ainsi constitué a conduit l'imagination scientifique occidentale à faire valoir des idées mettant en exergue et en cause, dans la genèse et la propagation de la pandémie, les « coutumes » constitutives de la culture africaine, dont la consommation de la viande simienne qui évoque, à bien des égards, le cannibalisme ; la « liberté sexuelle » africaine qui aurait conduit à une relation sexuelle entre l'homme et le singe vert, porteur du virus, et bien sûr, la polygamie.

La biopolitique pentecôtiste du sida, dont le principe est la discipline spiri-

---

46. Lire sur ce sujet Xavier Moyet, *Pentecôtisme en Afrique de l'Ouest. Entre délivrance et possession matérielle : étude comparative du message de la prospérité dans deux « nouvelles » Eglises,* Thèse, Paris, EHESS, 2008.

47. Jean-Pierre Dozon, Didier Fassin, « Raison épidémiologique et raisons d'Etat. Les enjeux socio-politiques du Sida en Afrique », *Sciences Sociales et santé,* vol. VII, n° 1, février 1989, p. 23.

tuelle et physique des corps-sexes noirs, fait bien sûr écho à cette violence de l'imaginaire colonial de l'Afrique. Mais en même temps, elle confronte le discours et les pratiques pentecôtistes à l'ambivalence de ses positions, comme le montre le travail de Sandra Fancello en Afrique de l'Ouest[48].

Le discours et les pratiques pentecôtistes sur la polygamie, le libertinage sexuel, l'absence de conversion considérés comme canaux et moyens de diffusion ou d'expansion du sida, signalent dès lors ces éléments « culturels » ou « raciaux », périls de la race elle-même. En d'autres termes, le sida qui se répand en surfant sur ces « obstacles culturels » fait en sorte que la « culture africaine » trouve, en lui, sa limite. Aucun polygame, aucun libertin sexuel contaminé ne survivra et avec celui-ci, c'est de la mort à terme de la polygamie, du libertinage sexuel et du paganisme constitutifs de « la culture » ou de la « race africaine » qu'il s'agit. Le sida révèle ainsi, à la lumière du miroir de la foi pentecôtiste, non seulement la « vérité » d'une culture ou d'une « race » « intrinsèquement mortifère », mais également sa nature de solution radicale à cette culture. Le salut de cette culture ne peut donc venir que de la biopolitique de la conversion/guérison pentecôtiste.

Pour y parvenir, il importe cependant de vaincre les trois déficits ou les trois obstacles culturels suivants : le déficit d'intellectualisation, le déficit de « spiritualisation », et le déficit d'individualisation.

Les trois déficits de la race et la déparentélisation

Le déficit d'intellectualisation et de spiritualisation opère, en Afrique, dans la propagation du sida à travers tous les problèmes que pose l'acceptation ou non du test de dépistage dans le couple[49]. Il opère également à travers la question du port du préservatif. Dans un contexte de fortes intellectualisation et spiritualisation, on peut penser qu'il soit intellectuellement *honnête et responsable* d'accepter de faire le test ou de porter le préservatif pour ne pas compromettre la vie de l'autre, ou la sienne propre. En un tel contexte, la spiritualisation (ou la moralisation) chrétienne, notamment, ne repose pas sur le schéma des « représentations persécutives »[50], mais sur celui de la *culpabilité*. Or, dans les sociétés d'Afrique centrale, c'est sur celui qui, le premier, est malade, que porte l'accusation d'avoir introduit la maladie dans le couple ou dans la famille. Surtout si c'est une femme. La maladie vient de l'« autre », elle n'est pas de mon fait. Ce déficit est propre à la logique des accusations de sorcellerie.

---

48. Sandra Fancello, « Guérison, délivrance et sida : les femmes et la « maladie de Dieu » dans les Eglises pentecôtistes africaines », *Sciences Sociales et Santé,* Vol. 25, 4, décembre 2007, pp. 5-34.
49. Sandra Fancello, « Guérison, délivrance et sida : les femmes et la « maladie de Dieu » dans les Eglises pentecôtistes africaines », art. cit.
50. Sur les représentations persécutives, Marie-Cécile et Edmond Ortigues, *L'Œdipe africain*, Paris, Plon, 1966.

Comme on peut le voir, le déficit d'intellectualisation s'articule ici intimement avec le déficit de spiritualisation, car la causalité ou l'origine biologique du mal sont des variables secondaires. Ce qui compte c'est l'« autre » qui, par son action, sa volonté mauvaise a rendu possibles les effets de la causalité biologique. Nous avons donc affaire ici, simultanément, à un contexte de déficit d'individualisme. L'individu, dans la configuration idéologique individualiste, est celui-là même qui dit « c'est ma faute ». Or, les individus d'Afrique centrale ne disent pas « c'est ma faute ». Ils disent « c'est ta faute ».

Ce constat ne signifie cependant pas que ces individus ne sont pas affectés par les logiques individualisantes de l'argent, de la foi chrétienne, de l'instruction, de la citadinité. Mais cette exposition à ces logiques ne produit pas des *individus* vivant suivant des logiques d'une configuration idéologique individualiste. Elle produit ce que j'appelle des sujets *déparentélisés*, vivant douloureusement les processus d'*individualisation*.

J'appelle *déparentélisation* le processus d'exténuation ou de déchirure de la parenté clanique ou lignagère. La déparentélisation ne se confond pas avec l'individualisation, même si elle pourrait y mener. La *déparentélisation* produit des sujets sociaux ayant des rapports distendus, fortement problématiques ou conflictuels avec leurs « parents ». Mais elle ne produit pas pour autant des individus vivant avec *assurance* (dans ce que Michel Foucault appelle une société « assurancielle ») c'est-à-dire sans les fétiches et la sorcellerie, c'est-à-dire des « assurances » ou « vaccins » magiques, et donc des individus vivant de manière *positive* ou donnant d'eux-mêmes une image positive de leur individualisme. La déchirure et l'exténuation de la parenté clanique ou lignagère, que j'appelle déparentélisation, n'impliquent pas l'inscription décisive dans une logique « autoréférentielle » de l'individu opposée aux « représentations persécutives » et aux assurances et « blindages » magiques des fétiches. Bien au contraire, elle les exaspère en les globalisant.

Ainsi, les déficits d'intellectualisation, de spiritualisation, d'individualisation s'articulent-ils avec les procès de *déparentélisation* pour donner au contexte symbolique et social des sociétés d'Afrique centrale cette configuration particulière qui représente un véritable défi pour la réflexion scientifique[51].

Conjoncture d'augmentation des périls et d'occultation idéologique

Je viens de suggérer que le traitement symbolique du sida par le pentecôtisme s'inscrit dans les logiques racistes de la colonisation, et conduit à l'identification de « déficits » de la race qui apparaissent comme des tares naturelles. En évoquant la question de l'individualisme et en proposant la

---

51. J'ai essayé de traiter cette problématique dans *Le Souverain moderne. Le corps du pouvoir en Afrique centrale (Congo, Gabon),* Paris, Karthala, 2005. Lire aussi à ce sujet la discussion de ce livre par Florence Bernault, Danielle de Lame et Jean-Pierre Warnier dans *Politique africaine,* 104, décembre 2006, pp. 159-177.

notion de déparentélisation, l'idée que je souhaite mettre en exergue est celle-ci : les déficits articulés à la déparentélisation ne sont pas naturels, et leur caractère d'obstacles à l'endiguement de la pandémie est lié à une conjoncture particulière que je vais tenter de décrire à présent.

À ce sujet, j'avance que le caractère pervers ou diabolique du sida s'alimente des processus de déparentélisation caractéristiques des sociétés africaines contemporaines, et que ces processus sont le produit des effets conjugués de l'économie capitaliste, de l'urbanisation, de la christianisation, de la politisation, de la scolarisation qui définissent ce qu'on appelle couramment la « modernité ».

Sur le plan de l'économie capitaliste, on peut noter qu'il y a eu intensification de la déparentélisation comme forme de globalisation des logiques sorcellaires depuis les années 1980 à travers les effets des politiques d'ajustement structurel imposées aux États africains. Celles-ci ont fortement déstructuré, fragilisé ou précarisé les sociabilités et solidarités familiales, de voisinage ou professionnelles, ainsi que les rapports à soi, au corps propre, aux corps des autres et aux « corps des choses ».

Pendant cette période, la mort que semaient dans la société les effets disruptifs du capitalisme néolibéral s'est conjuguée avec celle que donnait le sida. Il suffit de rappeler à ce propos que si on se prostitue de plus en plus, et qu'on attrape le sida, c'est parce que les mesures de compression ou de réduction des effectifs dans les fonctions publiques, les entreprises paraétatiques et dans le privé jettent à la « rue » des pères et des mères de famille. L'imagination populaire, dans sa capacité à créer des concepts métonymiques indigènes rendant compte des expériences individuelles et collectives du nouveau contexte, a depuis la décennie des politiques d'ajustement structurel, promu la « conjoncture » au rang de ces concepts signifiant la précarité de la vie quotidienne : les « conjoncturés » sont ceux-là mêmes qui ne peuvent plus faire face aux charges quotidiennes qu'appelaient et supportaient leurs statuts de salariés de la Fonction publique ou des secteurs paraétatique ou privé, et dont certains, notamment les femmes, vont s'exposer aux risques du sida en se prostituant, et peupler ensuite massivement les Églises pentecôtistes.

Mais il faut aller plus loin, s'agissant des rapports entre le sida, le pentecôtisme et la sphère de l'économie capitaliste en faisant valoir l'ambivalence qui caractérise le rapport du pentecôtisme à l'argent et aux marchandises. En effet, dans selon la violence de l'imaginaire pentecôtiste, tantôt l'argent est affecté d'un esprit diabolique qu'il partage avec les marchandises de luxe et qui peut prendre le nom de Mami Wata[52]. Tantôt, il est le signe de la puissance divine. Dans tous les cas, le pentecôtisme fait de

---

52. Birgit Meyer, « Commodities and the Power of Prayer : Pentecostalist attitudes towards consumption in contemporary Ghana », in Birgit Meyer, Peter Geschiere (Eds), *Globalisationnal Identity : dialectics of flow and Closure,* Oxford, Blackwel, 1999, pp. 151-176.

l'argent et des marchandises des fétiches : à la fois choses *et* représentations des choses ; esprits *et* choses et de ce point de vue, figures du Diable et de la sorcellerie. Or, cette représentation de l'argent et des marchandises par le pentecôtisme rencontre celle du sida.

Ces observations suggèrent dès lors toute la difficulté à laquelle sont confrontés les pouvoirs publics africains et la biomédecine pour sortir le sida de la sphère de la spiritualisation, de la sorcellerisation ou de la magie. Car, dans le contexte régi par les logiques de la déparentélisation et de leurs effets, il est difficile de sortir une maladie comme le sida de toute conception ontologique. Constituer le sida, en un tel contexte, comme une « chose naturelle » n'exclut pas le risque de le constituer comme un *être* qu'on peut traquer, chasser, parce qu'il est « intelligent », et donc doué *d'agentivité*[53]. « Chose naturelle » appelée « virus », ou « être intelligent », cela revient au même pour l'imagination collective inscrite dans des « représentations persécutives » qu'intensifie le pentecôtisme.

Pour bien saisir cette difficulté, risquons une comparaison du contexte africain avec le contexte européen. En effet, si dans la médecine moderne en Europe ou en Amérique, on s'« attaque » aux maladies pour sauver ou en guérir les hommes et les femmes, la vision ontologique que suggère cette thématique agonistique de « l'attaque » est fortement atténuée dans ce contexte où l'objectivation de la maladie, sa démocratisation[54], se sont accompagnées du processus d'individualisation, c'est-à-dire de la constitution de l'individualisme comme *valeur positive*. Dans ce contexte, le préservatif préserve l'humanité de l'homme contre la dangerosité de la chose naturelle, c'est-à-dire sans « intelligence » qu'est censé être un virus. Même si, dans ce même contexte occidental, les allusions scientifiques à l'« intelligence » du virus qui mute pour faire échec aux médications relancent la vision ontologique de cette maladie, cette ontologie est profondément hétérogène à l'imaginaire persécutif de la sorcellerie et du pentecôtisme.

Dans le contexte africain, la maladie et le malade sont tous les deux des « êtres ». S'« attaquer » à la maladie, c'est « tuer la maladie », et ceci n'est généralement pas différent des « attaques » contre l'homme qu'il s'agit de « tuer » pour sauver ou guérir un autre. Cet « homme » ou cette « femme » s'appellent sorciers, et sous l'impulsion des Églises pentecôtistes, ils sont des suppôts de Satan ou du Diable. La maladie, ici, est toujours un être :

---

53. Au sens où j'emploie cette notion ici, lire notamment Alfred Gell, *L'art et ses agents – Une théorie anthropologique*, Bruxelles, Les Presses du réel, 2009
54. Jean Clavreul suggère cette idée de « démocratisation » de la maladie quand, évoquant l'« ontologie » médicale, il écrit « Le savoir médical est un savoir sur la maladie, non sur l'homme qui n'intéresse le médecin qu'en tant que terrain sur lequel évolue la maladie ». Mais pour « pouvoir constituer la maladie comme objet, il a fallu l'entifier, la constituer comme un être, reconnaissable dans ses manifestations « *semblables* » d'un malade à l'autre », cf. Jean Clavreul, *L'Ordre médical,* Paris, Editions du Seuil, 1978, p.111.

humain, animal, « chose », diable ou sorcier, qu'il faut détruire. Or, dans ce contexte où la lutte contre la maladie s'inscrit dans un schéma général de guerre et de chasse des uns contre les autres autour de la nourriture, de la reconnaissance, de l'argent, des marchandises, des femmes, des hommes, et du pouvoir politique qu'il faut conquérir pour « tout avoir », les effets des politiques du FMI et de la Banque mondiale ont fortement contribué au renforcement de cette guerre et de cette chasse généralisées.

Elles ont aggravé les processus de déparentélisation et donc de globalisation de la sorcellerie et ont permis au Sida de s'y insinuer, à travers le besoin d'argent, le désir des marchandises qui conduisent à la prostitution, à la soumission des femmes à la volonté des hommes qui, par exemple, refusent le port du préservatif.

Cette dynamique s'explique donc par le fait que les processus de déparentélisation que produisent les vecteurs de la modernité échouent à produire la résorption de l'imaginaire sorcellaire et travaillent au contraire, à sa globalisation. Le pentecôtisme, qui proclame avec force sa volonté de combattre la sorcellerie et qui fonctionne suivant les mêmes critères du paganisme que celle-ci, à savoir, le critère de l'immanence du divin à l'humain, le critère de la force, le critère de la persécution[55] est dans cette perspective l'un des agents les plus efficients de cette dialectique.

Biopolitique pentecôtiste du sida et puissances politico-sexuelles

Le pentecôtisme et les multiples périls biologiques dont le sida est une composante particulièrement perverse, ont contribué à susciter partout en Afrique, et en particulier dans les milieux pentecôtistes, des sentiments de « fin du monde » et par conséquent de retour imminent de Jésus-Christ. Les angoisses de la fin du millénaire étant, dans cette perspective, un adjuvant fort efficient.

Or, ces sentiments de fin du monde ont été nourris, sur le plan politique, par la fin de ce qui a pu être après-coup, considéré comme une monstruosité diabolique et sorcière : le Parti unique. Les Conférences nationales, à l'exemple de celle du Congo-Brazzaville, ont largement fonctionné suivant le schéma pentecôtiste d'un *exorcisme*[56]. La naissance du multipartisme a ainsi été déterminée par une séance d'exorcisme où les démons du monopartisme devaient être exorcisés à travers des pratiques religieuses bien définies comme telles. La guérison du mal que représentait le monopartisme impli-

---

55. Marc Augé, *Génie du paganisme,* Paris, Gallimard, 1979.
56. Marc-Eric Gruénais, Florent Mouanda Mbambi & Joseph Tonda, « Messies, fétiches et lutte de pouvoirs entre les « grands hommes » du Congo démocratique », *Cahiers d'études africaines,* XXXV (1), 137, 1995, pp. 163-193 ; ou encore Joseph Tonda, « De l'exorcisme comme mode de démocratisation. Eglises et mouvements religieux au Congo de 1990 à 1994 », in François Constantin, et Christian Coulon (éds), *Religion et transition démocratique. Vicissitudes africaines,* Paris, Karthala, 1997, pp. 259-284.

quait ainsi comme condition une double conversion : *conversion* au multipartisme et donc à la démocratie ; conversion au Dieu chrétien. En même temps, la mort individuelle ou de masse que promettait le sida se télescopait avec la mort du Parti unique. Les prétentions de guérison du mal qu'affichaient alors le pentecôtisme et les prophétismes dès cette période sont entrées en résonance non seulement avec les pratiques d'exorcisme et de délivrance qui furent au cœur de la conférence nationale, mais également avec l'élan prophétique et messianique de celle-ci.

Mais il y a plus encore à dire sur le rapport entre la mort de l'État théologien[57] monopartiste, et le sida comme péril biologique ayant des dimensions fortement sexuelles et sanguines. Le Parti unique était un parti d'« hommes forts ». Cette « force », dans la définition africaine du mot, est inséparable de la puissance sexuelle. Les Chefs d'État sont représentés comme des « hommes forts », « hommes à femmes ». L'imaginaire collectif leur prête la volonté de toujours exercer cette puissance inextricablement sexuelle et politique (voire économique) sur toutes les femmes à leur portée : les femmes des ministres, celles des autres chefs d'État, les femmes de *sang* : leurs sœurs, leurs mères, leurs filles, leurs nièces, etc. Le même imaginaire populaire leur prête d'avoir des progénitures innombrables, *preuves* de cette puissance inséparablement sexuelle, politique et économique.

Or, le sida, fort de sa perversité divinement diabolique et sorcière, va contribuer aux mouvements que mènent les sociétés civiles et politiques africaines contre le monopartisme et ses « hommes forts », pour la démocratisation, en s'insinuant dans les ressorts de la *puissance sexuelle* et dans les multiples relations qu'elle s'autorise. Les coups qu'il porte contre le Parti unique articulent contradictoirement la démocratisation politique avec la démocratisation de la mort. Le sida vient en effet scandaleusement rappeler la vulnérabilité de tous devant sa puissance mortifère autour et au sujet du sexe. Ce sont les sexes les plus « forts », ceux des « hommes forts » ou des « puissants » qui vont être les plus exposés à cette maladie. Ou, ce qui revient au même, les « sexes forts » des puissants politiques et économiques sont représentés comme des vecteurs de la mort. Une opinion circule à cet effet au cours des années 1990 et au début de la première décennie 2000 selon laquelle le sida est une maladie des « Blancs », c'est-à-dire des riches ou des puissants. Le sida procure ainsi aux pauvres ou aux « petits » le sentiment d'une certaine « justice ». Ils se disent qu'ils ne seront plus les seuls à être exposés à l'ordinaire des affres de la mort dans leur vie quotidienne. Le sida semble ainsi rapetisser les « grands » ou affaiblir les « hommes forts ».

Simultanément, le pentecôtisme se répand, pendant cette même période, sur fond à la fois de lourds soupçons d'extorsion des services sexuels des femmes par les pasteurs et de dangerosité politique du sexe féminin. Au Congo-Brazzaville, par exemple, le sexe de la femme est attaqué comme

---

57. Achille Mbembe, *Afriques indociles,* Paris, Karthala, 1988.

moyen de lutte politique utilisé par certains mouvements religieux de la mouvance pentecôtiste contre la puissance politique de Sassou Nguesso, à l'époque ancien président de la République battu « démocratiquement » par Pascal Lissouba en 1992. Nous avons décrit ailleurs[58] comment l'Église de la Mission du Cèdre du prophète pentecôtiste Arsène Yoka Guendi avait préfiguré quelques semaines seulement avant la guerre civile du Congo Brazzaville « démocratique » de 1997, la violence qui allait consumer les hommes et les choses au cours de cette année à partir du 5 juin. En effet, les miliciens Cobras de Sassou-N'Guesso s'étaient livrés au mois d'avril 1997 à une sévère bastonnade des femmes adeptes de la Mission du Cèdre, qu'ils accusaient de répandre, « nues », un message prophétique de leur chef annonçant la défaite de Sassou à l'élection présidentielle de juin 1997.

Toujours au Congo, et au cours de la même décennie 1990, il y a même eu des tentatives de production de messianismes pentecôtistes sur fond de rumeur de Sida : un prophète atteint de Sida, disait-on, et qui en mourra, aurait créé une Église, *Dinable*, dont le pouvoir de guérison serait sans commune mesure avec celui des autres Églises.

Ailleurs, ces stratégies dramatiques de *dénégation* du péril vont amener des hommes de science au service des puissants à proclamer, comme les prophètes, les pasteurs ou les « spécialistes non médicaux », la « découverte » de médicaments censés guérir le sida, comme ce fut le cas avec le « Professeur » Lurhuma au Zaïre. Un cas similaire s'est produit au Gabon où un médecin, très proche du Président Bongo déclara que les Gabonais étaient naturellement immunisés contre le sida !

Bref, le sida dément scandaleusement l'exceptionnalité des « hommes forts », dont plusieurs font l'objet de rumeurs ou, franchement, d'accusation publique de Sida par la presse internationale. Un exemple célèbre est donné par l'affaire Smalto à Libreville, qui met le président Omar Bongo au centre d'une campagne de presse internationale sur ses relations sexuelles non protégées avec les mannequins que lui envoie le couturier Smalto et auxquels il aurait transmis le virus du sida. Ainsi, les hommes forts, qui avaient, à l'époque du Parti unique, le droit de mort et de vie, droit souverain, c'est-à-dire, en d'autres termes, droit divin, vont être brutalement rappelés à l'ordre dans leurs prétentions par la rumeur publique et la presse qui en font les principaux porteurs du Mal. La démocratisation politique des années 1990 s'accompagne ainsi de la démocratisation de la mort : le sida réduit l'écart, voire opère, selon les représentations, une discrimination positive devant la mort : les riches « prioritairement ».

Mais très vite, on va se rendre compte que la démocratisation de la mort que produit le sida épouse les logiques d'une « démocratie bourgeoise » : les riches vont se donner les moyens d'acheter des antirétroviraux, et le péril

---

58. Joseph Tonda, *La Guérison divine en Afrique centrale (Congo, Gabon),* Paris, Karthala, 2002.

biologique se confronte, dans ses élans de démocratisation radicale de la mort, au principe de réalité de la puissance de l'argent qui achète et prolonge la vie des puissants. Et du côté des Églises pentecôtistes ou des croyants-guérisseurs, la réalité de cette démocratie de l'argent encourage la « prise en charge » « démocratique » du sida au moyen de la délivrance ou de la guérison divine. Du coup, la biopolitique pentecôtiste retrouve le schéma général du racisme qui le gouverne, en s'exprimant et en se traduisant ici, par le racisme de classe ou de l'argent, qui constitue le principe général du pouvoir d'une *puissance* que j'appelle le *Souverain moderne*[59].

---

59. Joseph Tonda, *Le Souverain moderne. Le corps du pouvoir en Afrique centrale (Congo, Gabon),* Paris, Karthala, 2005.

PENTECOTISME ET PREVENTION DU VIH/SIDA AU CONGO : CAS DE LA CIFMC

Jean-Pierre Missié[*]

Depuis près de trois décennies, le VIH/sida fait des ravages dans le monde et particulièrement en Afrique subsaharienne. Malgré le tapage médiatique au sujet des dangers de l'infection et des conditions de contamination, le taux de prévalence de la pandémie demeure encore élevé : 4,2 % chez les personnes âgées de 15 à 49 ans (PNLS, 2003) et 4,7 en 2007 (enquête de sérosurveillance du VIH chez les femmes enceintes). Ce qui suppose que de nombreux citoyens continuent de se livrer à des comportements sexuels à risque : non-utilisation du préservatif, infidélité, usage d'objets souillés, etc. Quelles sont les croyances qui président à ce genre de comportements ?

L'on pourrait aisément observer la rémanence à travers les règlements des conflits familiaux des imputations causales dont la sorcellerie fait massivement l'objet en matière d'échecs ou de décès. Les prédications dans les églises nouvelles également révèlent la reconnaissance de la causalité sorcellaire dans la plupart des cas de maladie ou de décès. L'ignorance ou l'analphabétisme pourraient également compléter la liste des facteurs de résistance au changement, c'est-à-dire le refus des comportements sexuels à risque.

Parmi les méthodes de prévention utilisées pour prévenir le VIH/sida et les infections sexuellement transmissibles, les agences du système des Nations unies et les institutions locales (PNLS, Thomas, etc.) préconisent souvent le port du préservatif, l'abstinence et la fidélité.

Si le préservatif est de plus en plus utilisé dans les « aventures sexuelles », la fidélité et l'abstinence s'avèrent difficiles en raison de la culture traditionnelle qui valorise la polygamie, la multiplication du nombre d'enfants. Les églises aussi recommandent la fécondité : « Soyez féconds, multipliez, remplissez la terre... » (Genèse 1 : 28) et donc ne peuvent en-

---

[*] **Jean-Pierre Missié** est maître de conférences au département de sociologie, Université Marien Ngouabi, Brazzaville.

courager le port du préservatif. Comment procèdent-elles alors pour prévenir la contamination ?

La plupart des études sur l'infection à VIH/sida privilégient l'approche médicale ou biologique. Il est vrai qu'aujourd'hui des travaux s'intéressent de plus en plus au domaine des représentations et de la culture. Mais ils ne font allusion aux églises qu'en terme de refus du port du préservatif, de diffusion des idées en porte-à-faux par rapport à la propagation du virus. C'est pourquoi nous avons choisi de contribuer à la connaissance de la démarche chrétienne. Ainsi nous partons de la question suivante : comment l'Église qui prétend soigner toute maladie (au Nom de Jésus Dieu) lutte-t-elle contre le sida ? Quelles méthodes de prévention préconise-t-elle ?

Pour répondre à cette question, nous nous baserons sur l'observation d'une assemblée de réveil, en l'occurrence la Communauté des femmes messagères de Christ (CIFMC) ou Ministère du combat spirituel sur la période 2002-2006.

Notre hypothèse se fonde sur l'inculcation de la doctrine. En effet, la socialisation chrétienne, notamment celle des églises de la mouvance pentecôtiste (ou églises de réveil) basée justement sur l'interdiction des rapports sexuels hors mariage et donc, sur l'abstinence et la fidélité semble donner des résultats significatifs en matière de lutte contre le sida.

En observant les conditions d'organisation des mariages à la CIFMC (des fiançailles jusqu'à la nuit de noces), l'on peut noter le rôle de la religion chrétienne dans la prévention ou la réduction des risques de contamination du VIH/sida et des infections sexuellement transmissibles (IST).

Méthodologie

Une telle démarche suppose un recours massif (sans verser dans le prêche) au livre de chevet des pentecôtistes : la Bible. Car tous leurs actes sont souvent justifiés à partir des « Saintes Écritures ».

Nous nous baserons sur l'histoire de vie des couples ayant reçu leur bénédiction nuptiale dans cette communauté entre 2002 et 2006. Il s'agit du comportement sexuel (de la vie de chasteté) avant la rencontre, et de la période qui va du début des fiançailles jusqu'à la nuit de noces. Nous ne retenons pas les régularisations — c'est-à-dire les mariages de couples qui vivaient déjà maritalement —, mais des personnes qui commencent leur vie de couple maintenant.

Notre population est constituée non pas des « chrétiens du dimanche », mais des « engagés » ou « disciples/messagères » c'est-à-dire ceux qui ont volontairement opté pour l'ascétisme relatif pour se consacrer à Dieu[60], ceux qui prétendent être « nés de nouveau » (*born again*). Ils vivent pour la plu-

---

60. Jean-Pierre Missié, 2006, « Religion et identité ethnique. Les églises de réveil au Congo », Annales de la Faculté des Lettres et des Sciences humaines, n° 2, p.271.

part dans la communauté. On les désigne par « enfants de la bergerie » ou *bana » ndako*[61] en lingala. Ils y ont des fonctions : protocole, sécurité, encadrement, conducteurs des réunions spirituelles, chargés de la sonorisation, des questions sociales, formateurs, etc.

Il est évident qu'on ne célèbre pas les mariages tous les jours. Ce qui explique la faiblesse de notre échantillon : 16 couples. Mais il ne s'agit pas d'un échantillon en tant que tel puisque nous ne pouvons évaluer le nombre réel des « engagés ». Parmi eux l'on compte des missionnaires, c'est-à-dire des gens qui vont former des chrétiens dans une autre localité ou pays. Ils peuvent y passer quelques jours ou alors quelques années. Toutefois nous n'écartons que les régularisations. Sont donc pris en compte tous les premiers mariages des *bana » ndako*.

Pour vérifier notre hypothèse, nous convoquons en dehors de l'observation et du recours à la doctrine telle que révélée par l'examen de la Bible dont les enseignements sont mis en pratique dans ce ministère, la démarche de l'individualisme méthodologique qui considère un phénomène social comme étant la résultante des actions individuelles agrégées. Ce qui veut dire que chaque individu (chrétien) décide seul d'adopter tel comportement. Et comme plusieurs individus choisissent la même voie, cela donne le phénomène à étudier.

Cette approche à la fois méthodologique et théorique postule également qu'il y a des effets inattendus ou « effets pervers ». En d'autres termes, en agissant individuellement comme chrétien mettant en pratique « la Parole de Dieu », c'est-à-dire en observant la chasteté et la fidélité dans le but de recevoir des « bénédictions divines », le chrétien participe indirectement à la lutte pour la réduction de la propagation du VIH/sida et des infections sexuellement transmissibles.

Approche théorique

Le tout se passe dans un contexte de resocialisation, c'est-à-dire d'inculcation de l'éthique chrétienne à des gens qui baignaient dans la culture traditionnelle et dans un environnement urbain « globalisé ».

Il est vrai que la socialisation c'est le processus d'incorporation des habitus selon le langage bourdieusien. Il s'agit ici pour l'individu d'abandonner en quelque sorte ses us et coutumes pour se « civiliser », s'autochristianiser, c'est-à-dire changer. Il s'efforce à « renouveler l'intelligence » c'est-à-dire à adopter l'éthos chrétien. Donc, il doit non seulement changer au regard des principes bibliques, mais changer aussi en tenant compte des considérations biomédicales, en l'occurrence prendre conscience de ce qui se dit scientifi-

---

61. Les *bana' ndako (bana ya ndako)* sont les chrétiens qui travaillent à temps plein dans le « champ du Seigneur » et donc sont logés et nourris par la communauté.

quement sur la pandémie du VIH/sida et les infections sexuellement transmissibles.

Les habitus chrétiens des engagés ou *bana 'a ndako* constituent ce que Ruth Marshall-Fratani et Didier Péclard appellent les stylistiques de vie…Ces auteurs suggèrent de penser les nouveaux mouvements religieux comme « des modes de subjectivation par lesquels se constituent en tant que sujets moraux, prônant des « conduites de vie » et des « stylistes de l'existence » s'exprimant à travers de nouveaux imaginaires »[62].

Ainsi, un ancien ivrogne, une ancienne prostituée peuvent, grâce à la socialisation chrétienne être transformés. On parle alors de la « nouvelle naissance ». Autrement dit, la personne abandonne le « vieil homme » (pécheur) pour devenir une « nouvelle créature », c'est-à-dire, un homme qui craint le péché et donc qui s'arrange tous les jours à rechercher le royaume de Dieu, clé de la réussite (selon cette doctrine), dans tous les domaines. « Cherchez premièrement le royaume et la justice de Dieu, et toutes ces choses vous seront données par-dessus » (Mathieu 6, verset 33). Celui qui aspire à la richesse, au mariage, à la procréation et à des « bénédictions » de toute sorte est obligé de changer de mode de vie, d'opter pour la vie de « sanctification ». Plutôt que de jouer les Don Juan et se glorifier des palmarès en matière sexuelle, on se marie à un seul partenaire. On opte pour la fidélité. Cela veut dire que pour rechercher des miracles, les sujets sont obligés d'user des techniques particulières « toutes les privations de nourriture, de boisson, de tabac, de satisfaction de désir sexuel (…). Bref, toutes ces disciplines qui ont pour vocation de produire des sujets en les *assujettissant* (…) »[63].

En raison des hystérésis des habitus qui rendent difficile la transformation radicale du « vieil homme » en homme « né de nouveau », de « l'homme animal » en « homme spirituel »[64], le choix des « engagés » nous paraît plus pertinent.

La doctrine chrétienne et les IST : l'origine du sida selon les pentecôtistes

La doctrine chrétienne interprétée par le pentecôtisme condamne la polygamie et à travers elle, le « péché de la chair » (l'impudicité). C'est ce que l'on peut lire dans le livre de Genèse : « […] l'homme quittera son père et sa mère, et s'attachera à sa femme, et ils deviendront une seule

---

62. Ruth Marshall-Fratani et Didier Péclard, « Introduction. Les sujets de Dieu ». *Politique africaine* n° 87, octobre 2002, p. 8.
63. Joseph Tonda, « Économie des miracles et dynamiques de "subjectivation/civilisation" en Afrique centrale in Ruth Marshall-Fratani et Didier Péclard, « Les sujets de Dieu ». *Politique africaine* n° 87, octobre 2002, p. 22.
64. La Sainte Bible de Louis Segond, Épître 1 Corinthiens chapitre3 nous renseigne qu'il y a une différence entre les hommes charnels dominés encore par le péché et les hommes spirituels, ceux qui au contraire dominent le péché, comprennent le langage de Dieu.

chair. »(Genèse2 : 24). C'est ainsi que depuis le décalogue (la loi de Moïse), Dieu dit : « Tu ne commettras pas d'adultère (Exode chapitre 20, verset14). La sanction qui est prévue en cas de désobéissance c'est la peine capitale. C'est ce que l'on peut lire dans Lévitique chapitre 20, verset 10 : l'adultère sera puni de mort.

Deutéronome chapitre 28, versets 15 à 68 énumère les conséquences de la malédiction liée à l'inobservance des préceptes divins. Ainsi au verset 15 il est écrit : « (…). Mais si tu n'obéis point à la voix de l'Éternel, ton Dieu, si tu n'observes pas et ne mets pas en pratique tous ces commandements et toutes ces lois que je te prescris aujourd'hui, voici toutes les malédictions qui viendront sur toi et qui seront ton partage (…) ». Ces malédictions se matérialisent aussi bien en terme de dénuement ou de pauvreté que de maladies.

Au verset 22, il est écrit : « L'Éternel te frappera de langueur, de fièvre, d'inflammation, de chaleur brûlante, de dessèchement, de jaunisse et de gangrène, qui te poursuivront jusqu'à ce que tu périsses ». Plus loin, le verset 27 insiste : « L'Éternel te frapperas de l'ulcère d'Égypte, d'hémorroïdes, de gale et de teigne, dont tu ne pourras guérir ». Il est fait allusion ici aux maladies incurables.

Ce qui fait penser au VIH/sida c'est le verset qui fait référence aux maladies qui n'existaient même pas encore au moment où était écrit ce livre dit « inspiré de Dieu », Deutéronome chapitre 28, verset 61 : « Et même, l'Éternel fera venir sur toi, jusqu'à ce que tu sois détruit, toutes sortes de maladies et de plaies qui ne sont point mentionnées dans le livre de cette loi ».

Pour couronner le tout, Dieu, selon le Nouveau Testament, interdit la « vie éternelle » à ceux qui lui désobéissent. Dans 1 Corinthiens chapitre 6, verset 9, il est écrit : « (…) Ne vous y trompez pas : ni les débauchés, ni les idolâtres, ni les adultères, ni les efféminés, ni les homosexuels (…) n'hériteront le royaume de Dieu ».

Dieu invite à respecter et donc à préserver son corps : « (…) Mais le corps n'est pas pour la débauche. Il est pour le Seigneur, et le Seigneur pour le corps » (1 Corinthiens chapitre 6, verset 13). Dans 1Corinthiens chapitre 6 verset15 il est écrit : « Ne savez-vous pas que vos corps sont des membres de Christ ? Prendrai-je donc les membres de Christ, pour en faire les membres d'une prostituée ? »

C'est pourquoi l'apôtre Paul conseille dans 1 Corinthiens chapitre 6, verset18 : « Fuyez la débauche. Quelque autre péché qu'un homme commet est hors du corps, mais celui qui se livre à la débauche pèche contre son propre corps ».

C'est ce type de discours quotidiennement distillé à travers les enseignements et les prédications qui tel un matraquage psychologique agit sur le psychisme des chrétiens, notamment les plus fervents appelés « engagés », « disciples » ou « messagères ». Le chrétien intériorise ces préceptes et apprend ainsi à vivre dans la crainte de rater la vie éternelle.

Prévention et thérapie du VIH/sida à la CIFMC

La lutte contre le VIH/sida selon les églises pentecôtistes ne se résume pas seulement à la prévention. À la CIFMC, l'on prétend solliciter l'intervention divine en cas de maladie. Celui-ci dans Sa souveraineté, dit-on, et selon son temps agit. Mais ce qui est conseillé à travers les enseignements c'est d'éviter d'arriver à cette étape, car la guérison n'est pas automatique. Elle relèverait de la Souveraineté de Dieu. Il est des phénomènes que la science ne peut encore expliquer aujourd'hui : « la guérison miracle ».

À la CIFMC il existe des séances de prière où le malade est appelé lui-même à rechercher la guérison. La démarche peut être par exemple :
– le jeûne ;
– la confession de tous ses péchés ;
– la repentance (le repentir) ;
– le renoncement ; s'appuyant sur la prescription : « celui qui cache ses transgressions ne prospère point. Celui qui les avoue et les délaisse obtient miséricorde » (Proverbe chapitre 28, verset 13).
– la recherche de l'origine spirituelle du mal ;
– la chasse : à travers des séances de « prières agressives », on chasse des « esprits méchants » : « esprits » de sorcellerie « esprits » qui poussent l'homme à retomber constamment dans le péché ; « esprits de maladie », etc.
– la cure d'âme et délivrance, travail spirituel consistant à décharger le pécheur de ses fardeaux, à le sortir des « prisons du monde invisible ».

En outre il est recommandé de mener une « vie de sanctification ». C'est cette « crainte de Dieu », cette recherche quotidienne du « royaume de Dieu » qui peut amener selon les adeptes, Jéhovah Rapha (Le Dieu qui guérit) à pardonner et donc à guérir le malade. Car selon la CIFMC, le médecin prescrit le traitement, mais c'est Dieu qui guérit. Dans la Bible Jésus le Fils de Dieu qui est à la fois Dieu selon le principe de la Sainte Trinité dit parfois : « Va et ne pèche plus »(Jean 8, verset 11) ou « Tes péchés te sont pardonnés »(Marc chapitre 2, verset5) pour que l'homme recouvre sa santé. Il lui arrive aussi d'imposer les mains aux malades (Marc chapitre 16, verset 17 à 18). Lorsque le mal persiste, on jeûne, car il y aurait des « démons » qui ne sortiraient du corps que par le jeûne et la prière (Mathieu chapitre 17, verset 21).

Ce sont donc ces enseignements consignés dans la Bible que la CIFMC utilise pour guérir les malades. Mais l'on demande au patient de croire que cette recette va donner de bons résultats, car Jésus s'adressant aux aveugles et même aux paralytiques dit aussi : « Va, ta foi t'a sauvé » (Luc chapitre 8, verset 48, Luc chapitre17 verset 19 ; Luc 18 versets 42 à 43). « Jésus voyant leur foi, dit au paralytique : mon enfant, tes péchés te sont pardonnés » (Marc 2, verset 5).

Ainsi, de même que les femmes stériles regroupées au sein du groupe d'« intercession FF » (Femmes de foi) témoignent constamment sur l'exaucement de leurs désirs de procréer, de même les « Biens aimés » sont des personnes qui témoignent, bulletins d'examens à l'appui, être guéries de maladies incurables. Les séropositifs forment le groupe des « vainqueurs ». Eux aussi témoignent sur la guérison du sida. Phénomène psychosomatique ou pas, la guérison est vérifiable.

Nous avons écouté plusieurs témoignages appuyés par des médecins membres de cette communauté. Ces malades guéris venaient pour la plupart de la clinique Rapha de la CIFMC basée à Kinshasa en République démocratique du Congo. Ces témoignages commencent en général par le récit de la vie de débauche, vie, dit-on, d'avant la rencontre avec le Seigneur. Cette vie de péchés a pour conséquence la contamination. C'est alors que se sentant perdue, condamnée, la personne contaminée recherche la solution. Mais l'église amène le malade dans des séances de confession et de repentir ou comme il y est dit, de réconciliation avec Dieu, de contraction d'une alliance avec Dieu. Puis le patient passe à l'étape d'interrogation du Seigneur sur l'origine de sa maladie. C'est alors qu'il découvre que c'est le diable qui serait passé par ses proches pour exécuter son plan de condamnation à la mort et autre malédiction. Il se livre ainsi au « combat spirituel » contre les « esprits mauvais » auteurs des maux dont il souffre. Ces personnes que nous avons vues prétendent être totalement guéries (bulletin d'examen à l'appui) depuis 5 à 10 ans. Ils servent de modèles à ceux qui se trouvent en détresse.

Mais, étant donné que la guérison relève de la souveraineté divine, dit la CIFMC, et compte tenu des faux témoignages à la création de ce ministère du combat spirituel en 1990-1991, la CIFMC devient plus regardante en ce qui concerne les mariages.

La place du mariage selon la CIFMC

La Bible recommande la chasteté et ne prescrit les relations sexuelles que dans le cadre du mariage. Dans 1Corinthiens chapitre 7, verset1et 2, il est écrit : « (…), il est bon pour un homme de ne point toucher de femme.
Toutefois, pour éviter la débauche, que chacun ait sa femme, et que chaque femme ait son mari ».

L'homme et la femme sont donc invités à maîtriser leurs pulsions. Dans 1Corinthiens chapitre 7, verset 9 Paul ajoute : « (…). Mais s'ils manquent de maîtrise d'eux-mêmes, qu'ils se marient, car il vaut mieux se marier que de brûler ». Une fois marié, l'homme est appelé à respecter l'« os de ses os, chair de sa chair », celle qui forme désormais avec lui une seule chair (Genèse chapitre 2, verset 23 à 24).

L'apôtre Paul écrit dans l'épître aux Hébreux chapitre 13, verset 4 : « Que le mariage soit honoré de tous, et le lit conjugal exempt de souillure, car Dieu jugera les débauchés et les adultères ».

À la CIFMC des dispositions sont prises pour réserver les meilleures places notamment lors des cultes d'adoration, aux couples. Les célibataires sont appelés « homme ou femme de promesse », car selon la Bible, Dieu a promis le mariage à tous ses « enfants ». Les prédicateurs déclarent d'ailleurs ouvertement que le Ministère du combat spirituel est un ministère des couples. Les postes de responsabilités sont confiés à des couples. Par exemple quand l'époux est nommé président d'une structure des hommes, la femme est désignée à un poste équivalent auprès des femmes. La tendance générale est à l'acculturation, c'est-à-dire, à privilégier la famille nucléaire : le père, la mère et les enfants.

Cette vie de famille en elle-même met le couple à l'abri des infections sexuellement transmissibles.

La CIFMC insiste sur le temps de fiançailles et sur la nécessité de procéder aux examens prénuptiaux y compris le dépistage du VIH/sida. D'après nos enquêtes, le temps des fiançailles peut durer d'un an à 13 ans. La longue durée du temps de fiançailles surtout chez les « enfants de la bergerie » ou « *bana' ndako* » est une stratégie des dirigeants du Ministère du combat spirituel pour observer jusqu'au-delà d'une éventuelle période de séroconversion en cas de primo-infection et donc l'apparition des symptômes éventuels du sida.

Puisque les prétendants ont observé une longue période d'abstinence et prié Dieu qui est censé avoir chassé les « esprits de célibats », les « femmes et maris de nuits », les « sirènes », les « esprits de maladie » ou de mort, ils ne peuvent plus tellement avoir peur de faire le dépistage. Donc la démarche biomédicale est incorporée dans la culture chrétienne.

Ces mesures conservatoires se justifient par le fait qu'à la création de la CIFMC, de nombreux mariages précipitamment célébrés se sont soldés par des échecs (séparations, divorces). Des gens porteurs du virus avaient soit caché leur statut sérologique (par ignorance, par excès de foi ou par malhonnêteté), soit fait de faux témoignages de guérison miracle. Il y avait quelques cas de décès.

C'est pourquoi l'autorisation de l'organisation et la détermination de la date des mariages relèvent désormais du ressort de la fondatrice elle-même. C'est elle qui choisit (depuis son siège de Kinshasa) le pasteur officiant d'une église qui collabore avec ce ministère. Ce, après, dit-on, une période d'interrogation du Seigneur. C'est-à-dire qu'aussi bien les encadreurs que le couple doivent dans leurs prières demander à Dieu si la personne convoitée est bien « os de ses os, chair de sa chair » (Genèse 2 : 23). Si la réponse est positive, cela voudrait dire que Dieu ne peut donner de mauvaises choses (un partenaire malade).

Avant le mariage donc, il est organisé des séances de prières dénommées « quarantaines » (jeûner et prier trois jours par semaine) afin d'obtenir la confirmation de Dieu et son secours pour la réussite de la manifestation et par ricochet toute la durée du mariage.

Étude ce cas

D'après les histoires de vie de seize couples des « enfants de la bergerie », il ressort ce qui suit :

1er couple
Époux : de nationalité congolaise
Épouse : de nationalité RDC.
Avant : copinage puis suspension des activités sexuelles
Début de la période de chasteté : 1996
Mariage : 2005 soit 9 ans de chasteté

2e couple
Monsieur : nationalité congolaise
Épouse : nationalité RDC
Époux veuf depuis 1999
Début chasteté : 1999 soit 5 ans de chasteté
Début des fiançailles : 2004
Temps d'observation de l'épouse : séjour de deux ans de prière à Kinshasa
Mariage : novembre 2006
Cadeau : une voiture Mercedes

3e couple
Monsieur 53 ans divorcé (nationalité RDC), père et grand-père
Madame 50 ans divorcée (nationalité congolaise), mère et grand-mère
Début de chasteté de madame : depuis 1991
Début des fiançailles : 2003
Observation spirituelle de l'homme (à Kinshasa) : 3 ans
Mariage : octobre 2006
Cadeau : une voiture

4e couple
Jeunes : fiançailles : depuis 1999
Mariage : décembre 2006

5e couple
Monsieur : nationalité congolaise
Madame centrafricaine
Début de la chasteté monsieur : 1992
Début de la chasteté madame : 1999
Début des fiançailles 2001
Mariage : 2004

6e couple

Jeunes
Homme chasteté depuis 1997
Début fiançailles : 2002
Mariage : 2005

7ᵉ couple
Couple ayant vécu maritalement avant de se séparer 26 ans durant puis de se réconcilier
Époux : retraité
Épouse : 50 ans
Durée de la chasteté de l'épouse : 10 ans
Mariage 2006

8ᵉ couple
Homme 44ans
Épouse : 40 ans
Chasteté depuis 1994
Fiançailles depuis 2000
Épouse : chasteté depuis 1991
Mariage : 2004
Durée de la chasteté de l'épouse : 13 ans

9ᵉ couple
Jeunes
Homme chasteté depuis 1994
Épouse : chasteté depuis 1994
Mariage : 2003

10ᵉ couple
Chasteté époux : deux ans
Chasteté épouse 4ans

11ᵉ couple
Âge de l'époux 51 ans
Âge de madame : 35 ans
Début de la chasteté de l'homme : depuis 1996, soit 9 ans
Début des fiançailles : 2004
Mariage 2005

12ᵉ couple
Âge de l'homme : 35 ans
Âge de la femme : 30 ans
Début de la chasteté de l'homme : depuis 1994
Début de la chasteté de la femme : 1994

Epouse :
Mariage : 2002

13ᵉ couple
Âge de l'homme : 36ans
Âge de la femme : 32 ans
Début de la chasteté de l'homme : 1994
Début de la chasteté de la femme : 1996
Début des fiançailles : 2000
Mariage : 2006

14ᵉ couple
Âge de l'homme : 35ans
Âge de la femme : 34 ans
Début de la chasteté de l'homme : 1996
Début de la chasteté de la femme : 1998
Mariage : 2006

15ᵉ couple
Âge de l'homme : 44ans
Âge de la femme : 36 ans
Début de la chasteté de l'homme : 2003
Début de la chasteté de la femme : 1998
Mariage : 2006

16ᵉ couple
Âge de l'homme : 35ans
Âge de la femme : 33 ans
Début de la chasteté de l'homme : 2002
Début de la chasteté de la femme : 2001
Mariage : 2006

Conclusion

En conclusion, la socialisation chrétienne a un impact certain sur la réduction de la propagation du VIH/sida par effet pervers. Ce que l'État ou la famille ne peut réussir à inculquer, la religion le fait. Dans la vie courante, les gens ont encore peur de faire le dépistage. Mais à la CIFMC, les « engagés » ont fini par incorporer la démarche biomédicale dans l'itinéraire qui amène à la bénédiction nuptiale. C'est dire l'importance des communautés chrétiennes comme relais du gouvernement et des institutions spécialisées qui peinent à susciter l'adhésion des populations aux différents programmes de lutte contre le VIH/sida et les infections sexuellement transmissibles.

Références bibliographiques

Segond Louis 1979, *La Sainte Bible*, Nouvelle Édition de Genève.
Marshall-Fratani Ruth et Péclard, Didier (2002) « Introduction. Les sujets de Dieu », *Politique africaine* n° 87, octobre.
Missié Jean-Pierre, (2006) « Religion et identité ethnique. Les églises de réveil au Congo », *Annales de la Faculté des Lettres et des Sciences humaines*, n° 2, pp. 269-288.
Tonda Joseph (2002) « Économie des miracles et dynamiques de « subjectivation/civilisation » en Afrique centrale in Ruth Marshall-Fratani et Didier Péclard, « Les sujets de Dieu », *Politique africaine* n° 87, octobre

L'ATTITUDE DU PYGMEE FACE AU DISCOURS SUR LE SIDA

Victor Mboungou*

Introduction

La population du Congo est constituée de Bantu et de Pygmées. Les Bantu sont majoritaires et les Pygmées minoritaires. Les deux groupes humains ne vivent cependant pas intégrés l'un à l'autre. Chacun d'eux a un mode de vie caractéristique. La relation entre les deux groupes est typique. Elle peut paraître comme une relation de dette. Le Pygmée accomplit quotidiennement, s'il le faut, du travail bénévole pour le Bantu. En effet, on observe que, dans divers travaux, le Bantu peut paresser, le Pygmée travaille pour lui. Cette situation semble acceptée et considérée comme étant normale par le Pygmée. Cela paraît étonnant dans un pays de droit qui parle de l'égalité en droit entre ses citoyens. Les minorités ont le droit d'être protégées. C'est dans cette perspective de protection du groupe minoritaire que les autorités congolaises, pour protéger les Pygmées contre le sida, s'engagent dans des campagnes de sensibilisation de ce groupe sur la pandémie. La réaction et l'attitude du groupe face aux messages de sensibilisation nous préoccupent et nous les lirons en les examinant d'un point de vue psychologique.

Problématique

Le sida est, pour un grand nombre de Congolais, un mal ignominieux, cruel. On a honte quand on a été infecté par le VIH. Cela signifie que la victime a eu une vie sexuelle sans contrôle en multipliant de nombreux ou nombreuses partenaires. Le sida touche ainsi le domaine de la sexualité sur le plan biologique ou psychologique.

Le vocabulaire de psychologie définit la sexualité comme « un ensemble d'attributs anatomiques et physiologiques qui caractérisent chaque sexe », comme « une organisation sexuée de l'individu, homme ou femme, c'est-à-

---

* **Victor Mboungou** est maître-assistant au département de psychologie, Université Marien Ngouabi, Brazzaville.

dire non seulement sa vie sexuelle, mais aussi sa façon de concevoir le monde, suivant sa position masculine ou féminine »[65].

L'encyclopédie *L'Homme du XXᵉ siècle et son esprit* désigne la sexualité comme « une fonction biologique naturelle, ayant en son service des organes, des glandes, des mécanismes nerveux, réflexes d'exécution sous le contrôle de l'esprit conscient »[66]. Vue ainsi, la sexualité ne se limite qu'à la génitalité, c'est-à-dire à la sexualité adulte. Or, la psychanalyse révèle que la sexualité est un concept qui déborde largement la vie génitale et les fonctions de reproduction, puisqu'elle existe dès la petite enfance et colore ou inspire toutes les activités humaines.

La sexualité est alors présente dans presque tous les comportements humains, et même dans ceux qui en paraissent les plus détachés. Elle est une dimension fondamentale de la vie. Dès la petite enfance, elle est présente sous la forme de la recherche du plaisir pour le sujet lui-même et de l'importance du plaisir dans le psychisme humain. Pour l'adulte, elle intéresse la génitalité, c'est-à-dire la sexualité dirigée sur la reproduction et l'acte sexuel.

La sexualité est une réalité complexe que Palmier laisse apparaître sous trois modes d'être, elle apparaît « 1- comme besoin et appétit ; 2 - comme demande et 3- comme désir et rapport à l'autre »[67]. Elle est un besoin, au sens de besoin physiologique, au même titre que le besoin d'eau ou de sucre pour l'organisme ; comme besoin, elle est toujours « plus ou moins infiltrée de la demande du désir »[68]. En tant que demande, elle est demande d'une présence ou d'une absence, « appel à l'autre »[69]. Pour les trois modes d'être ou d'apparaître de la sexualité, l'objet immédiat est le corps dans sa présence et sa surface à la fois biologiques et érogènes, plus particulièrement les parties génitales.

L'individu vit la sexualité en son corps, elle est dans son intimité, dans sa zone d'ombre peu ouverte à autrui et très peu accessible par le tiers. La sexualité humaine n'est pas toujours et partout la même. Elle connaît des différences extrêmement profondes.

Dans la société congolaise traditionnelle, la sexualité est une chose à la fois interdite et permise, sacrée et profane, dangereuse et bénéfique. En ce sens, il n'est pas question d'en parler ou simplement d'en user librement hors des règles sociales. La sexualité est étroitement attachée au mystère de la vie et de la procréation, elle est quelque chose de l'ordre de l'interdit et n'est exaltée que dans le cadre strict des prescriptions de la coutume. Elle

---

65. *Vocabulaire de Psychologie*, Index général, Éditions Ledis, Paris, 1977-1979, p. 89.
66. Encyclopédie en 6 volumes, *L'Homme du XXᵉ siècle et son esprit*, Edilec, 2ᵉ volume, 30 juillet 1977, p. 69.
67. J.-C. Palmier, *Lacan*, Éditions universitaires, Coll. Psychothèque, Paris, 1970, p. 94.
68. J.-C. Palmier, *Ibid.*
69. J.-C. Palmier, *Ibid.*

est positivement présentée comme une affaire d'adultes pour adultes, c'est-à-dire des personnes qui y ont été préparées depuis leur jeunesse, comme une affaire gérée en société, au sein des lignages et entre les lignages, et vécue au village, en des temps et lieux déterminés à cet effet. Les rapports sexuels sont un devoir sacré accompli par l'adulte en toute responsabilité. En somme, dans la société traditionnelle, parler publiquement et ouvertement du sexe, de la sexualité revient pour le Congolais à escalader un sommet inaccessible nimbé de mystère. Il y a manifestement une réticence.

Mais aujourd'hui, le contexte congolais de la sexualité a considérablement changé. Les facteurs de changement sont nombreux, on peut retenir : l'école, le croisement des cultures et traditions, les religions, la politique sexuelle arrêtée par l'industrie de l'Occident, l'argent. L'école véhicule d'autres valeurs, d'autres visions et modalités de maîtrise du monde. La sexualité n'est plus un tabou, on en parle même avec les enfants.

La rencontre obligée des cultures et traditions opérées à la suite du brassage de groupes sociaux et des individus au sein des mêmes et nouveaux ensembles sociaux, économiques, religieux ou culturels nationaux, a pour conséquence, surtout en ville, la relativisation et parfois même la folklorisation des coutumes et traditions particulières. La sexualité n'est pas épargnée et les membres ou sujets doivent s'adapter aux changements. Les religions enseignent patiemment et inlassablement à l'homme l'idée de liberté : l'homme apprend à n'avoir de compte à rendre qu'à soi-même et à Dieu unique, personnel et vivant. Cela retentit sur la sexualité. La politique sexuelle arrêtée par l'Occident qui fabrique les contraceptifs prend corps au Congo. Elle libère les individus qui ne craignent plus d'avoir des relations sexuelles à volonté. Dès lors, la sexualité échappe au contrôle social traditionnel. L'argent, selon l'opinion dominante d'aujourd'hui, est ce qui fait l'homme, donne la force et permet d'accéder à tout. En fait, l'argent séduit et entête les individus qui n'arrivent plus à se contenir dans la seule discipline sociale. Pour l'argent, la sexualité évolue, même contre la morale. Dans ce contexte, parler du sida, du séropositif, ne rencontre plus les barrières de la sexualité comme c'est le cas dans la tradition. C'est admis et c'est compris.

Comment la communauté pygmée vit-elle sa sexualité ? Quelle en est sa conception ? Le sida touche le domaine de la sexualité. Comment les Pygmées reçoivent-ils le message sur le sida ? Quelle peut être leur attitude face au discours sur ce mal ? L'attitude, au sens commun, est une posture, une manière de se tenir, c'est-à-dire comme un facteur d'explication des relations existant entre la stimulation et la réponse du sujet (son comportement observable). En psychologie et en sociologie, le vocable attitude signifie une disposition interne de l'individu sous-tendant sa perception et ses réactions vis-à-vis d'un objet ou d'une stimulation. Les attitudes sont pour l'essentiel acquises et non innées, elles sont relativement stables ou durables, ce qui n'exclut nullement des possibilités de changements, de transformations sous l'influence de certains facteurs, elles sont polarisées, c'est-à-dire sont positives, sont négatives, selon l'objet considéré ou la stimulation perçus (on est pour ou contre telle idée ou telle opinion, on aime ou l'on aime pas tel ou tel objet). L'attitude est un concept explicatif des comportements, c'est-à-dire la réalité observable.

Méthodologie : collecte des informations

Nous avons tenté de répondre à ces questions en nous entretenant avec les Pygmées sur leur conception de la sexualité, leur attitude face au discours sur le sida

Au cours des années 2005 et 2006, nous avons mené des entretiens libres enregistrés au magnétophone, auprès de 105 Pygmées adultes (80 hommes, 25 femmes) dans les zones de Bambama (25 hommes, 10 femmes), Mayéyé (25 hommes, 10 femmes), Sibiti (20 hommes, 15 femmes), avec l'appui d'un interprète pygmée dans chaque localité. Ces interprètes s'expriment assez bien en français. Les entretiens ont pour canevas les modes d'être ou d'apparaître de la sexualité : la demande (le déroulement et le justificatif), l'appel à l'autre (l'acte sexuel) ; les maladies touchant le sexe : les anciennes (la syphilis), les nouvelles (le sida) ; la capote (le mode d'action de cet intermédiaire physique), l'individu qui en parle.

Résultats

Les informations collectées ont été retranscrites et soumises à une analyse de contenu (inspirée de Bardin[70] et de L'Écuyer[71]). Les résultats ont été regroupés dans quatre catégories interprétatives : la conception (mode explicatif spécifique) de la sexualité ; le sida, une maladie ; la capote, instrument non permis ; l'individu qui en parle : un étranger.

Conception de la sexualité

Les résultats révèlent que la conception de la sexualité chez les Pygmées n'est pas fondamentalement différente de celle des Bantu. Comme chez ces derniers, la sexualité est, chez les Pygmées, une « chose » à la fois interdite et permise, sacrée et profane, dangereuse et bénéfique. Il n'est pas question de l'approcher, ou simplement d'en user librement hors des règles sociales. La sexualité est étroitement attachée au mystère de la vie et de la procréation. Elle est quelque chose de l'ordre de l'interdit et n'est exaltée que dans le cadre des règles de la coutume.

---

70. Laurence Bardin, *L'Analyse de contenu*, Paris, PUF, 1989.
71. René L'Ecuyer, « L'analyse de contenu : notion et étapes », *Cahiers de la Méditerranée*, Université de Nice, 1984.

Pour le Pygmée, parler du sexe est comme lui demander d'aller dans une forêt hantée. Il en est effrayé, troublé. Ce trouble génère un conflit cognitif qui peut être vécu de façon intime par le sujet, c'est-à-dire avoir un grand retentissement en lui-même. Dans ce cas, il se prolonge en crise affective ou en angoisse. Le sujet se doute de lui-même, adopte un comportement de rationalisation dans son discours.

Cependant, la sexualité du Pygmée diffère de celle du Bantu en ce qui concerne certaines pratiques. Par exemple, la demande, un des trois modes d'être de la sexualité, est formulée chez le Pygmée dans un langage gestuel qui semble, pour un profane, une attitude agressive : le croc en jambe, une sorte d'injure appropriée sur les effluves à la personne désirée.

Le sida, une maladie

Le Pygmée accepte que le sida est une bien dangereuse maladie ; il en fait un parallèle avec la syphilis. Comme la syphilis, le sida est « la maladie du sexe », cela veut dire que c'est une maladie transmise par les rapports sexuels, mais les rapports sexuels non réglementés, c'est-à-dire des rapports sexuels qui ont lieu hors règles, hors loi. Toute infection sexuelle transmissible suppose chez le Pygmée que les infectés ont eu des rapports sexuels n'ayant pas revêtu le caractère rituel que la société exige. Cela signifie que ces rapports n'ont pas obéi aux règles appropriées. Le sida, selon le Pygmée, est comme la syphilis. Pour lui, ne contractent la syphilis que ceux qui ont des rapports sexuels hors règles, hors loi. La sexualité n'est permise que dans des conditions réglementées par la coutume, dont les forces invisibles, tels les ancêtres, et en deçà d'eux, les génies, sont les garants. Par exemple, une demande mal conduite peut être une cause de manifestation d'humeur d'un génie et l'infection en est la conséquence, ou après l'éjaculat, une feuille dont « les esprits » n'ont pas été dominés à la cueillette, peut être porteuse d'un malheur. Le corps physique enferme une vie spirituelle et les plantes des « esprits ». Avant de cueillir la feuille utile à l'acte sexuel, il faut se connecter avec l'esprit de la plante, se faire ami de cet esprit, soigner le support de l'« esprit », prendre soin de la plante : le couple se concentre et médite chacun sur l'acte qui va s'accomplir. La femme qui cueille la feuille exécute un rituel consacré : gestes à accomplir, paroles à prononcer. Cette feuille sert à rendre propre le pénis sali par les sécrétions vaginales et le vagin souillé par le sperme. Ce sperme qui souille le corps de la femme est, dans les conditions des relations sexuelles normales, c'est-à-dire obéissant aux règles, le support utile au génie, garant de la sexualité, pour placer l'enfant dans le ventre de la femme et c'est la grossesse. Il semble là un paradoxe, le sperme souille le corps de la femme en même temps est utile pour permettre la vie. Toutefois, si la connexion corps-feuille n'est pas réussie, il s'ensuit un désastre après l'acte, les organismes sont affaiblis et le génie peut jeter un sort, une maladie. On contracte la syphilis ainsi et cela peut être aussi le cas pour le sida qui est également une « maladie du sexe ». La maladie est interprétée comme une conséquence de la transgression d'interdits, d'un oubli ou d'une rupture dans l'accomplissement de rituels consacrés. « Elle est considérée comme un mal grave faisant l'objet d'un traitement thérapeutique impliquant la famille et le devin guérisseur[72] ». Parler de ce genre de maladie sans y être autorisé est périlleux. Le Pygmée l'évite. S'il y a un discours dans ce sens, il demeure anxieux, angoissé, craintif, déprimé ; il adopte une attitude de défense, un comportement d'évitement, une indifférence.

La capote, instrument non permis

Le condom suscite le doute, l'inquiétude, la frustration chez le Pygmée. Pour lui, la sexualité est réglementée socialement, il n'est pas permis au Pygmée de la vivre ou l'exprimer de n'importe quelle manière, que ce soit au niveau de la société, de la culture, de l'individu ou de son corps. Tant que la société ne l'a pas permise, c'est-à-dire aucune règle liée aux rapports sexuels avec des instruments intermédiaires, l'utilisation du condom embarrasse le Pygmée. Il peut manquer de confiance en soi, douter de lui-même et rejeter l'instrument. Autrement, il s'expose à la réprobation sociale. La réglementation en matière de sexualité n'autorise comme intermédiaires instrumentaux que les aphrodisiaques en onguent en intromission vaginale ou infusion.

L'homme qui en parle : un étranger

En tenant un discours sur le sida en présence du Pygmée, le Bantu ou le Pygmée qui en parle est considéré comme un étranger. Pour le Pygmée le sida est une « maladie du sexe », cela évoque la sexualité. Or, pour lui, la sexualité est une chose sacrée, tellement sacrée qu'en parler en public constitue une profanation. Le coupable est classé comme un individu ayant perdu la raison, il devient un étranger à la communauté qui ne lui reconnaît plus sa qualité de membre de groupe, cet individu a agi en dehors des normes. La sexualité est quelque chose de l'ordre de l'interdit et n'est exaltée que dans des conditions précises. C'est une affaire pour l'adulte qui connaît en responsable la réglementation en la matière et ne peut en tenir un discours en public. Le Pygmée est choqué devant ce discours public qui renvoie à la sexualité, il devient méfiant, il vit une forme de trahison. Signalons que contrairement à ce que le Bantu imagine, à savoir que c'est une fierté pour le Pygmée d'avoir les rapports sexuels avec le Bantu, le Pygmée ressent un choc et il le ressent davantage à propos du mariage entre les mêmes êtres.

---

72. Julien Mbambi, *Expériences féminines à Brazzaville. Fécondité, identité sexuelle et modernité en Afrique subsaharienne*, Paris, L'Harmattan, 2005, p. 48.

L'attitude du Pygmée est, du point de vue psychologique, loin d'être gratuite, par ce que la culture qui l'a depuis longtemps inspirée veut s'y manifester et assurer à elle, entre autres moyens, sa pérennité. Si on ne désinsère pas le Pygmée de sa culture, on peut lire dans son attitude à l'égard de la sexualité et des maladies sexuellement transmises une double réaction essentiellement caractérisée par ses origines inconscientes, mais dont la véritable signification échappe aux hommes qui la vivent. L'attitude s'explique par un héritage culturel fort ancien et la manifestation n'est plus qu'une copie, plus ou moins conforme à des « images-guides » que secrète chaque culture.

Conclusion

Tout individu possède un certain nombre de questions, d'idées, de références, et de pratiques ; il manipule un mode d'explication spécifique, c'est-à-dire la conception. La conception oriente la façon dont l'individu décode l'information. C'est à travers elle que l'individu interprète les données recueillies et produit éventuellement une nouvelle connaissance. En approchant la conception du sida chez le Pygmée - le sida est comme la syphilis : une maladie du sexe -, il peut être donné de comprendre qu'il peut se poser un problème réel qui consiste à amener le Pygmée à intérioriser le discours sur le sida et à le convaincre à utiliser des intermédiaires physiques, notamment le condom.

La meilleure approche peut être, en ce cas, anthropologique : s'approprier la culture du Pygmée sur la sexualité et discerner avec lui-même les mécanismes possibles de sensibilisation au mal du sida

Bibliographie

BARDIN, L. *L'Analyse de contenu*, Paris, PUF, 1989.
L'ÉCUYER, R., « L'Analyse de contenu : notion et étapes », *Cahiers de la Méditerranée,* Université de Nice, 1984.
Encyclopédie en 6 volumes, *L'Homme du XXe siècle et son esprit,* Édilec, 2e volume.
MBAMBI, J., *Expériences féminines à Brazzaville. Fécondité, identité sexuelle et modernité en Afrique subsaharienne*, Paris, L'Harmattan, 2005.
PALMIER J.-M, *Lacan*, Paris, Éditions universitaires, Coll. Psychothèque 1970.
Vocabulaire de Psychologie, Index général, Paris, Éditions Ledis, 1977-1979.

CROYANCES, ATTITUDES ET VIH/SIDA CHEZ LES POPULATIONS DE DIVENIE ET DE NGOUA II DANS LE DEPARTEMENT DU NIARI

Dieudonné Koumba[*]

Introduction

L'Afrique représente seulement un dixième de la population mondiale, mais neuf nouveaux cas sur dix d'infection par le VIH y sont concentrés. 83 % de tous les décès dus au sida sont en Afrique.[73] Le Congo-Brazzaville, qui n'est pas en marge de cette situation, a fait de la lutte contre le VIH/sida l'une de ses préoccupations.

La transmission du VIH/sida se fait par les rapports sexuels non protégés, des objets tranchants souillés, par la transfusion sanguine non sécurisée, et de la mère à l'enfant. Il est certain que le virus se transmet plus par les rapports sexuels. Aujourd'hui, en Afrique subsaharienne, le VIH se transmet principalement par la voie hétérosexuelle. Ce virus détruit les défenses de l'organisme, exposant l'individu à des maladies dites opportunistes. Les symptômes du VIH/sida sont entre autres : amaigrissement, diarrhées, fièvre au long court (supérieure à 1 mois), prurit, toux, eczéma, etc. Les trois premiers sont considérés comme des signes majeurs. Lorsque deux signes majeurs et un signe mineur se manifestent (simultanément) chez un individu, il faut systématiquement faire le test du VIH. À Divenié et à Ngoua II, dans le Département du Niari, l'observation montre que plusieurs cas de maladies sexuellement transmissibles sont soignés clandestinement par des infirmiers-soigneurs peu compétents. Les MST sont souvent des indicateurs du VIH, et leur présence montre que les individus ne se protègent pas lors des rapports sexuels avec des partenaires occasionnels.

À Divenié et Ngoua II dans le département du Niari, à l'opposé de ce qui est considéré comme scientifique, certaines personnes croient qu'on peut

---

[*] Dieudonné Koumba est doctorant en anthropologie.
73. ONU/SIDA en 2003

aussi attraper le VIH/sida par la sorcellerie.[74] 63 % des enquêtés admettent comme réel, tiennent pour vrai que le sorcier par sa malveillance peut aussi provoquer chez un individu les mêmes symptômes que ceux du VIH/sida. Un document diffusé sur une chaîne de télévision occidentale a montré le cas d'un Européen qui était séropositif, mais dont le second test effectué quelques mois après, a montré que cet homme était maintenant séronégatif alors qu'il n'avait pas pris de médicaments, peut nourrir et renforcer les convictions de ceux qui s'abritent derrière la sorcellerie.

Une enquête exploratoire menée en 2002 à Divenié et à Ngoua II, sur le niveau de connaissance (d'information) des populations pygmée et Bantu au sujet du VIH/sida a montré que 92 % des personnes interrogées souhaitaient que ceux qui ont le VIH/sida soient isolés. Ces enquêtés suggéraient que ceux qui ont le VIH/sida soient regroupés dans un village à part. À partir des données, il est permis de penser que les malades du VIH/sida peuvent subir diverses formes de discriminations et de stigmatisation. Mais, lorsque ces enquêtés croyaient que c'était la sorcellerie qui a provoqué la maladie, ils disent « qu'on ne peut plus fuir le malade ». « Au contraire, il faut manifester la solidarité et s'occuper de celui qui souffre ». L'invocation de la sorcellerie devient une sorte de protection sociale pour les malades.

La problématique que nous abordons se résume dans les termes suivants : lorsque les habitants attribuent l'explication de la maladie à la sorcellerie, on observe que le malade ne risque pas de connaître la discrimination et la stigmatisation. Mais, lorsque la sorcellerie n'est pas invoquée, le malade court le risque de subir des discriminations. Et pourtant, dans les deux cas, les symptômes sont les mêmes.

Ainsi, pourquoi dans ces communautés, la collectivité et le malade utilisent la sorcellerie pour expliquer ce que certains soupçonnent intérieurement, et n'osent pas le dire publiquement, être les symptômes du VIH/sida ? Est-ce seulement une connaissance plus floue des modes de transmission ? Quel rôle joue la croyance à la sorcellerie ? Quelles sont les conséquences économiques de la pandémie du VIH/sida dans cette partie du Congo ?

En effet, c'est en fonction de ces croyances que les acteurs orientent la manière dont ils se comportent avec les malades. Il faut signaler que les acteurs se basent sur la rumeur, sur des soupçons pour désigner si tel ou tel malade a le VIH. La sérologie de ces personnes développant des maladies opportunistes n'est pas connue. Confrontée à l'état de santé de certaines de ses membres qui sont constamment malades, ne peuvent plus aller aux champs, ne peuvent plus produire et, qui, de ce fait, constituent des charges pour le groupe, la communauté cherche des explications, disons plutôt, cherche à comprendre.

---

74 Cette croyance n'est pas spécifique aux populations de ces localités. À Brazzaville aussi, de nombreuses familles s'abritent derrière la sorcellerie pour expliquer les décès. Alors que les voisins chuchotent au sujet du SIDA.

1. Méthodologie utilisée

Le texte que nous présentons s'appuie sur une enquête exploratoire menée en novembre 2002 et financée par l'OMS. Il s'agissait de connaître le niveau de connaissance des populations pygmée et bantu au sujet du VIH/sida. Nous avons procédé par un échantillon raisonné, réparti dans la population de l'étude. Notre échantillon était de 120 individus âgés de 12 à 50 ans, reparti de la manière suivante : 60 individus Bantu (30 hommes et 30 femmes) et 60 Pygmées (30 hommes et 30 femmes). Pour cet échantillon raisonné, nous sommes passé de case en case, et nous avons discuté avec ceux qui acceptaient de répondre à notre questionnaire.

L'enquête montre que les Pygmées ont une sexualité active. 83 % affirment avoir plusieurs partenaires, tandis que chez les Bantu le taux est à 42 %. 7 % seulement des Pygmées interrogés utilisent les préservatifs. 93 % (parmi lesquels toutes les femmes) n'ont pas encore utilisé un préservatif, alors qu'ils ont plusieurs partenaires. Lorsqu'on interroge les Pygmées ayant déjà entendu parler du VIH/sida (80 %), sur la source de cette information, 70 % répondaient que c'est par les voisins. Il n'y a pas encore eu de campagne d'information dans cette zone. Ainsi 80 % de Pygmées ne connaissent pas les modes de transmission du VIH/sida. Ils croient qu'on peut être contaminé en mangeant dans la même assiette que la personne malade. À la question : « Avez-vous déjà vu une personne malade du VIH/sida ? », 65 % disent oui. Malheureusement, lorsqu'on leur demande de décrire la personne malade, les Pygmées enquêtés ne retiennent que l'amaigrissement. Cette identification du VIH/sida à l'amaigrissement est d'autant plus marquée, si le malade vivait d'abord en ville (Dolisie et Pointe-Noire en particulier), et, est revenu vivre au village pour des soins traditionnels. Cela explique le recours à l'explication par la sorcellerie pour éviter l'isolement du malade. Les enquêtés ont un faible niveau d'étude. Les interviews ont été précédées d'une période d'observation.

Nous avons pris comme paradigme sociologique

> l'interactionnisme symbolique dont les trois principes fondamentaux sont résumés par Blumer (1986) en ces termes :
> - les humains agissent à l'égard des choses en fonction du sens que les choses ont pour eux ;
> - ce sens est dérivé ou provient des interactions de chacun avec autrui ;
> - c'est dans un processus d'interprétation mis en œuvre par chacun dans le traitement des objets rencontrés que ce sens est manipulé et modifié.[75]

---

75. Laura Mellini, Alberto Godenzi, Jacqueline De Puy, *Le SIDA ne se dit pas, analyse des formes de secret autour du VIH/sida*, Paris, L'Harmattan, pp. 21-22.

2. Sorcellerie, solidarité et VIH/sida

L'explication en termes de sorcellerie a une utilité ou une raison sociale. Nous avons observé qu'elle permettait d'éviter que le présupposé malade du sida soit exclu et abandonné à lui-même. Car, dans les données récoltées, lorsque le VIH/sida était considéré comme « « vrai » », c'est-à-dire, dans le cas où la sorcellerie n'était pas évoquée, le malade subissait l'exclusion, la stigmatisation et des discriminations. Ainsi, dans un village de la sous-préfecture de Divénié, les Pygmées quittaient la piste ou s'enfermaient dans les cases lorsqu'une femme punu, venant de la ville de Pointe-Noire passait sur la piste. Amaigrie et constamment malade, la rumeur avait couru qu'elle avait le sida.

Il apparaît qu'en évoquant la sorcellerie, le groupe (la famille ou le village) soustrait l'individu à sa responsabilité et l'endosse à sa place. La responsabilité individuelle est niée. Ce raisonnement peut être compris en utilisant le modèle théorique énoncé par Émile Durkheim : la théorie de la solidarité. Durkheim explique de quelle manière l'individu est intégré dans un groupe. Pour ce faire, Durkheim utilise le concept de conscience collective[76], qu'il définit comme « l'ensemble des sentiments communs moyennement répandu dans un groupe. » Ainsi, lorsque la conscience collective recouvre en tout point la conscience individuelle, Durkheim parle de la solidarité mécanique. L'individu n'est pas libre, il est fortement encadré. Cela permet au malade d'être toujours entouré, de partager avec les autres les mêmes couverts, etc. En invoquant la sorcellerie, ceux qui côtoient le malade ne craignent pas pour leur santé, puisqu'il ne s'agit pas d'un « VIH/sida normal ». L'invocation de la sorcellerie permet la cohésion du groupe en inhibant la stigmatisation et l'exclusion. Dans le milieu rural, « tout le monde connaît tout le monde », affirmer ou même suggérer qu'un malade présentant les symptômes décrits plus haut, aille faire le test du VIH, c'est déjà lui donner le sida. Il ne faut donc pas parler de cette maladie, sinon, c'est celui qui en parle qui en est l'auteur, c'est lui qui crée la maladie en question. Par ailleurs, le VIH se transmettant principalement par la voie sexuelle, dire que tel individu a le VIH/sida signifie en arrière-plan qu'il a eu des rapports sexuels. Ce qui revient à dire qu'il est responsable de ce qui lui arrive. Le groupe protège le malade.

Dans la solidarité organique de Durkheim, la conscience collective ne recouvre pas totalement la conscience individuelle. L'individu est libre et responsable, mais il est seul. La solidarité mécanique domine encore à Ngoua 2 et à Divénié.

---

76. Georges Gurvitch, *La vocation actuelle de la sociologie*, T.2, PUF, Paris, 1969. Voir la discussion qu'il fait au sujet de la théorie de la conscience collective de la sociologie de Durkheim (au chapitre VIII de la page 2 à la page 57).

3. VIH/sida, violence symbolique et l'ordre en milieu rural

En outre, l'explication en termes de sorcellerie permet à la collectivité, notamment à ceux qui sont désignés comme des sorciers, de maintenir une menace, disons une violence symbolique sur les jeunes afin d'obtenir leur obéissance, et rétablir l'ordre « ancien » où les jeunes obéissaient sans broncher. Car ce sont les jeunes qui sont sexuellement actifs. La sorcellerie est une forme de violence.[77] Le groupe utilise la crainte que suscite cette maladie pour renforcer l'autorité des vieux sur les jeunes. Car croire aux « pouvoirs » des sorciers (qui sont capables de donner le sida à une personne !), c'est craindre les sorciers et leur obéir. Ce discours n'est pas propre au monde paysan. Dans le milieu urbain, tel qu'à Brazzaville, il n'est pas rare d'entendre de la part des chrétiens (surtout ceux des églises de réveil) que « le sorcier aussi est capable de donner le sida à une personne. » « sida ya kindoki ». Selon ces chrétiens, « l'individu n'a pas le VIH/sida, mais développe les symptômes faisant penser à cette maladie ». Nous pensons que là aussi, l'objectif visé c'est de soustraire l'individu soupçonné à sa responsabilité.

Mais l'une des conséquences est qu'une forte croyance dans le sens que la sorcellerie donne le VIH/sida, pourrait amener les acteurs sociaux à ne plus se sentir responsables de leurs actes, à négliger le port du préservatif lors des rapports sexuels occasionnels et donc à développer des comportements à risque. Il faut continuer à inciter les hommes et les femmes à se protéger. Le sorcier ne peut rien contre le préservatif.

4. Les conséquences économiques et sociales du VIH/sida en milieu rural

Le sida touche d'abord la tranche d'âge productive dans le monde rural. Les parents malades ne peuvent plus nourrir leurs enfants. Puisqu'ils ne peuvent plus produire la nourriture nécessaire au bon fonctionnement de la famille. Les dépenses élevées liées aux problèmes de santé aggravent les problèmes de pauvreté et créent des conflits matrimoniaux. Les couples se demandent qui a fait entrer le virus dans le foyer. Lorsque les décès surviennent, les coutumes ne sont plus suivies. Ainsi, dans un village proche de Divenié, à la mort de son époux, la veuve devait désigner parmi les frères de son mari, celui qui allait devenir son nouvel époux. Selon les traditions, la mort d'un individu ne casse pas le mariage contracté entre deux familles. L'individu ne compte pas. On demanda donc à la femme de choisir. Des soupçons parcouraient le village que son mari était décédé du VIH/sida. La veuve désigna un des frères cadets de son défunt mari. Évidemment, celui qui fut désigné était déjà marié à une jeune fille du village et le couple avait un enfant.

---

[77]. Roger Navarro, « Violence des gangs et agressions sorcières en milieu urbain africain », in *La Création sociale*, n° 3, année 1998, Université Pierre Mendès France, pp. 141-164.

La famille du mari se retira en consultation (*mfundu*) avec le frère cadet désigné. Ce dernier marqua son désaccord. Il refusa de prendre la veuve, malgré les assurances et les conseils de son entourage. La famille de la veuve rétorqua en ces termes : « vous avez refusé de prendre la veuve parce que vous savez que votre fils lui a laissé sa maladie ». La veuve fut conduite dans une maison en compagnie d'autres femmes pour un diagnostic sur son état de santé. Le constat fut fait : la veuve avait des mycoses (*masajidi* en punu) au niveau des cuisses. Sa famille décida alors de ne pas la récupérer tant qu'elle n'aura pas retrouvé sa santé. Quelques mois plus tard, la veuve était physiquement bien portante et pétillait de forme : les hanches, les seins, les fesses, bref elle attirait sexuellement. Au village, les gens étaient bouleversés sur ce qu'ils croyaient.

Nous pensons que les familles doivent déclarer le statut sérologique des mariés après la mort de l'un des conjoints, s'il y a des suspicions liées au VIH/sida. Après la mort de son enfant, l'ancien président sud-africain Nelson Mandela a déclaré publiquement que son fils était atteint du sida. Au Burundi, l'Église catholique a décidé de ne plus célébrer les mariages sans avoir pris connaissance du statut sérologique des fiancés. Il est donc permis de constater que les traditions sont fortement secouées. Il y a donc apparition des conflits à l'intérieur des cultures. Ce sont ces tensions qui sont à la base du changement et de l'évolution des cultures. Burama K. Sagnia écrit :

> la tentation de créer une théorie relative aux étapes évolutives que la civilisation doit traverser a toujours existé (Spencer, 1896). Ces premières théories posent comme postulat que toutes les cultures passent en interne à travers un processus évolutif au cours d'une période donnée. Au cours de ce processus, les cultures génèrent des éléments nouveaux, les rajoutent, se réajustent et avancent de façon dynamique. Les cultures se débarrassent des éléments dysfonctionnels qui portent préjudice à leur développement et à leur survie, soit n'entre pas en conformité avec leurs besoins humains de base. Ainsi, on crée des pratiques culturelles ou des institutions pour mettre en œuvre des activités afin de répondre à nos besoins[78].

Le VIH/sida pourrait transformer beaucoup de pratiques culturelles.

5. Le développement économique sur la prévalence du VIH/sida

Plusieurs compagnies exploitent le bois dans le département du Niari. À Divenié et à Ngoua II, on trouve des compagnies malaisiennes comme Man Faï Taï, Ta Man, et des compagnies congolaises comme SFIB, etc. Ces installations entraînent une mobilité des populations. Les hommes arrivent de plu-

---

78. Burama K. Sagnia, « Culture, VIH/sida et développement durable en Afrique », in *L'Approche culturelle de la prévention et du traitement du VIH/sida*, Dakar-Sénégal 6-8 août 2001, UNESCO 2002, série spéciale, n° 14, p. 23

sieurs localités pour chercher du travail. La majorité de ces déplacés arrivent sans femme. La vie rurale devient de plus en plus urbanisée. Les rapports sociaux se « monétarisent ». L'argent circule, surtout à la fin du mois lorsqu'on paye les salaires. Les bars débitent la musique *ndombolo, mapuka*, etc. Les « vidéo-clubs » apparaissent. Les filles (Pygmées et Bantu) désirent aussi posséder des objets matériels symbolisant la modernité. L'échange est facile : l'argent contre le sexe. La prostitution apparaît. Les tensions apparaissent entre ceux qui ne comptent que sur leurs champs (de manioc, d'arachides, etc.) et les nouveaux travailleurs salariés appelés « bisatsi » c'est-à-dire ceux qui « travaillent l'argent. » Il apparaît donc une hiérarchie de prestige entre les occupations des hommes. Beaucoup de relations homme-femme se font et se défont. Surtout, lorsque les femmes des travailleurs venus des contrées voisines rejoignent leurs maris, alors que ces derniers avaient déjà tissé d'autres rapports. Les femmes s'emploient à avoir un copain qui perçoit un salaire chaque mois. Les affaires du sexe vont bon train. « Ngolo ya nge, mbongo ya nge. »[79] Le préservatif coûte 50frs CFA l'unité. Ce n'est pas un prix incitant à se protéger à chaque rapport sexuel occasionnel.

Par ailleurs, les compagnies forestières ont amélioré la route pour acheminer le bois vers la ville de Pointe-Noire. Le déplacement est donc facilité entre ces localités et la ville côtière. Mila Mila, un carrefour pour aller à Pointe-Noire, Dolisie et Kibangou, est devenu un grand centre de la prostitution. Les prostituées viennent même de la ville côtière, passent un séjour et repartent. À Mila Mila se trouve une base des compagnies forestières et on y rencontre beaucoup d'Asiatiques. Les conducteurs de grumiers ont des femmes (surtout parmi les commerçantes) tout le long de la route. Ils sont presque en position de pouvoir. « Les recherches effectuées sur cinq sites où arrêtent les routiers sud-africains ont révélé une prévalence générale de 56 %, bien plus que le taux national chez les adultes[80] ».

Le développement favorise le brassage des populations et multiplie les occasions de rencontre. Dans cette zone du Niari, le développement du commerce et des réseaux de transport est un facteur de risque important pour la transmission du VIH.

Conclusion

C'est une bonne chose d'entourer les malades, mais cela ne doit pas se faire au détriment de la connaissance des modes de transmission de ce fléau. Les campagnes de sensibilisation doivent insister sur le fait que la sorcellerie ne donne pas le sida, tout en faisant de telle sorte que les discriminations et la stigmatisation n'apparaissent pas.

---

79. Avec ton argent, la femme est à ta portée.
80. ONU/SIDA, *Rapport sur l'épidémie mondiale de VIH/sida*, 2002, p. 118.

Bibliographie

GURVITCH, G., 1969, *La Vocation actuelle de la sociologie*, T.2, Paris, PUF.
JACKSON, H., 2004, *Sida Afrique, continent en crise*, SAFAIDS, Harare.
l'approche culturelle de la prévention et du traitement du VIH/sida, Dakar-Sénégal 6-8 août 2001, UNESCO 2002, série spéciale, n° 14.
MELLINI, L., GODENZI, A., DE PUY, J., 2004, *Le sida ne se dit pas, analyse des formes de secret autour du VIH/sida*, Paris, L'Harmattan.
NAVARRO, R., « Violence des gangs et agressions sorcières en milieu urbain africain », in *La Création sociale*, n° 3, année 1998, Université Pierre Mendès France.
ONU/sida, *Rapport sur l'épidémie mondiale de VIH/sida*, 2002.
ONU/sida, *Rapport sur l'épidémie mondiale de VIH/sida*, 2003.
THIAUDIERE, C., 2002, *Sociologie du sida*, La Découverte, Paris.

ANALYSE SOCIO-ANTHROPOLOGIQUE DE LA STIGMATISATION ET LA DISCRIMINATION ENVERS LES PERSONNES VIVANT AVEC LE VIH AU CONGO-BRAZZAVILLE

Martin Yaba[*]
Prospère Moukila

Introduction

Depuis 1983, année de la manifestation des premiers cas de sida, la séroprévalence ne cesse de prendre des proportions inquiétantes. L'enquête nationale réalisée par le SEP/CNLS sur le VIH/sida en novembre 2003 révèle un taux de séroprévalence de 4,2 % chez les personnes âgées de 15 à 49 ans, soit 80.000 à 110.000 personnes infectées. L'étude menée à Brazzaville en 1999 par le Ministère de la Santé de la Solidarité et de l'Action humanitaire avait identifié 1745 femmes violées sur 4890 déplacées du fait de la guerre, soit 25,7 %. La même étude montre que, de juin à septembre 1999, plus de 2036 cas de viols avec risque de contamination du VIH/sida et 193 grossesses post-viols, soit 9,47 % avaient été enregistrés à Brazzaville et à Pointe-Noire.

Une autre étude sur les violences sexuelles réalisée en 2002 par le Secrétariat d'État à la Promotion de la Femme avec l'appui du FNUAP, dans la partie septentrionale du pays, confirme l'ampleur de ce fléau, comme le témoignent les statistiques ci-après : Owando : 19,1 % ; Etoumbi : 18,3 % ; Impfondo : 14,45 % ; Ouesso : 9,9 % ; Djambala : 5,3 % ; Gamboma 32,8 %. La situation des femmes contaminées à la suite des viols est très préoccupante.

Aussi l'ampleur du VIH/sida s'analyse-t-elle sur le registre du nombre d'enfants orphelins. D'après les estimations réalisées en 2001, le nombre d'orphelins du sida est de 78.000 (SEP/CNLS, 2004). En outre, les orphelins sont l'objet d'abandon, de spoliation et de maltraitance de la part des familles. Leur situation est dramatique puisque même les orphelinats refusent de les recevoir de peur qu'ils ne contaminent les autres enfants.

---

[*] **Martin Yaba** est responsable de la réponse sectorielle au Secrétariat exécutif permanent/Conseil national de lutte contre le Sida (Brazzaville) ; **Prospère Moukila** est sociologue et administrateur du travail, DDIT

L'évolution de la séroprévalence du VIH au Congo-Brazzaville s'accompagne des violations graves et systématiques des droits des personnes vivant avec le VIH notamment dans les familles, à l'hôpital, en milieu de travail. Ces violations se traduisent par la stigmatisation, la discrimination, la divulgation du secret médical, la négligence dans les soins, le rejet et l'abandon par la famille et l'entourage, le refus du visa et le licenciement pour cause de sida.

Pour traduire les actes en faits concrets, le gouvernement congolais à intégrer les réponses juridiques à l'épidémie du VIH/sida dans le cadre stratégique de lutte contre le sida. C'est à ce titre qu'il est prescrit au Ministère de la Justice et des Droits humains d'élaborer les textes protégeant les personnes vivant avec le VIH et les femmes victimes de violences sexuelles. Cette situation s'explique en partie par le fait que la réponse officielle du VIH/sida pendant plusieurs décennies au Congo comme ailleurs a été marquée par une intervention juridique insuffisante.

C'est dans ce contexte que la présente étude a été réalisée afin d'identifier les problèmes brûlants des PVVIH et FVVS nécessitant une prise en charge juridique, ainsi que les solutions à ces problèmes et de faire l'inventaire de l'arsenal juridique en rapport avec le VIH et les violences sexuelles. En vue de donner une réponse juridique et judiciaire adéquate aux problèmes ci-dessus évoqués, il a été prescrit au Ministère de la Justice et des Droits Humains la mission d'élaborer les textes de loi y relatifs.

La présente réflexion rend compte des résultats de l'enquête sur les violations des droits des PVVIH, FVVS et OEV, ainsi que l'examen de l'environnement juridique devant déboucher sur la création d'un cadre légal garantissant les droits de ces personnes et l'accomplissement des devoirs de ces personnes dans la société. Elle s'appuie sur les résultats issus de l'enquête réalisée par l'Unité de lutte contre le sida du Ministère de la Justice et des Droits humains, en partenariat avec le SEP/CNLS.

I. Cadre méthodologique de l'étude

1.1. Objectifs

La présente étude vise les objectifs suivants :
–Identifier et étudier les problèmes réels et actuels auxquels font face les personnes vivant avec le VIH/sida, proches, travailleurs et femmes victimes de violences sexuelles nécessitant une prise en charge juridique ;
–Étudier les problèmes juridiques, éthiques et de droits de la personne soulevés par le VIH/sida dans le contexte sociologique congolais ;
–Apprécier les réponses juridiques actuelles dans le contexte du VIH/sida ;
–Suggérer des approches de solutions.

1.2. Méthodologie

L'étude sur l'analyse situationnelle de la discrimination et la stigmatisation envers les personnes vivant avec le VIH/sida et les femmes victimes des violences sexuelles a utilisé des témoignages sous forme de récits biographiques, entretiens individuels, discussions de groupe et sur la base des outils de prélèvement des données tels que les guides d'entretien. Ces guides sont adaptés à chaque catégorie de population cible et en fonction des données à collecter. Le choix de cette approche se justifie dans ce genre d'étude. L'analyse qualitative a permis d'identifier les problèmes brûlants auxquels font face les personnes vivant avec le VIH/sida et les femmes victimes des violences sexuelles, en vue d'une réponse conséquente.

L'étude des cas et la revue documentaire des textes de loi actuels dans le cadre de cette étude sont les méthodes les plus appropriées. Elles permettent d'identifier et de classer les violations des droits des personnes vivant avec le VIH/sida et des femmes victimes des violences sexuelles selon les domaines d'intérêt relatifs aux droits desdites personnes.

Pour l'intérêt de la présente réflexion, quelques études des cas comportant les éléments les plus significatifs et en relation avec les domaines d'intérêt, cités plus bas, ont été retenues.

1.2.1. Méthodes utilisées

1.2.1.1. Types d'approche

Deux types d'investigation ont été réalisés : d'une part, une approche institutionnelle portant sur les structures sociosanitaires et, d'autre part, une approche communautaire auprès des organisations à base communautaire.

1.2.1.2. Population et champ d'étude

La population de l'étude est constituée des PVVIH, PVVS, OEV, familles, des institutions et structures organisées, directement ou indirectement concernées par les problèmes du VIH/sida, notamment :
– les structures sociosanitaires de prise en charge (Centre de traitement ambulatoire, Brasseries du Congo) ;
– les organisations communautaires qui s'occupent de violences sexuelles et du VIH/sida (Médecins sans frontières, Médecins d'Afrique, CEMIR, Femmes Plus, Jeunes Plus, Serment Merveil) ;
– les structures de prise en charge juridique et judiciaire (Clinique juridique de l'Association des Femmes Juristes du Congo et Clinique juridique du comptoir juridique junior) ;
– autres structures (Tribunaux coutumiers, Chefs de quartiers).

Sur 127 personnes prévues, 119 ont été enquêtées, soit un taux de couverture de 93,7 %. Ces catégories de populations constituent la base de sondage pour cette enquête réalisée à Brazzaville.

1.2.1.3. Étude exploratoire

Deux étapes ont été retenues au sujet de la présente étude :
–La *revue documentaire* des textes juridiques nationaux (Code de la famille, code de déontologie des professionnels de la santé et des affaires sociales, Code pénal, Code civil, Code du travail, Statut général de la fonction publique, Conventions collectives, Code de sécurité sociale, guide de prise en charge psychosociale des personnes infectées et affectées par le VIH, etc.), des textes juridiques internationaux, des documents et étude sur le VIH/sida et les violences sexuelles ;
–Les *entretiens préliminaires* avec quelques personnes ressources.

1.2.1.4. Échantillon

L'enquête a été menée auprès des individus faisant partie des structures/organisations et catégories des personnes citées ci-dessus.

1.2.1.5. Identification et choix des individus

Au niveau des structures sociosanitaires de prévention et de prise en charge, les individus ont été identifiés à partir de leurs statuts et de leurs rôles dans le cadre de la prise en charge des personnes vivant avec le VIH/sida. Dans chaque structure, il a été retenu au plus trois personnes.
Au niveau des organisations communautaires, l'enquête a été menée auprès de :
–trois associations des PVVIH (Jeunes Plus, Femmes Plus, Serment Merveil) ;
–deux structures de prise en charge des PVVS (MSF, Serment Merveil) ;
–une structure de prise en charge des OEV (Médecins d'Afrique) ;
–deux cliniques juridiques et
–trois chefs de quartiers.

Au niveau des associations, les individus ont été identifiés à l'occasion des réunions organisées sous forme de groupes de parole. Dans chacune d'elles, il a été retenu au plus 20 personnes.

La sélection des individus s'est faite de façon raisonnée, en retenant parmi les personnes identifiées celles qui acceptent volontiers de prendre part aux *focus group* au cours desquels ont été discutés les problèmes de stigmatisation et discrimination face au VIH/sida.

Les personnes affectées par le VIH/sida et les victimes de violences sexuelles ont été identifiées au cours des réunions des PVVIH, des FVVS et des OEV. Elles ont été aussi sélectionnées, parmi celles qui ont accepté volontiers, sous invitation, de prendre part au *focus group*. Il a été retenu au plus vingt (20) personnes pour chaque *focus group*. Au total, six (6) *focus groups* ont été organisés.

Au niveau des structures de prise en charge juridique et judiciaire, il existe deux cliniques juridiques gérées respectivement par l'Association des Femmes Juristes du Congo et par le Comptoir juridique junior. Dans ces cliniques, les individus sont identifiés à l'occasion des permanences qu'elles organisent dans le cadre de la délivrance des services juridiques à l'endroit des populations. Trois individus au plus ont été retenus pour chacune d'elles en fonction de leurs statuts et rôles au sein desdites organisations.

Au niveau des tribunaux coutumiers et des chefs de quartiers, il existe actuellement deux tribunaux coutumiers fonctionnels à Brazzaville. Ces Tribunaux coutumiers et les chefs de quartiers participent dans le cadre de la médiation sociale en cas de conflits sociaux, d'héritage, de succession, de prise en charge des populations en difficulté. Les approches communautaires qu'ils utilisent, dans la gestion des conflits et d'autres problèmes sociaux, peuvent aussi être mises à profit pour la gestion des problèmes familiaux liés au VIH/sida et aux violences sexuelles. Brazzaville compte 70 quartiers dirigés chacun par un chef de quartier. Trois chefs de quartiers ont été interrogés sur sept (7) prévus.

Au niveau des entreprises/organisations syndicales, une seule entreprise possédant trois organisations syndicales et développant un programme de prévention et de prise en charge des travailleurs dans le cadre des IST et VIH/sida est retenue. Sur quatre personnes prévues, une seule a été interrogée.

1.2.1.6. Nature des données collectées

Ces informations portent sur la discrimination, la stigmatisation envers les personnes vivant avec le VIH/sida et femmes victimes de violences sexuelles par la méthode de recherche participative. L'analyse thématique a permis de classifier ou de retenir les thèmes prioritaires ainsi qu'il suit : soins, traitement, test, succession et héritage, confidentialité, problèmes actuels et réels nécessitant une prise en charge juridique, des partenaires et structures chargés de délivre des services d'appui juridique, réponses juridiques, lois, types de services délivrés et approches, médiations sociales, services de recours, etc.

1.2.1.7. Techniques et outils de collecte des données

L'analyse situationnelle a été menée à travers la collecte des informations au moyen des témoignages, entretiens individuels, discussions de groupe et sur la base des outils de prélèvement des données tels que les guides d'entretien. Ces guides sont adaptés à chaque catégorie de population cible et en fonction des données à collecter. Dans le cadre des entretiens individuels et de groupes menés, l'étude des cas, la revue documentaire et la collecte des données, quatre supports sont utilisés :
– Entretiens au moyen d'un guide, accès sur les items portant sur la discrimination et la stigmatisation envers les personnes vivant avec le VIH/sida et les violences sexuelles faites aux femmes ;
– Analyse du contenu des documents disponibles et des données qualitatives collectées au moyen d'une grille d'analyse ;
– Méthodes participatives centrées sur les méthodes de recherche participative et les récits biographiques ;
– Données issues de l'observation ethnographique auprès des PVVIH ;
– Analyse du contenu de l'environnement juridique en matière de VIH/sida et des violences sexuelles faites aux femmes.

Les entretiens individuels et de groupes ont été menés en langues nationales et maternelles. Cette approche a permis de communiquer facilement avec les enquêtés. Elle a aussi facilité la reconstitution des récits biographiques des personnes enquêtées à travers leurs témoignages.

1.2.1.8. Traitement des données

Deux (2) types de traitements ont été combinés, à savoir le traitement manuel pour les données d'enquête participative et le traitement informatique pour la confection des supports d'enquête (guides d'entretiens individuels et de groupe). Le traitement informatique s'est fait au moyen du logiciel Word.

1.2.1.9. Analyse des résultats

Elle a été à la fois qualitative et quantitative. L'analyse qualitative a porté sur les données des *focus group*. Elle a été complétée par l'analyse des données statistiques issues de la recherche documentaire.

II. Présentation des résultats de l'étude

La présente réflexion se propose de fournir une base d'informations sur les champs couverts par l'étude en dix (10) domaines. Ces résultats sont issus de différents domaines d'intérêt dans le cadre des études portant sur les violations des droits des personnes vivant avec le VIH/sida et les femmes victimes des violences sexuelles dans la vie quotidienne. Cette catégorisation

correspond à l'échelle élaborée par les organisations internationales en la matière. À titre illustratif, ces domaines se présentent comme suit :
1. Santé ;
2. Emploi ;
3. Justice/Procédures judiciaires ;
4. Protection sociale ;
5. Administration ;
6. Pratiques rétrogrades ;
7. Recherche ;
8. Circulation ;
9. Pratiques magico-religieuses et
10. Spoliation des biens, etc.

III. Quelques cas rapportés

3.1. Stigmatisation–discrimination

« C'est plutôt ma mère qui a propagé la nouvelle dans le quartier. Devant les gens, elle me disait : « Tu es allée ramasser ton sida. Tu vas mourir. Il faut que tu sortes d'ici. Toi et tes enfants ne touchez pas à tout ce qui m'appartient pour ne pas me contaminer ». (…). Elle me dit toujours, si j'avais été sérieuse, je ne serais jamais arrivée là ».

3.2. Spoliation des biens

F7… 33 ans, veuve, mère d'un enfant. Quand son mari est mort en 1997, à Pointe-Noire, elle était hospitalisée à Brazzaville. La belle-famille avait tout pris, y compris ses biens personnels.

3.3. Pratiques culturelles rétrogrades

F5… 34 ans, commerçante, veuve, mère de trois enfants. Elle avait perdu son mari en 1994 à cause du VIH. La belle-famille lui avait exigé 250.000 F CFA pour enterrer son mari. Elle est tombée malade en fin d'année 2003. F5… prend régulièrement son traitement au CTA et regrette le fait que sa cousine germaine ait propagé la nouvelle de sa séropositivité dans le quartier.

3.4. Dépistage sous pression

« Un jour, mon cadet me dit : Yaya, il faut que tu fasses un bilan parce qu'on ne peut pas comprendre qu'on te donne les médicaments tout le temps sans qu'on sache pourquoi on te soigne réellement. J'avais compris ce qu'il voulait dire par là, parce que c'est devenu à la mode de parler de bilan pour parler du test du sida. J'étais obligé d'accepter parce que j'étais en position de faiblesse, étant malade, et surtout que celui-ci faisait de grosses dépenses pour moi ».

3.5. Rejet

« Un jour, j'étais dans le bus et une fille m'a reconnu et a dit devant tout le monde que j'avais le sida et qu'elle ne pouvait pas s'asseoir à mes côtés. Je n'avais rien dit. Je suis restée muette parce que je ne voulais pas faire du bruit autour de ça ».

3.6. Croyances magico-religieuses

F 11… 53 ans. Étant informée qu'un pasteur d'une église qui guérissait, F 11… s'était rendue sur les lieux. Elle s'était fait consulter, mais le pasteur n'avait pas pu lui révéler la maladie dont elle souffrait bien qu'elle lui eût annoncé sa séropositivité. En revanche, le pasteur interdisait aux adeptes malades de prendre les médicaments et les invitait à se contenter des guérisons miracles de la parole divine.

3.7. Violations du droit à la libre circulation

T… Homme d'une quarantaine d'années. Après l'obtention du bac en 1992, T… avait bénéficié d'une bourse d'études en Algérie. Mais seulement, l'obtention du visa était subordonnée au test du VIH/sida. Animé par la volonté d'aller poursuivre ses études, T… fit le test à l'Institut Pasteur. Celui-ci s'étant révélé positif, T… fut disqualifié.

3.8. Annonce non préparée de la séropositivité

« Les résultats positifs ont été remis à mon oncle paternel. Ce dernier n'avait pas le courage de me le dire et il a demandé à l'infirmier (Ndr. : du Laboratoire privé où elle a fait le test) de m'annoncer ma sérologie, ce qu'il a fait. J'étais très déprimée et n'avais qu'une seule idée en tête : me suicider. J'étais tellement dans le désespoir, qu'en quittant le laboratoire médical, j'ai failli me faire écraser par une voiture. Pour me libérer de tous mes soucis, je suis allée prendre trois bouteilles de bière ».

3.9. Violation du secret médical

Al… Pendant son hospitalisation, le médecin avait mis une croix en rouge sur sa fiche signifiant au personnel soignant que la patiente est atteinte du VIH. Cette fiche était à la portée de tous. Par ailleurs, le docteur avait livré l'information à sa belle-sœur qui la gardait à l'hôpital et avait fait circuler l'information dans toute la salle. Ensuite, il lui avait proposé une trithérapie de 50.000 F CFA qu'elle n'avait pas acceptée.

3.10. Violation du droit à l'information

X.... 38 ans, homme. Il se plaint du fait que les personnes vivant avec le VIH/sida ne sont pas informées des traitements qui leur sont administrés malgré les effets indésirables que cela pourrait occasionner. Ils souffrent durement de cet état de choses qui traduit le manque de considération à l'égard de ces personnes.

3.11. Stigmatisation et discrimination dans les soins

Yk... 39 ans, veuve démunie et abandonnée par les siens. Elle déplore l'inaccessibilité à aux anti-rétroviraux pour les personnes démunies. Celles-ci représentent la majorité écrasante. Elle se plaint aussi des coûts prohibitifs des examens et des hospitalisations pour ces personnes. Elle dit aussi que l'admission aux ARV, après avoir fait les examens exigés, relève du parcours du combattant. D'aucuns peuvent attendre plus de trois mois et sont obligés de refaire les mêmes examens pour se conformer au délai de trois mois du protocole.

3.12. Recherche sur le VIH/sida

« Le docteur, je le condamne jusqu'aujourd'hui, parce qu'il m'avait prélevé du sang pour rechercher une maladie qui était dans le foie, m'avait-il dit. Mais il ne m'a jamais donné les résultats. Quand je les lui demandais, il me disait que le sang s'était coagulé en route pour le laboratoire national. Un mois après, je suis repartie chez lui, il m'a prélevé le sang pour la deuxième fois. Oh ! que j'étais naïve ! Encore un mois plus tard, je suis répartie chez lui, il ne voulait toujours pas me donner les résultats, je l'ai menacé en lui disant même si j'ai le sida, il faut que tu me donnes les résultats. C'est là qu'il va m'annoncer ma sérologie. Lorsqu'il m'a dit que les résultats étaient positifs, je suis tombée. En me relevant, je me suis affolée, j'allais partout en disant que ce n'était pas possible parce qu'il n'y avait pas de traitement pour ça ».

3.13. Stigmatisation et discrimination envers les orphelins, parents ou tuteurs

C6... Sexe féminin, 15 ans, niveau d'étude 4e, orpheline de père. Elle est née d'une famille de cinq enfants. Le père était un agent de la municipalité de Brazzaville. Il avait laissé une parcelle dont la maison avait été cassée pendant les troubles sociopolitiques. À l'heure actuelle, C6... vit avec sa tante paternelle dans la parcelle de la grand-mère paternelle. Les rapports entre les enfants et cette tante sont malsains. Cette dernière a ravi la gestion du loyer qui leur avait été attribué pour survivre et leur profère des menaces d'expulsion.

3.14. Croyances magico-religieuses

C4... Sexe masculin, 17 ans, orphelin de mère. Cet enfant est issu d'une famille de 4 enfants, dont deux frères consanguins. À l'âge de cinq ans, le père de C4... a été porté disparu. Les enfants et la mère continuaient à vivre dans la parcelle. À la mort de la mère, les enfants ont été chassés par l'oncle de leur père. Ainsi, ils ont été récupérés par leur grand-mère maternelle. Quelque temps après, ces enfants sont repartis vivre dans la parcelle laissée par leur père. Malheureusement, ils se sentaient persécutés. À la mort suspecte de sa sœur, C4...a été obligé de quitter définitivement la parcelle et ne veut même pas intenter une action en justice de peur de la sorcellerie.

3.15. Spoliation des biens et abandon

T1... 47 ans, veuve, mère de 7 enfants. Son mari est décédé il y a de cela quatre ans. Celui-ci travaillait à la Mairie. Il a laissé une parcelle avec une maison qui par la suite a été vendue à dix millions (10.000.000) de francs CFA, par son petit frère. S'estimant lésée, la veuve a intenté une action en justice qui est demeurée sans suite. Présentement, la situation se complique avec la mort du vendeur. T1... a rejoint sa mère avec ses quatre enfants et les trois autres s'obstinent à y demeurer. La veuve ne bénéficie d'aucune aide de la part de sa belle famille. Elle vit grâce à son petit commerce.

IV. Synthèse des domaines d'intérêt, problèmes identifiés, actions à mener et types d'appui

Domaines d'intérêt	Problèmes identifiés	Actions à mener	Appui juridique
Violation du droit au travail	- Licenciement sans droit à indemnité ou à pension à cause des permissions abusives liées à la maladie ; - Stigmatisation pour cause de séropositivité ; - Non-aboutissement des procédures devant l'Inspection de Travail ; - Inexistence de contrat de travail formel ; - Absence de moyens financiers pour faire valoir les droits de licenciement auprès des tribunaux.	- Plaidoyer auprès des chefs d'établissements publics et privés, les syndicats de dévelop-per les programmes de lutte contre le sida dans leurs structures respectives ; - Plaidoyer auprès du gouvernement pour faire adopter une législation qui interdise le licenciement pour cause de séropositivité et le dépistage systématique du VIH aux fins d'embauche, de promotion ou d'octroi de prestations. - Campagne de sensibilisation des travailleurs sur leurs droits.	- Prise en charge juridique gratuite des travailleurs indigents vivant avec le VIH licenciés pour cause de séropositivité (conseils et éventuellement rédaction et dépôt de requêtes auprès des autorités judiciaires compétentes) ; - Prise en charge judiciaire gratuite des travailleurs indigents vivant avec le VIH licenciés pour cause de séropositivité. Prendre des textes d'application de la loi n° 001/84 du 20/01/84, portant réorganisation de l'assistance judiciaire. - Intégrer dans le droit du travail des dispositions interdisant le licenciement pour cause de séropositivité.
Stigmatisation, discrimination et rejet	- Croyance en la sorcellerie ; - Honte ; - Rumeurs autour de la maladie et non-acceptation de la maladie ; - Regard narquois ; - Fausse accusation ; - Refus d'utiliser les gobelets/sandales du malade ; - Rejet des PVVIH ; - Refus de s'asseoir aux côtés d'une PVVIH dans le bus ; - Menace de mutation d'une PVVIH par son Directeur ; - Ingérence des voisins dans les affaires de ménage des autres ; - Rupture de fréquentation d'un pasteur à une	- Campagnes médiatiques et de proximité sur le sida (nature de la maladie, mode de transmission, règles d'hygiène, traitement). - Campagnes de sensibilisation de la communauté sur les droits des personnes vivant avec le VIH en matière de famille (droit à l'assistance, droit à l'héritage et à la succession). - Sensibilisation de la famille, la communauté sur les droits et devoirs des PVVIH ; - sensibilisation de la famille, la communauté sur la mise en pratique des droits des veuves et des orphelins ; - Campagnes de sensibilisation auprès de la communauté sur le VIH/sida, notamment sur le respect des droits des personnes vivant avec le VIH.	- Prise en charge juridique gratuite des Personnes indigentes vivant avec le VIH victimes de maltraitance, d'abandon, d'injures… dans les familles (conseils et éventuellement rédaction et dépôt de requêtes auprès des autorités judiciaires compétentes) ; - Prise en charge judiciaire gratuite des personnes indigentes vivant avec le VIH victimes de maltraitance, d'abandon, d'injures dans les familles. Prendre des textes d'application de la loi n° 001/84 du 20/01/84, portant réorganisation de l'assistance judiciaire. - Prise en charge juridique gratuite des Personnes vivant avec le VIH victimes d'injures publiques et de dénigrement (conseils et éventuellement rédaction et dépôt de requêtes auprès des autorités judi-

	famille pour cause de Sida. - Refus de dormir ensemble avec le malade ; - Chasse aux moustiques afin d'éviter d'être contaminé ; - Railleries et tortures ; - Tentative de suicide ; - Menaces verbales de mort. - Divorce pour cause de séropositivité d'un des conjoints ; - Spoliation des biens et pensions aux veuves et orphelins ; - Rejet, négligence, stigmatisation, discrimination, abandon et maltraitance ;		ciaires compétentes). - Prise en charge juridique gratuite des OEV Parents ou Tuteurs (conseils et éventuellement rédaction et dépôt des requêtes et accompagnement auprès des autorités compétentes) ; - Prise en charge judiciaire gratuite des OEV, Parents ou Tuteurs indigents. Prendre les textes d'application de la loi n° 001/84 du 20/01/84, portant réorganisation de l'assistance judiciaire. - Appliquer les dispositions légales.
Spoliation des biens	- Privation des biens du défunt aux veuves et aux orphelins par la famille du défunt ; - Violences verbales et physiques sur la veuve et les enfants.	- Sensibilisation de la communauté (famille et société sur le respect des droits des veuves et orphelins en matière d'héritage et de succession).	- Prise en charge juridique gratuite des personnes indigentes vivant avec le VIH privées du droit à l'assistance, du droit à l'héritage et à la succession - (Conseils et éventuellement rédaction et dépôt de requêtes auprès des autorités judiciaires compétentes) ; - Prise en charge judiciaire gratuite des personnes indigentes vivant avec le VIH, privées du droit à l'assistance, du droit à l'héritage et à la succession. Prendre les textes d'application de la loi n° 001/84 du 20/01/84, portant réorganisation de l'assistance judiciaire. - Appliquer les dispositions du code de la famille. – Prise en charge juridique gratuite des veuves ou tuteurs (conseils, rédactions et dépôt des requêtes et accompagnement auprès des autorités compétentes) ;

			- Prise en charge judiciaire gratuite des veuves ou tuteurs indigents. Prendre des textes d'application de la loi n° 001/84 du 20/01/84, portant réorganisation de l'assistance judiciaire. - Appliquer les dispositions légales.
Pratiques culturelles rétrogrades	- Contrainte et résignation des veuves à épouser les frères de leur défunt mari ; - Risque de contamination du nouvel époux et des coépouses. - Pratique du lévirat	- Campagnes médiatiques et de proximité portant sur les risques de contamination par les pratiques du lévirat et/ou du sororat.	- Prise d'un texte interdisant les pratiques du lévirat et du sororat.
Dépistage sous pression	Test du VIH qui se fait sous contrainte et dans la résignation.	- Campagnes médiatiques et de proximité pour la promotion du dépistage volontaire du VIH/sida. - Intégration de la promotion du dépistage volontaire du VIH/sida, dans les plans d'action multisectoriels et communautaires.	- Prise d'un texte interdisant le dépistage obligatoire du VIH/sida.
Croyances magico-religieuses	- Incrédulité des malades du sida, proches et pasteurs face à la maladie qui serait d'origine maléfique. - Interdiction par certains pasteurs, aux malades de se rendre dans les hôpitaux pour des soins, car ce n'est que par la parole qu'ils devraient guérir ; - Pratiques sorcellaires encore ancrées dans la conscience collective ; - Itinéraire thérapeutique des malades oscillant entre le traditionnel et le modernisme.	- Campagne de sensibilisation auprès des communautés (familles, quartiers, confessions religieuses) sur le sida. - Renforcement du partenariat entre les religieux et les organisations de lutte contre le VIH.	- Prise en charge juridique gratuite des enfants, parents ou tuteurs (conseils et éventuellement rédaction et dépôt des requêtes auprès des autorités compétentes) ; - Prise en charge judiciaire gratuite des orphelins et autres enfants vulnérables et parents ou tuteurs indigents. Prendre des textes d'application de la loi n° 001/84 du 20 janvier 1984, portant réorganisation d'assistance judiciaire.
Violations du	- Refus du visa pour cause de séropositivité par certaines chancelleries ; - Obligation du test pour l'octroi du visa par certaines chancelleries ;	- Plaidoyer auprès des autorités consulaires et diplomatiques afin que la délivrance des visas ne soit pas subordonnée au test du sida. - Plaidoyer au niveau international en matière de politique de l'immi-	

droit à la libre circulation	-Compromission des études des jeunes et enfants pour cause de séropositivité de soi – même ou d'un parent.	gration, afin de faciliter l'octroi des visas et des bourses d'études sans test du VIH, préalable obligatoire ; - Plaidoyer pour l'adoption de textes législatifs pour la libre circulation des PVVIH.	
Annonce non préparée de la séropositivité	- Non-préparation du malade à accepter les résultats du test sérologique ; - Annonce des résultats aux malades de manière brutale et crue par des personnes non qualifiées ; - Remise des résultats à une tierce personne	- Plaidoyer pour la promotion du counselling pré et post test ; - Former les personnels soignants publics et privés en counselling.	-
Violation du secret médical	- Divulgation du secret médical par les personnels soignants concernant les personnes vivant avec le VIH ; - Jugement moralisateur des personnels de santé ; - Exposition du dossier médical à la portée de tous.	- Plaidoyer auprès des personnels de santé (médecins, assistants sanitaires, sages-femmes, infirmiers, pharmaciens) et des affaires sociales sur l'observation stricte du secret médical en matière de VIH/sida. - Assurer une formation permanente au personnel de santé sur le code de déontologie médicale et les aspects éthiques et juridiques de l'infection à VIH/sida ;	- Prise en charge juridique gratuite des malades du sida dont les résultats ont été divulgués par des personnels soignants (conseils et éventuellement rédaction et dépôt de requêtes auprès des autorités judiciaires compétentes). -Prise en charge judiciaire gratuite des personnes indigentes vivant avec le VIH dont les résultats ont été divulgués par des personnels soignants qui le souhaitent. Prendre les textes d'application de la loi n° 001/84 du 20/01/84, portant réorganisation de l'assistance judiciaire -Appliquer les dispositions du code de déontologie des professionnels de la santé et des affaires sociales ainsi que celles du Code pénal.
Violation du droit à l'information	- Rétention des résultats du test par certains médecins ; - Sous-information des malades sur le VIH/sida et sur les effets indésirables que peuvent causer	- Plaidoyer auprès des personnels soignants sur l'intérêt d'informer les personnes vivant avec le VIH concernant leur maladie et les effets indésirables des antirétroviraux.	

	les antirétroviraux.		
Stigmatisation et discrimination dans les soins	- Rejet, injures et dénigrement ; - Négligence et refus de soins ; - Rançonnement ; - Coûts élevés des consultations et des traitements en raison des conditions précaires de vie de la plupart des personnes vivant avec le VIH ; - Inaccessibilité aux antirétroviraux pour le plus grand nombre de personnes vivant avec le VIH ; - Absence des antirétroviraux en sirop destinés aux enfants de moins de 10 ans ; - Inaccessibilité des migrants et réfugiés aux antirétroviraux.	- Plaidoyer auprès des personnels soignants sur le respect de l'éthique et des règles déontologiques qui régissent les professions de la santé.	- Prise en charge juridique gratuite des malades du sida victimes d'injures publiques, de dénigrement, de négligence et de rançonnement de la part des personnels soignants (conseils et éventuellement rédaction et dépôt de requêtes auprès des autorités judiciaires compétentes). - Prise en charge judiciaire gratuite des personnes indigentes vivant avec le VIH victimes d'injures publiques, de dénigrement, de négligence et de rançonnement de la part des personnels soignants qui le souhaitent. Prendre les textes d'application de la loi n° 001/84 du 20/01/84, portant réorganisation de l'assistance judiciaire. - Appliquer les dispositions légales.
Recherche sur le VIH/sida	- Prélèvement du sang par le médecin chez la patiente à plusieurs reprises atteinte par le VIH/sida pour rechercher d'autres pathologies dans le foie ; - La non-communication des résultats à la patiente ; - Absence de consentement de la patiente soumise au prélèvement du sang.	- Mettre en place une commission d'éthique et de droit sur le VIH/sida - Harmoniser les textes nationaux avec les traités et conventions internationaux en matière de recherche sur le VIH/sida. - Prendre des lois nationales répressives mettant en application les dispositions de la déclaration d'Helsinki en matière de VIH/sida ;	

V. Principes clés des droits humains applicables au VIH/sida

Ces principes sont guidés par :
- Droit à la santé ;
- Droit à l'égalité et à la non-discrimination ;
- Droit à la vie privée ;
- Droit à l'information ;

- Droit à la participation ;
- Droit de jouir des avantages des progrès scientifiques ;
- Droit contre la torture et les traitements inhumains ;
- Droit au travail ;
- Droit à l'éducation ; et
- Droit à un niveau de vie adéquate.

VI. Conséquences de la stigmatisation et la discrimination liées au VIH/sida sur la société

Nombre de répercussions ont été identifiées, à savoir :
- La stigmatisation, le déni et la discrimination diminuent l'accès aux soins et au soutien ;
- Les personnes se sachant séropositives ont peur de révéler leur statut sérologique ;
- Les personnes ont peur de subir un test, ce qui pose un problème majeur dans le travail de la prévention du VIH/sida ;
- Plus le silence autour du VIH/sida est grand, plus la stigmatisation et la discrimination à l'égard des personnes infectées par le VIH augmentent;
- La stigmatisation du VIH considère le sida comme une maladie menaçant le pronostic vital, liée au sexe, en contradiction avec les comportements moraux conventionnels liés au choix et à la responsabilité face à la maladie.

VII. Problèmes éthiques soulevés par l'étude

À titre indicatif, les aspects éthiques identifiés se résument comme suit :
- La tromperie ;
- L'exploitation d'une personne vulnérable aux fins de traitement ;
- La maltraitance ou violence morale ;
- Le prélèvement de sang à des fins de recherche sans consentement éclairé de la personne ; et
- L'interdiction à une personne vivant avec le VIH/sida de se rendre à l'hôpital aux fins de trouver la guérison par la foi divine, etc.

VIII. Approche anthropolinguistique sur le discours populaire envers les PVVIH

Cette partie se propose d'analyser les discours populaires ou les constructions langagières ou métaphores développées autour des PVVIH et du VIH/sida dans le contexte congolais. Il s'appuie sur les mots, le langage, les vocables et le vocabulaire actif utilisés dans les langues sociales ou de génération. Ainsi :

- Le VIH est encore appelé en langue sociale par « *Niama* ou virus » ;
- Le sida ou encore « Mine »,
- « *A niati mine* » ou encore il a marché sur la mine ;
- Le sida ou encore « Maladie de quatre lettres » ;
- Le sida ou sortilège « *Bouaka sida* »

Dans le même sens, les données ethnographiques reconstruites au moyen d'entretiens individuels et de groupe sont issues des études de cas réalisées ci-après :

> Mon mari avait le zona, les membres de ma famille se moquaient de moi en me disant que bientôt (to ko zua moto ya sida na famille) qui signifie : bientôt nous aurons une sidéenne dans la famille. J'étais enceinte au moment où le mari avait le zona et après quelque temps, j'avais les douleurs d'accouchement. À cinq mois et demi, l'enfant est décédé. Après l'enterrement, les deux familles ont décidé que nous devions nous séparer. J'ai regagné le domicile familial qui avait un climat malsain.

> À la maison, on évite de boire dans un gobelet que j'ai utilisé. Il suffit qu'on voie une lame de rasoir à terre pour qu'on tienne des propos insinuants qui font mal, très mal. Personne ne peut utiliser mon savon, même si je suis le seul à en avoir à la maison.

> Quand la femme de mon grand-frère m'insultait en disant : « okokufa quel jour, yo moto ya sida… ? (Quand est-ce que tu mourras toi qui as le sida), ça me fait mal.

> Un jour, j'étais dans le bus et une fille m'a reconnu et a dit devant tout le monde que j'avais le sida et qu'elle ne pouvait pas s'asseoir à mes côtés. Je n'avais rien dit. Je suis restée muette parce que je ne voulais pas faire du bruit autour de ça.

> Lorsque je me sens bien et que je sors pour aller travailler, les voisins murmurent en disant : « Moto ya sida abimi te lelo, lelo akweyi »… (La sidéenne n'est pas sortie aujourd'hui, elle est tombée).

> Les amis du quartier qui s'étonnaient de mon amaigrissement commençaient à inciter ma femme à me quitter. Ils lui disaient « Ngue me kuenda kuela mvumbi »… (tu es allée épouser un cadavre) ». Les moqueries étaient difficiles à supporter dans le quartier.

> Moi, en tant que Présidente, je dis toujours que le combat continue même dans ma famille, la discrimination et la stigmatisation sont telles qu'on m'a nommée madame sida. Quand je passe, les voisins me montrent du doigt en disant : »Yé na sida na yé, mokolo nini akokufa… » ce qui signifie : « elle avec son Sida, à quand sa mort » ? (…) Pour répondre à mes voisins, j'ai une astuce : je porte mon panta-

lon avec le slogan VIH/sida, mon tee-shirt VIH/sida, ma casquette VIH/sida et je leur dis : « même si nakufi na sida, yo moto okobika » ? (même si je meurs de sida, toi tu ne mourras pas) ? Ma famille, ce sont les gens qui ont le VIH/sida. Et je dis souvent que le VIH n'est pas plus fort que mon Dieu.

J'avais fait un rêve et j'avais vu mon défunt père, portant une serviette autour des hanches. Il m'a dit « Ngue ke na kubasika na kento ina kaka façon ina? » ? Tu sors avec cette femme sans te protéger ? Tu ne sais pas que c'était la femme de Miche ? Alors le 6 avril 2002, j'ai fait mon test. Il s'est révélé positif.

F3... 53 ans, enseignante, veuve. Elle avait fait son test. Le résultat s'étant révélé positif, elle en avait parlé à toute sa famille. Seul son petit frère, un « parisien refoulé », avait propagé la nouvelle dans tout le quartier. C'est ainsi qu'un de ses amis, un ex-militaire, l'avait surnommée « *Wanguilayo wana* » signifiant petit pois distribué aux réfugiés par le HCR.

La mort au bout de la découverte de l'infection à VIH

C'est plutôt ma mère qui a propagé la nouvelle dans le quartier. Devant les gens elle me disait : « tu es allée ramasser ton sida. Tu vas mourir. Il faut que tu sortes d'ici. Toi et tes enfants, ne touchez pas à tout ce qui m'appartient pour ne pas me contaminer » (…). Elle me dit toujours, si j'avais été sérieuse, je ne serais jamais arrivée là.

C'est en août 2002 après avoir tout fait sans suite que mon père décida que je devrais faire le test de dépistage du VIH/sida. Étant donné que j'étais malade, je ne pouvais pas refuser parce qu'on cherchait les moyens de me soigner. Le résultat a été donné à mon père. C'est mon père qui m'a annoncé que j'avais le sida. J'étais très déçue parce que pour moi, la vie venait de s'arrêter. J'étais vraiment dans le désespoir parce que je savais que j'allais mourir bientôt.

Le jour des résultats, le médecin m'a posé la question de savoir ce que je ferais si on me disait que j'étais contaminée. Je lui ai répondu : que je vais me tuer parce que je souffre beaucoup. Il m'a alors demandé de faire appel à mon fils. Lorsque ce dernier est arrivé, le docteur lui a remis une enveloppe et nous a orientés au CTA où on m'a annoncé ça (le sida). Esalaki ngai agitation (j'étais bouleversée), je devais mourir. Arrivée à la maison, je suis tombée dans la douche et je me suis tournée le dos. Je me posais plusieurs questions ; je voulais savoir comment et pourquoi j'ai eu cette maladie.

L'interprétation du sida comme sanction

La réaction de mes parents a été très négative. Ils tenaient à mon égard des propos insultants, moqueurs et inhumains (Nsondé). Surtout mon papa lorsqu'il avait pris de l'alcool : « c'est votre mauvais comportement qui vous conduit dans les problèmes, tu sais où est-ce que tu as ramassé ta maladie ».

Le repli communautaire des malades du sida

F 11… 53 ans. Étant informée qu'un pasteur d'une église qui guérissait, F 11… s'était rendue sur les lieux. Elle s'était fait consulter, mais le pasteur n'avait pas pu lui révéler la maladie dont elle souffrait bien qu'elle lui eût annoncé sa séropositivité. En revanche, le pasteur interdisait aux adeptes malades de prendre les médicaments et les invitait à se contenter des guérisons miracles de la parole divine.

Recommandations

En vue de réduire les pratiques stigmatisantes et discriminatoires envers les PVVIH dans la société congolaise, quelques recommandations méritent d'être formulées, à savoir :
– Créer un réseau de recherche universitaire pluridisciplinaire (sociologues, anthropologues, psychologues, économistes, juristes, historiens, médecins, PVVIH, organisations de défense des droits de l'homme, organisations syndicales, ONG, administrateurs de travail et inspecteurs, confessionnels et magistrats ou observatoire gouvernemental chargé de réaliser les études sur la discrimination et la stigmatisation envers les PVVIH dans la communauté et les structures publiques) ;
– Élaborer les supports permettant de collecter les données ;
– Élaborer un programme national sur la prévention contre la discrimination et la stigmatisation ;
– Élaborer un guide sur les témoignages des PVVIH.

IX. Analyse de l'environnement juridique dans le domaine du travail

La protection des personnes vivant avec le VIH en milieu professionnel nécessite une législation adéquate. La présente étude a pour objet de faire le diagnostic de la législation et la réglementation du travail afin d'en déceler les faiblesses dans la perspective d'une protection efficace des personnes vivant avec le VIH/sida ainsi que de suggérer les amendements et améliorations à y apporter. Cette analyse se base sur les domaines d'intérêts que sont : le dialogue social, le dépistage obligatoire pour toute demande d'emploi, le maintien de la relation d'emploi, la prévention et la prise en charge.

9.1. Suggestions

L'analyse de la législation du travail ainsi que les suggestions qui en découlent portent exclusivement sur les domaines d'intérêts susmentionnés suivant le tableau synthétique ci-dessous.

Domaine d'intérêts	Disposition de référence	Faiblesse	Action à mener
Dialogue social et reconnaissance du VIH comme question liée au lieu de travail	Article 169 du Code du travail (commission nationale consultative du travail)	N'inclut pas le VIH/sida comme problème lié au Code du travail, donc objet de dialogue social.	Inscrire le VIH/sida comme problème dont la commission a compétence.
		N'intègre pas le Ministère du Travail dans le programme de lutte contre le VIH/sida.	Créer une unité de lutte contre le sida au Ministère du Travail.
	Article 56 (domaines concernés par les conventions collectives).	N'intègre pas le sida comme domaine de conventions collectives.	Inscrire la protection et la prise en charge des personnes vivant avec le VIH/sida comme matière des conventions collectives.
Maintien de relation d'emploi et protection contre le licenciement	Article 42 du Code du travail	N'intègre pas le sida dans la protection contre le licenciement abusif.	Intégrer à cet article le licenciement pour cause du VIH/sida comme abusif.
	Article 47 du code du travail et conventions collectives	Remplacement quasi systématique du travailleur malade après 6 mois de suspension.	Prolonger la durée pour les personnes atteintes du VIH/sida (durée à déterminer avec le médecin)
			Ajouter dans les conventions collectives que les malades du VIH/sida continueront à travailler aussi longtemps que leur état le permet.
Dépistage en vue de l'exclusion de l'emploi et du travail.	Article 142 du Code du travail ; articles 7, 8, 9 de l'Arrêté n°9033/MTEFPPS/DGT/DHSST du 10/12/1986	Ne précisent pas le contenu des examens d'embauche, de reprise de service et de ré-embauche.	Préciser le contenu des examens pour l'embauche et interdire à cet effet le dépistage obligatoire du VIH/sida.
Prévention et milieu du travail sein.	Articles 7 et 10 de l'arrêté n° 9033/MTERFPPS/DGT/DHSST du 10/12/1986.	N'intègrent pas le VIH/sida et les MST comme des domaines d'action privilégiés des centres sociosanitaires d'entreprises	Inscrire la prévention, l'éducation et l'information sur le VIH/sida comme attribution des centres sociosanitaires dont il convient de veiller à l'installation dans toutes les entreprises.

Prise en charge et soutien	Code de sécurité sociale	Le VIH/sida n'est pas une maladie professionnelle	Instituer un système d'assurance maladie.
	Système de sécurité sociale	Absence d'un régime d'assurance maladie.	
	Articles 211 et 212 de la loi n° 21-89 du 14 novembre 1989, portant refonte du statut général de la fonction publique.	Inapplication des dispositions Absence des textes d'application Non-référence expresse à la spécificité du VIH/sida	Appliquer les dispositions pertinentes. Prendre des textes d'application. Intégrer les mesures de protection et de prise en charge des PVVIH.
	Articles 142 à 148 du Code du travail et conventions collectives ; Arrêté n° 9035/MTERFPPS/DGT/DHSST du 10/12 1986.	Frais pharmaceutiques et d'hospitalisation ; Prise en charge par l'employeur compris entre 25% et 70% et a des disparités suivant les tranches d'activités et ne fixe pas de minima.	Adopter un taux minimum de prise en charge.

Conclusion

La présente analyse a permis de déceler autant qu'il a été possible quelques faiblesses de notre législation du travail en vue d'une protection efficace des travailleurs atteints du VIH/sida. Elle n'est cependant ni normative ni exhaustive. Elle est plutôt suggestive et devait susciter les débats et des réflexions plus approfondies.

Elle n'exclut pas par ailleurs les actions multiformes qu'il conviendra de mener dans d'autres domaines comme l'éducation et la formation des acteurs (inspecteurs du travail, les médecins du travail, les syndicats et le patronat) aux enjeux de la maladie.

Bibliographie

Unité de lutte contre le VIH/sida du ministère de la Justice, 2004, *Rapport d'étude sur la stigmatisation et la discrimination envers les Personnes vivant avec le VIH/sida.*
SEP/CNLS, 2003, *Enquête de séroprévalence nationale du VIH/sida*
Jacques Sémelin, décembre 2005, *Éthique, santé publique et responsabilité individuelle.*
Code de bonne pratique des ONG intervenant dans la lutte contre le VIH/sida, 15 mars 2004.

SEXUALITE, REPRESENTATIONS ET CROYANCES FACE AU VIH/SIDA AU CONGO/BRAZZAVILLE

Julien Mbambi[*]

Introduction

En Afrique l'épidémie de VIH/sida s'est manifestée à la fin des années 70 et au début des années 80. Depuis l'apparition de l'épidémie, la forte mortalité a suscité la prise de conscience qui a donné lieu à une grande mobilisation au niveau mondial et à l'échelle des nations. La plupart de pays du Nord et du Sud ont adopté une politique de lutte contre le VIH/sida, en mettant l'accent sur la prévention et la prise en charge psychosociale des personnes infectées. Au Congo, le PNLS d'abord, et le SEP/CNLS ensuite ont été institués par les pouvoirs publics face à l'ampleur de l'épidémie avec comme enjeu la réduction de la vulnérabilité au VIH/sida.

Selon le rapport de l'ONUSIDA 2005, l'évolution de l'épidémie présente des chiffres encore jamais atteints[81]. L'Afrique avec un nombre croissant de personnes infectées demeure la région du monde la plus touchée par le VIH/sida. En effet plus de 60 % de personnes séropositives vivent en Afrique subsaharienne. Les taux de prévalence sont variables, mais on trouve des taux élevés dans certains pays, notamment en Afrique subsaharienne. L'Afrique australe, avec environ plus 15 millions, soit plus d'un tiers de personnes infectées par le virus, est la partie du continent la plus touchée. Au Congo, avec un taux de séroprévalence de 4,2 %, environ 80.000 à 110.000 personnes sont infectées par le VIH. La prévalence est particulièrement élevée dans les tranches d'âge de 35 à 49 ans chez les hommes et de 25 à 39 ans chez les femmes. Les femmes, avec un taux de séroprévalence de 4,7 %, sont plus touchées que hommes dont le taux est estimé à 3,8 %.

L'épidémie a des conséquences dramatiques, et elle représente une grave crise pour le développement économique et social des pays d'Afrique sub-

---

[*] **Julien Mbambi** est maître-assistant au département de psychologie, Université Marien Ngouabi, Brazzaville.

[81] 40,3 millions de personnes porteuses du VIH - 4,9 millions de personnes infectées durant l'année 2005 - 3,1 millions de personnes décédées.

saharienne. Les graves conséquences démographiques, économiques, psychologiques et sociales de l'épidémie en Afrique suscitent des interrogations sur le devenir de ce continent. Des ressources importantes sont mobilisées pour faire face à l'épidémie et à la prise en charge des malades. Depuis plusieurs années, les efforts fournis dans le cadre de la prévention ont suscité l'espoir de maîtriser l'épidémie. Mais le nombre croissant de nouvelles infections entretient le doute et accroît l'inquiétude quant au devenir des pays concernés.

Sur le plan scientifique, de nombreux travaux consacrés à l'épidémie du sida ont donné lieu à une réflexion élaborée qui a permis de saisir l'ampleur et d'appréhender les causes directes de l'épidémie, ainsi que les facteurs économiques, sociaux et culturels qui la déterminent. Les facteurs qui limitent l'efficacité de la prévention ont été étudiés par des recherches qui révèlent les caractéristiques de l'épidémie de sida en Afrique. En Afrique la transmission hétérosexuelle étant dominante, le comportement sexuel s'est révélé comme le facteur le plus important de la propagation de la maladie. La sexualité est liée à de multiples facteurs qui expliquent la complexité des comportements sexuels et des attitudes face à l'épidémie et des résistances aux campagnes de prévention.

La sexualité en question

La sexualité humaine, objet de réflexion sur le monde contemporain, était pendant longtemps sous l'effet de la « répression » (Michel Foucault, 1976)[82] un thème peu abordé. La multiplication du discours sur le sexe, à partir du XIIIe siècle, en Occident, émane de l'Église catholique et de la littérature érotique, cherchant à produire des effets spécifiques de maîtrise et de détachement d'une part ; de valorisation du discours lui-même et d'affirmation d'une sexualité épanouie d'autre part. La sexualité est plus aisément abordée dans les domaines de la sexologie, comme art ou technique du bon fonctionnement sexuel et de la médecine qui fournit des conseils et offre des services sur la contraception, la procréation et les maladies sexuellement transmissibles dont le VIH/sida. Ces disciplines ont pris le relais de l'institution religieuse qui, depuis le Moyen Âge, s'efforçait de dire et de faire dire un discours normatif sur la sexualité. Face à ces disciplines à visée pratique, les sciences sociales s'intéressent à la sexualité d'un point de vue scientifique, non pas comme quelque chose à condamner ou à tolérer, mais comme objet de savoir, un champ de significations à déchiffrer.

La croissance démographique, la contraception et l'expansion du sida ont suscité une réflexion qui met en relief l'importance du débat sur la sexualité

---

82 Michel Foucault 1976, *Histoire de la sexualité I, La volonté de savoir*, Paris, Éditions Gallimard.

dans les sociétés contemporaines. En Afrique, même s'il ne faut pas minimiser les autres modes de transmission, la transmission hétérosexuelle reste dominante. La sexualité à laquelle renvoient la fécondité et le VIH/sida est au cœur des recherches et interventions régulatrices avec l'appui des organisations internationales. Les recherches de type médical et sanitaire, financées par des organismes internationaux, appréhendent la sexualité dans une perspective qui réduit son acception en mettant l'accent sur l'aspect biologique et comportemental de l'activité sexuelle. Or la sexualité est un phénomène complexe où le corporel, le social et le mental sont étroitement liés. Les liens entre ces composantes sont une construction résultant des rapports de l'individu avec la culture. En effet, comme le souligne M. Bozon : « Dans le désir humain, les corps ne sont pas agis par l'instinct : ils font ce qu'ils savent (pour l'avoir appris) et savent (c'est-à-dire se représentent) ce qu'ils font »[83].

L'accent mis sur l'aspect biologique de l'activité sexuelle a eu pour effet majeur de « désocialiser » l'activité sexuelle et de considérer le rôle de la construction sociale et culturelle comme étant secondaire. Or l'analyse de la sexualité ne saurait se limiter à ce que font les corps. Elle doit aussi prendre en considération les significations que les sujets attachent à leur activité sexuelle et à leurs pratiques. Les fonctionnements et les désirs relatifs à la sexualité recouvrent des aspects si subtils qu'il est difficile de les saisir dans le cadre d'une vision trop restrictive qui met l'accent sur la dimension biologique et comportementale.

La sexualité humaine n'est pas l'expression de la seule nature, elle est également une construction culturelle. Elle est à entendre comme « un lieu privilégié du corps où se soudent la logique des individus et celle de la société » (M. Godelier, in N. Bajos et al., 1995). Elle relève du registre de la subjectivité, car elle implique une élaboration psychique spécifique par des individus qui mobilisent le corps physique et produisent des significations. Elle doit être appréhendée dans une perspective qui dépasse le cadre des impulsions biologiques et de la régulation sociale en intégrant les processus psychologiques.

Or, comme le fait remarquer D. Vangroenweghe (2000), il y a peu d'études approfondies sur la sexualité en Afrique. Les africanistes ont peu publié sur la sexualité. La plupart des recherches, en sciences sociales, sur ce thème, comme nous le fait remarquer M. Bozon (1999), n'abordent pas l'activité sexuelle proprement dite, mais s'attachent souvent aux aspects purement symboliques et aux représentations. La sexualité n'a été d'abord approchée que par ses « résultats » et ses traductions institutionnelles : fécon-

---

83. M. Bozon (1999), « Les significations sociales des actes sexuels », in *Actes de la recherche en sciences sociales,* n° 128, 95, p. 4.

dité, mariage, organisation familiale, etc. Les études anthropologiques ont permis de montrer l'importance de la relation entre *sexualité et reproduction* d'une part ; et entre *sexualité et genre* d'autre part. La sexualité, objet d'un contrôle social à travers les groupes de parenté et la famille, s'inscrit dans un ordre symbolique.

Les sciences humaines et le VIH/SIDA

Les enquêtes quantitatives KABP[84] ont fourni des éléments ayant permis d'orienter les stratégies de prévention. Elles ont fourni de précieux renseignements sur la transmission du VIH/sida qui ont suscité l'intérêt pour la sexualité et pour les enquêtes qualitatives plus approfondies. Les progrès considérables de la statistique, des techniques d'observation et d'analyse quantitative ont donné lieu à des estimations fiables. Les données chiffrées permettent de saisir des tendances et l'ampleur de l'épidémie. Mais les approches quantitatives ne prennent pas en compte les aspects subjectifs, affectifs et relationnels des relations sexuelles qui déterminent la complexité de la sexualité.

Dans les enquêtes sur le VIH/sida qui réfère à la sexualité se pose le problème de la fiabilité des données recueillies, compte tenu des biais dans les réponses (parfois trompeuses) liés au sexe des enquêteurs (réponses différentes selon que l'enquêteur est un homme ou une femme). La sexualité étant régie par des interdits et des normes hérités des traditions, il est très difficile de vaincre les « *barrières du silence et du secret* » (C. Rivière, 1990).

Les recherches qualitatives approfondies s'avèrent nécessaires pour éclairer des questions qui surgissent concernant le vécu de la maladie, l'annonce de la séropositivité, la prise en charge des personnes infectées, la perception des messages de prévention, les positions par rapport au port du préservatif, l'évaluation des risques, les interprétations concernant l'origine des contaminations, les modes de protection imaginaire, les recours thérapeutiques, l'accès aux médicaments antirétroviraux (cf. ANRS-ORSTOM, Le sida en Afrique, 1997).

De la prévention aux traitements ARV

Les conférences internationales sur le sida offrent un espace de rencontres et d'échanges d'expériences entre les professionnels du Nord et du Sud sur une question considérée comme une « urgence mondiale ». Pendant plusieurs années le discours sur la prévention était dominant. Actuellement l'initiative internationale d'accès aux traitements est au centre des discussions. En ef-

---

84. (Knowledge, Attitudes, Beliefs, Practices).

fet, les progrès obtenus dans la prise en charge médicale dans les pays du Nord, ont donné lieu à une campagne internationale en faveur de l'accès aux médicaments essentiels, et en particulier aux antirétroviraux qui se sont révélés efficaces, mais qui sont onéreux pour les pays du Sud. La littérature consacrée à la question de l'accès aux traitements antirétroviraux demeure assez restreinte. Les médicaments fabriqués et venus d'ailleurs représentent, certes, un coût financier trop élevé pour des pays pauvres et des populations aux ressources limitées, sans protection sociale, vivant dans la précarité.

Si l'on prend en considération le contexte international et les particularités propres aux contextes locaux des sociétés africaines, ne serait-il pas réducteur d'envisager l'accès aux traitements simplement sous l'aspect du coût financier ?

Les recherches portant sur l'observance des traitements antirétroviraux et ses déterminants en Afrique révèlent, certes, qu'un traitement dispensé à un moindre coût favorise la continuité du traitement. Mais, en général, il apparaît que l'observance des traitements dépend de multiples facteurs. Ainsi comme le font remarquer A. Desclaux et al. (2002), l'accès aux traitements n'est pas qu'une question d'argent. La question de l'accès aux traitements antirétroviraux nécessite des investigations approfondies. Elle suscite des interrogations, notamment sur les compétences des équipes soignantes en matière de communication, sur le vécu des soignants, en tant qu'acteurs engagés dans des relations interpersonnelles et qui concourent à la prise en charge thérapeutique des personnes infectées par le VIH/sida, sur l'engagement des firmes pharmaceutiques à assurer la disponibilité des médicaments antirétroviraux et sur l'adhésion des patients eux-mêmes aux traitements.

Les représentations du sida, comme maladie de la mort, ont des incidences sur la communication entre patients et soignants, au sein de l'institution hospitalière. L'efficacité des médicaments donnés gratuitement ou à un moindre coût suppose l'observance des principes, la régularité, la continuité, autrement dit l'implication effective des patients dans le processus thérapeutique. Ainsi les traitements, pour s'inscrire dans la continuité et pour être efficaces, requièrent un appui sur les dispositions intérieures du sujet concerné.

Les pressions au niveau international visant à favoriser l'accès des pays du Sud aux médicaments essentiels attestent que la solidarité des pays du Nord, et notamment des firmes pharmaceutiques envers les pays du Sud est l'objet d'âpres négociations entre divers acteurs dont les discours renseignent sur les considérations idéologiques, les imaginaires sociaux et les représentations du monde des uns et des autres.

L'accès aux médicaments essentiels n'est-il pas confronté à des difficultés liées à la communication interculturelle ? Les médicaments représentent un enjeu économique majeur pour les firmes pharmaceutiques et un enjeu social capital pour les pays qui subissent les graves conséquences liées au sida.

Les relations entre les pays du Nord et ceux du Sud ont une histoire qui pèse sur le climat des discussions au sujet de l'aide attendue par les uns, apportée par les autres, et sur les rapports de coopération. L'échec de la conférence de l'Organisation mondiale du commerce (OMC) illustre les difficultés d'un dialogue plutôt difficile, source d'incompréhensions et de conflits entre le Nord et le Sud.

Les thérapeutiques locales et le rôle des guérisseurs traditionnels occupent une place importante dans les dispositifs de prise en charge psychosociale et thérapeutique des malades du sida dans les sociétés africaines. Elles reposent sur des valeurs, des croyances et des représentations liées à la maladie, à la santé qui sont fortement ancrées. Les fondements et l'efficacité symbolique de telles thérapeutiques constituent un objet d'interrogations dans le vaste champ des sciences sociales et humaines.

Dynamique de l'épidémie de sida : le culturel et le psychique, représentations et croyances

Les mythes d'Afrique (Akoun A., 1985) qui renvoient au temps des origines et qui expriment la permanence de la mémoire collective révèlent comment se sont constitués des systèmes de représentations et de valeurs propres aux sociétés et leurs cultures, autrement dit, leurs visions du monde. Les mythes et les rites africains montrent à quel point le domaine de la sexualité et de la reproduction recouvre une dimension imaginaire particulièrement prégnante. Les prescriptions, les interdits et les pratiques rituelles qui accompagnent le mariage, la grossesse, la naissance, ainsi que le discours sur les « *humeurs du corps* » (F. Héritier, 1994), s'inscrivent dans des systèmes de représentation et dans des logiques sociales.

La sexualité, envisagée sous le signe de la fécondité, ne peut être dissociée de la parenté qui a été pendant longtemps un des objets privilégiés de l'anthropologie. Les relations entre les sexes et les générations sont régies par des logiques propres aux systèmes communautaires et hiérarchiques qui prescrivent à chacun sa place et des devoirs. Les systèmes de parenté, les liens familiaux peuvent être considérés comme les instruments privilégiés du conditionnement social des hommes et des femmes, avec leurs expériences, leurs désirs, leurs représentations.

Dans l'organisation familiale traditionnelle, la famille a un rôle essentiel d'engendrement, de renouvellement des générations et aussi une fonction essentielle de transmission de la tradition culturelle. La transmission ne concerne pas seulement des connaissances, mais aussi le modelage des sentiments d'où naissent les liens sociaux. Dans le processus de socialisation, la famille représente l'instrument privilégié, le lieu où se noue le lien social qui lie l'individu à sa communauté d'appartenance, le lieu psychique et social où se structure *l'identité* du sujet.

Dans l'organisation sociale traditionnelle, le masculin et le féminin entretiennent une relation complexe sur un mode symbolique et imaginaire. Les représentations des rôles sexuels s'inscrivent dans des systèmes de représentations et de valeurs qui définissent comment la sexualité des hommes et des femmes doit être mise en scène, avec des enjeux identitaires qui servent à légitimer les rapports sociaux de parenté et la domination masculine.

Les campagnes de prévention des maladies sexuellement transmissibles et du VIH/sida touchent au champ de la sexualité qui est au centre de la reproduction sociale. Elles rencontrent des résistances dont l'analyse permet de mettre en évidence l'influence des croyances, des représentations socialement élaborées et partagées. Le sida en Afrique intervient dans un contexte social et culturel caractérisé par des systèmes de croyances, de valeurs et de représentations qui orientent les interprétations de la maladie vers des causalités mystiques et qui déterminent les attitudes, les comportements ainsi que les pratiques. Des croyances et des représentations liées à la maladie du sida, au préservatif et autres moyens de protection et aux traitements déterminent le déni de la maladie, les protections imaginaires, les recours thérapeutiques, le refus du dépistage, l'accès et la non-observance des traitements.

L'analyse du contexte social et culturel au Congo, où le taux de séroprévalence est de 4,2 et où le mode de transmission hétérosexuelle est dominant, permet d'appréhender les facteurs de vulnérabilité au VIH de la population. Les croyances et représentations liées aux causalités sorcières, mises en évidence par F. Hagenbucher-Sacripanti (1994), suscitent le déni de la maladie ; les résistances au port du préservatif, au dépistage volontaire du VIH et aux traitements modernes. Les comportements sexuels à risque et les pratiques qui en tiennent lieu sont en discordance avec la connaissance des risques, des modes de transmission et des moyens de prévention du VIH/sida. Dans ce contexte où la fécondité (la propension à procréer) rattachée à des systèmes de croyances et de représentations reste une valeur dominante largement partagée et où la liberté sexuelle émerge comme valeur, certains faits permettent de souligner la place du désir d'enfants dont découle la fécondité et du désir de jouissance sexuelle parmi les facteurs de résistance à la prévention du VIH/sida.

Désir d'enfants irrépressible

La forte mortalité des femmes et des enfants au Congo[85] bouleverse un ordre, car elle affecte la transmission intergénérationnelle. Elle touche la so-

---

85 Mortalité maternelle : 781/100.000 naissances vivantes pour la période de 1999-2005. Taux de mortalité néonatale : 33 décès pour 1000 naissances vivantes pour la période 2001-2005. Source : EDSC-I, 2005.

ciété congolaise au cœur de son système de reproduction sociale. Elle tend à réactiver un désir d'enfants profondément ancré et irrépressible. Elle suscite le besoin d'« enfants de remplacement » (Hanus et Sourkes, 1997) qui procèdent du travail de deuil. Ce travail de deuil permet d'assumer la perte, de la vivre et de la supporter.

En dépit de multiples campagnes de promotion de la contraception moderne, le taux d'utilisation de la contraception par les femmes congolaises reste relativement faible. Les données de l'enquête démographique et de santé (EDSC-I, 2005) révèlent que 13,5 % seulement des femmes sexuellement actives utilisent une méthode contraceptive moderne. 55,9 % des femmes n'utilisent pas de méthode contraceptive. La non-utilisation de la contraception est liée au refus systématique de la contraception parmi les femmes de 15-29ans (30,6 %) à l'opposition du conjoint parmi les jeunes femmes de 15-19 ans (6,1 %), à la peur des effets secondaires (dont la stérilité) et au désir d'avoir des enfants sans limitation (12,8 %). En général, les femmes en union ayant déjà des enfants expriment le désir d'en avoir encore plus tard.

Des représentations sont fortement enracinées dans la culture concernant la sexualité ayant pour finalité la reproduction. L'explication du désir d'enfants, de la part tant des hommes que des femmes jeunes et adultes, réside dans des logiques singulières élaborées intérieurement. Le désir d'enfants profondément ancré dans le psychisme semble ne pas se laisser annihiler par des considérations objectives relatives au risque pour la santé des relations sexuelles non protégées et aux charges supplémentaires engendrées par la naissance d'un enfant.

Désir de jouissance sexuelle en puissance

La sexualité ayant pour finalité la jouissance, non assujettie à l'impératif de reproduction, est en pleine expansion, notamment dans des contextes urbains caractérisés par le développement des relations intimes, la multiplication des besoins nouveaux, parmi lesquels le besoin de vivre une sexualité libre et épanouie. Certains faits en témoignent.

La fréquence des avortements parmi les jeunes filles à Brazzaville[86] atteste que la liberté sexuelle est une valeur investie par les jeunes générations. La sexualité, assumée plus ou moins librement, en attendant de devenir mère ou père, est vécue par les jeunes et adolescents comme un moyen d'entretenir des relations amicales durables ou éphémères.

Les données de l'enquête démographique et de santé mettent en évidence le phénomène des partenaires sexuels multiples, tant pour les hommes que pour les femmes dans la société congolaise. En effet le nombre moyen de

---

86 ACBEF/IPPF/Union européenne, *Étude sur les interruptions volontaires de grossesses chez les adolescents et jeunes à Brazzaville*, 2006.

partenaires sexuels sur la durée de vie est de 4,2 pour les femmes âgées de 15-49 ans ; et de 12,8 % pour les hommes âgés de 15-59 ans (EDSC-I pp. 212 et 214).

L'enquête réalisée à Brazzaville (ACBEF, 2004)[87] fait état des justifications fournies par les adolescents et les jeunes au sujet des multiples partenaires sexuels. Les discours mettent en exergue des motivations diverses : l'argent, la jouissance, le plaisir, la joie, la fierté. Le phénomène des partenaires sexuels multiples peut s'expliquer par l'influence de certains facteurs, notamment le contexte de promiscuité urbaine et de précarité, des représentations de la virilité masculine, de la féminité et du plaisir sexuel.

Le désir de jouissance sexuelle renvoie à des représentations et à l'imaginaire en rapport avec l'alcool, les substances aphrodisiaques, les images érotiques et pornographiques porteuses de fantasmes, considérés comme ayant des effets excitants. Parmi un échantillon de 132 adolescents âgés de 14-17 ans interrogés sur leur comportement sexuel, 50,0 % de filles et 36,0 % de garçons disent avoir eu des relations sexuelles sous l'effet de l'alcool. Dans des proportions plus faibles, mais non moins significatives, 17 % de filles et 21 % de garçons disent avoir consommé des substances aphrodisiaques (roche, chanvre, cocaïne et autres). Certaines pratiques, telles que la sodomie, la fellation, l'échange de partenaires, mises en valeur par les jeunes, parce qu'elles procurent le plaisir, la joie, sont en rapport avec le désir de jouissance sexuelle. Désir de jouissance sexuelle qui incite à nier ou à minimiser le risque encouru en ayant des relations sexuelles sans port du préservatif et à élaborer des protections imaginaires contre le risque.

Désir de jouissance sexuelle et rapport au préservatif

L'enquête démographique et de santé (EDSC-I, 2005) révèle que :
1. Parmi 915 jeunes femmes sexuellement actives âgées de 15-19 ans, 79,4 % ont eu des rapports sexuels à risques dans les 12 derniers mois ayant précédé l'enquête.
2. Parmi 727 jeunes femmes âgées de 15-19 ans 19,5 % ont utilisé le condom lors des rapports sexuels avec un partenaire non marital et non cohabitant. (EDSC-I, p. 227)
3. Parmi 389 jeunes hommes âgés de 15-19 ans 98,6 % ont eu des rapports sexuels à risque au cours des 12 derniers mois ayant précédé l'enquête.
4. Parmi 384 jeunes hommes de 15-19 ans, 32,5 % ont utilisé un condom lors des rapports sexuels avec une partenaire non maritale et non cohabitante (EDSC-I, p. 228).

---

87 « Enquête sur les connaissances, attitudes et pratiques à risque en matière de santé de la reproduction des jeunes et des adolescents à Brazzaville ».

5. Parmi 2266 femmes âgées de 15-24 ans : 59,6 % ont eu des rapports sexuels à risque lors des 12 derniers mois. Dans les autres tranches d'âge, les proportions sont respectivement de : 31,9 % parmi 1112 femmes de 25-29 ans ; 22,7 % parmi 1573 femmes de 30-39 ans ; 17,2 % parmi 762 femmes de 40-49 ans :

6. Parmi 1350 femmes âgées de 15-24 ans, 20,0 % ont utilisé le condom au cours des derniers rapports sexuels. Dans les autres tranches d'âge, les proportions sont respectivement de : 27,2 parmi 354 femmes de 20-29 ans ; 21,2 %, parmi 357 femmes de 30-39 ans ; 14,5 parmi 131 femmes de 40-49 ans. (EDSC-I, p. 212)

7. Parmi 830 hommes âgés de 15-24 ans : 93,8 % ont eu des rapports sexuels à risque lors des 12 derniers mois. Dans les autres tranches d'âge, les proportions sont respectivement de : 89,5 % parmi 441 hommes de 25-29ans ; 65,7 % parmi 449 hommes de 30-39 ans ; 31,9 % parmi 485 hommes de 40-49 ans :

8. Parmi 778 hommes âgés de 15-24 ans, 37,5 % ont utilisé le condom au cours des derniers rapports sexuels. Dans les autres tranches d'âge, les proportions sont respectivement de : 41,4 % parmi 295 hommes de 20-29ans ; 53,5 %, parmi 332 hommes de 30-39 ans ; 49,3 % parmi 154 hommes de 40-49 ans.(EDSC-I, p. 214)

9. Les pourcentages des femmes et hommes qui ont eu des rapports sexuels à risque sont relativement élevés. Les pourcentages des femmes et hommes qui utilisent le préservatif sont relativement faibles. Ces données quantitatives laissent entrevoir que, dans la dynamique des comportements sexuels, il y a une tension entre la représentation du plaisir sexuel et la représentation du préservatif. Sur le plan objectif, le préservatif est représenté comme une barrière au virus, sur le plan subjectif, comme une barrière à la jouissance sexuelle. Les données de l'enquête démographique et de santé suscitent des interrogations auxquelles peuvent répondre des recherches qualitatives sur la vulnérabilité au VIH/sida des hommes et femmes, jeunes et adultes.

10. Le pourcentage des hommes qui utilisent le préservatif est plus élevé que celui des femmes. Ce fait confirme l'idée selon laquelle l'initiative, en matière d'utilisation ou non du préservatif, revient plutôt aux hommes. Les femmes éprouvent des difficultés à négocier l'utilisation du préservatif lors des relations sexuelles dans un contexte où l'influence des représentations des rôles sexuels laisse une place prépondérante au masculin par rapport au féminin dans la prise de décision en matière de sexualité.

Par ailleurs des résistances à l'utilisation du préservatif sont liées à des croyances et des représentations véhiculées dans les discours populaires qui laissent entendre que le préservatif « diminue le plaisir », « peut provoquer des maladies », « peut se déchirer », « peut aller dans l'utérus ». Ces croyances et représentations apparaissent comme des systèmes de défense élaborés, à la fois, pour légitimer le désir de jouissance sexuelle et pour réduire l'angoisse suscitée par le risque.

Or la place du préservatif dans le dispositif de prévention du VIH/sida est essentielle dans un contexte où la transmission hétérosexuelle est dominante. Un travail d'élaboration psychique concernant les représentations du risque, du plaisir sexuel et du préservatif, qui sous-tendent les comportements sexuels à risque, s'avère nécessaire dans la perspective du changement de comportements et de pratiques sexuels pour réduire la vulnérabilité au VIH/sida.

Conclusion

La connaissance des facteurs de vulnérabilité au VIH/sida et de résistance à la prévention de l'épidémie du sida ne peut être réduite à l'examen des données quantitatives. La complexité inhérente à ces questions appelle à prendre en considération les facteurs subjectifs déterminant les comportements et pratiques sexuels. Les représentations liées à la sexualité, qui est au cœur du VIH/sida, constituent une dimension essentielle à explorer et à analyser pour éclairer davantage les facteurs de vulnérabilité et de résistance.

La prévention du VIH/sida est confrontée à l'influence des représentations culturelles et sociales qui déterminent les comportements et pratiques sexuels. Le manque de réceptivité aux messages véhiculés et les comportements et pratiques sexuels à risque appellent à une réflexion sur les stratégies de communication mises en œuvre pour réduire la vulnérabilité au VIH/sida, sur les attitudes des acteurs impliqués dans les activités de communication, des personnels et agents impliqués dans la prise en charge médicale et psychosociale des malades du sida. L'épidémie du sida a des conséquences indirectes et imprévisibles dans les familles et dans les sociétés qui font peser de graves menaces sur le lien social et le développement. Elle mobilise la communauté internationale comme en témoignent les conférences internationales sur la question depuis vingt ans et l'inscription de la lutte contre le VIH/sida parmi les Objectifs de développement pour le millénaire (OMD).

Dans la lutte contre le VIH/sida, le chemin qui conduit des connaissances aux comportements et pratiques est long et sinueux. Il passe par un changement de représentations sociales et culturelles qui nécessite un horizon de temps relativement long et des stratégies de communication persuasive appropriées prenant en compte la diversité des situations, la subjectivité et l'intersubjectivité, les réalités du contexte local, et impliquant les sujets concernés eux-mêmes. Le sida place les chercheurs en sciences humaines en face des questions complexes qui doivent être appréhendées dans une perspective large, transdisciplinaire et impliquant la déconstruction des anciens paradigmes ou modèles explicatifs résultant d'une vision globale et restrictive des phénomènes psychosociaux pensés en extériorité. D'où l'intérêt des regards croisés et du dialogue interdisciplinaire entre chercheurs sans remettre en cause leurs identités respectives et la spécificité des champs disciplinaires voisins.

Bibliographie

AKOUN A. (sous la direction de), 1985, *Mythes et croyances du monde entier*, Paris, Éditions Lidis-Brepols

ANRS/ORSTOM, 1997, *Le sida en Afrique*, Collection Sciences sociales et sida

BOZON M. (1999), « Les significations sociales des actes sexuels », in *Actes de la recherche en sciences sociales,* n° 128, 95, pp. 3-23

CAMILLERI C. (sous la direction de), 1989, *Chocs de cultures : concepts et enjeux pratiques de l'interculturel*, Paris, Armand Colin/Masson

CASTORIADIS C., 1975, L'institution imaginaire de la société, Paris, Le Seuil.

DESCLAUX A., LANIECE I, NDOYE I, TAVERNE B. (sous la direction de), 2002, L'initiative sénégalaise d'accès aux médicaments antirétroviraux, Analyses économiques, sociales, comportementales et médicales, paris, ANRS.

FOUCAULT M. 1976, *Histoire de la sexualité I, La volonté de savoir*, Éditions Gallimard.

GODELIER M. et HASSOUN J., 1996, « Meurtre du père ou sacrifice de la sexualité ? Conjectures sur les fondements du lien social », in *Les Cahiers d'Arcanes*, Éditions Arcanes, pp. 21-52.

HAGENBUCHER-SACRIPANTI F., 1994, *Représentations du sida et médecines traditionnelles dans la région de Pointe-Noire*, Paris, ORSTOM.

HANUS M.et Sourkes B.M., 1997, *Les Enfants en deuil, portraits du chagrin*, Paris, Editions Frison-Roche.

HERITIER F., 1994, *Les Deux soeurs et leur mère*, Paris, Éditions Odile Jacob.

JODELET D., 1997, *Les Représentations sociales,* Paris, PUF.

Marc E. et PICARD D., 2000, *Relations et communications interpersonnelles*, Paris, Dunod.

MATTELART A., 1999, *La Communication-monde, histoire des idées et des stratégies*, Paris, Éditions La Découverte.

MBAMBI J., 2005, *Expériences féminines à Brazzaville, Fécondité, identité sexuelle et modernité en Afrique subsaharienne*, Paris, L'Harmattan

MELVILLE J. et HERSKOVITS, *Les Bases de l'anthropologie culturelle*, Paris François Maspero, « Petite collection ».

Ministère du Plan, de l'Aménagement du territoire, de l'Intégration économique et du NEPAD ; Centre national de la statistique et des études économiques (CNSEE), 2006, Enquête démographique et de santé (EDSC-I, 2005), Maryland, CNSEE, ORC MACRO

PROLONGEAU H. 1995, *Une Mort africaine, le sida au quotidien*, Paris, Éditions du Seuil.

RIVIERE C., 1990, *Union et procréation en Afrique*, Paris, L'Harmattan
ROELENS N., 2003, *Interactions humaines et rapports de force entre les subjectivités*, Paris, L'harmattan.
SFEZ L., 1992, *Critique de la communication*, Paris Éditions du Seuil
VANGROENWEGHE D., 2000, *Sida et sexualité en Afrique*, Anvers, Éditions EPO.

LES PRATIQUES HYGIÉNIQUES, APHRODISIAQUES ET PHYTOTHÉRAPEUTIQUES CHEZ LES PROSTITUÉES DE BRAZZAVILLE, DE OUESSO ET DE POKOLA ET LA LUTTE CONTRE LE VIH/SIDA AU CONGO

Raoul Goyendzi[*]

Au Congo, l'estimation du taux de prévalence du VIH/sida selon l'enquête de séroprévalence conduite par le CREDES en 2003 était de 4,2 % chez les Congolais âgés de 15 à 29 ans. Elle est passée à 5 % selon le rapport de l'OMS/ONUSIDA de 2006. Cette progression du taux de prévalence du VIH/sida est significativement révélatrice d'une double réalité : l'ignorance encore avérée de la pandémie au sein de la population et consécutivement le relatif impact des diverses campagnes de lutte contre le VIH/sida. Le second constat tiré de l'analyse de ces deux travaux est la mise en évidence d'une tendance à la féminisation de la pandémie avec un taux de prévalence de 4,7 % chez les femmes contre 3,8 % chez les hommes. Avant l'âge de 35 ans, les femmes sont deux fois plus touchées que les hommes.

Cette tendance à la féminisation du VIH/sida suscite des interrogations tendant à sous-entendre que les femmes sont plus vulnérables que les hommes, ou que celles-là ont des comportements spécifiques susceptibles de les exposer plus que ceux-ci. Cette féminisation du VIH/sida consacrerait certains préjugés défavorables, discriminants, stigmatisants et infantilisants qui présentent les femmes « comme des créatures irrationnelles et illogiques, dépourvues d'esprit critique.... esclaves de leurs corps et de leurs sentiments, peu aptes à dominer et à contrôler leurs passions, inconséquentes ... peu fiables, voire traîtresses, rusées, jalouses, envieuses, incapables d'être bonnes camarades entre elles, indisciplinées, désobéissantes, impudiques, perverses... Ève, Dalila, Aphrodite... »[88] Ces préjugés sont ap-

---

[*] **Raoul Goyendzi** enseigne au département de sociologie, Faculté des Lettres et des Sciences humaines, Université Marien Ngouabi (Brazzaville).
88. Françoise Héritier, *Masculin/Féminin. La pensée de la différence*, Paris, Odile Jacob, 1996, p. 206.

paremment d'autant plus pertinents concernant les femmes prostituées en raison de la particularité de leur activité, de leur sollicitation de plus en plus forte par les hommes surtout dans les milieux urbains et dans les lieux de forte activité industrielle, de nombreux risques encourus par elles, tant à travers leur comportement que celui de leurs partenaires, de leur méconnaissance des hommes et des choses en raison de leur jeune âge et de leur faible niveau d'instruction et surtout de la diversité des pratiques hygiéniques, aphrodisiaques et phytothérapeutiques. Ces pratiques hygiéniques, aphrodisiaques et phytothérapeutiques sont censées les prémunir ou les protéger contre les infections sexuellement transmissibles, y compris le VIH/sida et les rendre plus séduisantes, attirantes, pucelles, et plus performantes dans leur activité. Ces pratiques sont centenaires, voire millénaires, et appartiennent à divers groupes ethniques du Congo, d'Afrique centrale et d'Afrique en général, et diffusées dans le monde par des échanges interculturels.

En outre, en raison de la propagation effrénée de la pandémie VIH/sida au Congo, de ses conséquences démographiques, politiques, économiques, culturelles et surtout de la tendance avérée à sa féminisation, il m'a paru important dans une perspective sociologique de réfléchir sur les incidences des pratiques hygiéniques, aphrodisiaques et phytothérapeutiques chez les prostituées congolaises, sur la lutte contre le VIH/sida menée par le SEP/CNLS. Cela pour souligner l'efficacité symbolique affirmée, valorisée et affichée de ces pratiques qui discrédite et disqualifie tout autre type d'arguments tendant à montrer les risques encourus par les prostituées dans leur activité : leur récit de vie corrobore, du reste, cette perception et démontre l'inadaptabilité des dispositifs scientifiques à leur environnement culturel et « professionnel ». Par ailleurs, leur foi en l'efficacité thérapeutique des diverses potions végétales, animales et minérales peut constituer un obstacle sérieux pour la lutte contre le VIH/sida.

En effet, l'intérêt porté sur cette catégorie de la population dite groupe à risque ou vulnérable repose essentiellement sur la spécificité de leur champ d'activité et des représentations sociales du VIH/sida. Celui-ci est péjorativement considéré comme une maladie spéciale liée à la prostitution et au « vagabondage sexuel ». C'est donc une maladie de la honte, de l'exclusion et de l'isolement dans la mesure où la prostitution n'est pas reconnue administrativement comme une activité rémunératrice. Elle n'est pas une activité, mais un acte dévalorisant au point que les prostituées elles-mêmes ne se reconnaissent pas dans ce concept et préfèrent employer des expressions allusives telle que « na salaka vie accélérée ». Que l'on peut traduire littéralement par « je mène une vie désordonnée ».

Cette étude s'appuie sur des données recueillies auprès des prostituées à Brazzaville, Ouesso et à Pokola en 2004 et actualisées en 2006 au moyen d'une observation sur le terrain et d'entretiens ouverts. Il s'agit d'une étude qualitative et quantitative qui a concerné soixante (60) prostituées dont dix

(10) à Pokola, vingt (20) à Ouesso et trente (30) à Brazzaville de tous âge et zone d'habitation confondus.

L'univers des prostituées à Brazzaville, Ouesso et à Pokola

Les prostituées à Brazzaville, Ouesso et à Pokola, comme dans les autres centres urbains du Congo, sont de plus en plus jeunes. L'âge varie entre quinze (15) et trente-cinq (35) ans. Et elles le sont pour diverses raisons tant sociales, politiques qu'économiques. À Brazzaville comme à Pokola et à Ouesso, les lieux de prostitution sont multiples et variés. La chambre d'hôtel ou de l'auberge, le studio ou la chambre d'une maison transformée en lieu de passe. Les lieux de rencontre sont aussi variés : le bar-dancing, le « nganda », les abords des hôtels de Brazzaville, le long des grandes avenues de Brazzaville. Ainsi la zone comprise entre la rue Mbochis, les avenues de la Paix, Trois Martyrs et Marien Ngouabi avec un pont d'ancrage (Nganda sosso) dans le marché Poto-Poto II à Moungali, est aussi réputée que celle comprise entre les avenues de l'OUA et Trois Francs avec pour point de mire le cœur du marché Total à Bacongo. Les bars-dancing 36-15 à Ouesso et Pikoli à Pokola sont célèbres en la matière. Cette symbolique est liée à la présence massive des prostituées et des courtisans dans ces lieux. Et il est devenu très risqué pour un homme seul et surtout accompagné d'une femme en raison des agressions verbales et physiques des prostituées.

En effet, la prostitution est devenue un enjeu économique d'une importance telle que les auberges de Ouesso et de Pokola sont transformées les jours de paie des travailleurs des sociétés d'exploitation forestière comme la Congolaise industrielle de bois (CIB) en maison de « passes ». À ces moments-là, il est assez difficile d'avoir une chambre en location libre avant minuit. Tout est occupé par les prostituées et leurs compagnons de jouissance. Cette période de paie est considérée comme le moment de la haute activité. Aucune prostituée digne de ce nom ne doit ou ne peut rater, pour rien au monde, ce moment privilégié où chacune d'elles affûte ses stratégies tant dans la séduction que dans les exploits sexuels. Comme les exploitations forestières ont généré des centres urbains disséminés dans le département de la Sangha (sites de Kabo, Ndoki I et II, Pokola, Ngombé...), les prostituées ne sont plus sédentaires ; elles vont d'un centre urbain à un autre suivant le rythme de la paie des travailleurs. Il convient de noter qu'une telle activité nécessite, de toute évidence, un certain nombre de dispositions à la fois sur le plan physique, psychologique et surtout sur le plan préventif et curatif concernant les infections sexuellement transmissibles (IST), par exemple. L'endurance et la froideur sont les caractéristiques essentielles des prostituées. Elles doivent être endurantes et stoïques, parce que la sollicitation des clients est de plus en plus forte, leur nombre croissant et la concurrence entre elles âpre. De telle sorte qu'elles ont très souvent recours à diverses pratiques hygiéniques, aphrodisiaques et phytothérapeutiques. La consommation de diverses potions leur donne l'impression d'une invulnérabilité contre les infections sexuellement transmissibles et qu'en fin de compte, le VIH/sida n'existe pas. Utilisent-elles les préservatifs pour se protéger contre les IST ou les divers virus. Erreur ! « Le préservatif tue le plaisir, la jouissance. Il occasionne tellement de démangeaisons ; il serre trop la verge et gêne l'homme dans ses mouvements. Et certains clients allergiques à l'usage du préservatif, selon les prostituées, sont enclins à tripler, quadrupler voire quintupler le coût de la passe pour se passer de cet artifice ».

En réalité, la réticence au préservatif n'est pas spécifique au milieu prostitué. Il faut saisir ce comportement dans un contexte culturel où la procréation et l'acte sexuel sont, même naturels, emprunts d'une symbolique sacrée qui récuse tous les artifices tendant à les humaniser et à les démystifier. Cette symbolique explique que les rapports sexuels ont toujours lieu la nuit pour donner aussi à la progéniture un caractère surnaturel. Les deux procréateurs sont ainsi disqualifiés, en tant qu'êtres naturels, géniteurs d'un produit naturel au profit d'un acte sacré révélateur d'un don divin. D'où l'attribution des noms des ancêtres, ou d'un oncle, d'un grand-père. De ce fait, les géniteurs naturels ne seront que de simples réceptacles ou figurants actifs d'une scène jouée d'avance.

L'efficacité symbolique des pratiques hygiéniques, aphrodisiaques et phytothérapeutiques

Dans un article datant d'octobre 1988, M-E. Gruénais et D. Mayala s'interrogeaient déjà : « Comment se débarrasser de l'efficacité symbolique de la médecine traditionnelle » ? En réalité, ils analysaient les procédures d'intégration dans les appareils d'État, et conformément à l'option politique du pays - le socialisme scientifique - de la médecine traditionnelle fondée sur un savoir volontairement qualifié d'irrationnel. Or, cette démarche politique à l'époque supposait une reconnaissance de l'efficacité symbolique de cette médecine et, par conséquent, sa revalorisation officielle remettait en cause un faisceau de préjugés défavorables. Dans la même perspective, dans son ouvrage intitulé *Médecine et Médicaments au XVIe siècle à Lyon*, Brigitte Rossignol insiste sur l'importance de la pharmacopée lyonnaise, au XVIe siècle, basée sur des espèces d'origine humaine, végétale, animale et minérale. Elle écrit, par exemple, que

> l'apothicaire emploie la chair des animaux, leurs os, leur sang et leurs excréments. Dans les végétaux, il utilise les racines, les écorces, les fleurs, les fruits et les graines.... À partir de ces matières premières et par un empirisme devenu peu à peu scientifique, l'apothicaire compose des remèdes simples, de très nombreuses recettes, parfois cohérentes, parfois compliquées comme la thériaque, panacée du XVIe siècle, et parfois des recettes moins rationnelles et tout à fait fantaisistes

comme le sel de crapaud, l'huile de fourmis, le sperme de grenouilles, l'huile des petits chats[89].

Chaque élément végétal, animal, minéral ou humain contient des vertus ou des principes actifs censés guérir une maladie. Mais le principe de base est la maîtrise des techniques d'humanisation de ces vertus tendant à fait de chaque élément un remède. Dans le cadre de cette recherche, les prostituées ne sont que de simples utilisatrices qui s'en tiennent essentiellement aux vertus avérées de leurs potions hygiéniques, aphrodisiaques et phytothérapeutiques.

Dans cette perspective, il faut distinguer les pratiques hygiéniques des pratiques aphrodisiaques et phytothérapeutiques. Les pratiques hygiéniques sont destinées à embellir ou maintenir en forme certaines parties du corps : tels que le sexe, les seins ou les fesses. Concernant le sexe, par exemple, les femmes utilisent le rhizome du gingembre transformé à l'état liquide ou une potion composée du jus de citron mélangé à l'eau tiède pour rendre le vagin resserré comme celui d'une pucelle ; ou l'huile de karité pour raffermir des seins flasques. Les pratiques aphrodisiaques visent à renforcer la séduction sur les hommes et surtout maintenir un puissant lien sentimental avec un partenaire même occasionnel. En réalité, les potions aphrodisiaques n'ont pas seulement un effet immédiat. Ils fonctionnent pour la pérennisation d'une relation sentimentale plus durable. Si bien que les femmes autant que les hommes les utilisent lorsque les liens conjugaux sont fragilisés par un comportement malencontreux.

S'agissant des pratiques phytothérapeutiques, elles peuvent avoir deux caractéristiques : l'une préventive et l'autre curative. La première a lieu le plus souvent lorsque la prostituée reconnait avoir eu un rapport sexuel avec un partenaire douteux ou lorsqu'au bout d'un temps donné de travail, elle suppose avoir accumulé suffisamment de microbes susceptibles de la paralyser dans son activité. Avant cette échéance, la prostituée peut prendre sa dose d'une potion phytothérapeutique. C'est ainsi qu'elles utilisent, par exemple, la pierre blanche qui est introduite dans le sexe et gardée pendant quelques minutes ou heures pour attendre sa dissolution et l'évacuation des impuretés microbiennes. En fait, il s'agit d'un bain intime, très fréquent aujourd'hui dans certains milieux féminins. La seconde approche intervient quand la prostituée se sent malade. Alors les doses de phytothérapie utilisées seront conséquentes et d'une pénibilité extrême. La douleur ressentie lors de l'utilisation d'un médicament sous-entend son efficacité. Cela fonctionne ainsi dans la mentalité de bon nombre de prostituées. À Brazzaville, en octobre 2003, une des prostituées du carré magique de la zone « Nganda Sosso » est tombée évanouie à la suite d'une overdose de potion composée essentiellement de piment, de rhizome de gingembre et de citron

---

89. Brigitte Rossignol, *Médecine et médicaments au XVIe siècle à Lyon*, Lyon, Presses universitaires de Lyon, 1990, p. 81.

transformé en bol. Elle a eu la vie sauve grâce à l'intervention d'un gynécologue du CHU de Brazzaville.

L'usage et la vulgarisation abondamment démontrés des produits hygiéniques, aphrodisiaques et phytothérapeutiques par les prostituées et d'autres femmes congolaises constituent, semble-t-il, la preuve de leur efficacité symbolique massivement reconnue et affirmée. L'efficacité symbolique de ces produits est loin d'être remise en cause en raison du coût élevé des produits pharmaceutiques (même génériques) et de certaines contraintes posologiques, et surtout de la précarité des conditions de vie des prostituées. Ces potions sont pour les utilisatrices l'équivalent de divers ovules pour soins intimes.

Voici quelques exemples de potions : la pierre blanche d'origine ouest-africaine, le rhizome du gingembre transformé à l'état liquide, la potion composée du piment, d'écorces d'arbre râpées et de feuilles d'herbes séchées et transformées en poudre, mélangées à de l'eau chaude et présentées sous de bol ; le jus de citron mélangé à l'eau tiède. Ces différentes espèces végétales sont choisies et utilisées en raison de leur principe actif ou des vertus curatives avérées et affirmées. Elles sont censées extirper du sexe de la femme tous les microbes et virus transmis lors de l'acte sexuel.

En effet, ces espèces végétales présentées sous diverses formes (liquide, solide...) sont introduites dans le sexe de la femme pendant un temps donné. L'utilisatrice s'assied, très souvent, dans une large cuvette attendant la dissolution de cette potion et l'expulsion de son corps, sous forme de crasse, des microbes et des virus supposés. Une telle entreprise exige de l'endurance en raison des démangeaisons, des douleurs. Pour les prostituées et d'autres femmes utilisatrices, ces pratiques hygiéniques, préventives et curatives sont rassurantes et efficaces dans la mesure où elles contrôlent totalement l'opération tant au niveau de la composition que de l'utilisation. Il faut noter que l'usage de ces potions peut être occasionnel pour certaines et régulier pour d'autres.

En réalité, l'intérêt majeur de ces recettes est d'attester l'importance que des hommes et des femmes attachent à leur santé de manière générale. Le recours aux recettes phytothérapeutiques renvoie souvent à l'inefficacité fatale de la médecine moderne devant certaines maladies. Il s'agit surtout de la capacité de création des humains à des moments donnés de leur existence. Et cette préoccupation essentiellement existentielle affirme à la fois une certaine dynamique et identité communautaire. C'est pour cela qu'une bonne lecture de ces enjeux socio-économiques, culturels, voire politiques n'est intéressante que dans une perspective de complémentarité et non d'opposition doctrinale. Dans ce sens, le caractère empirique et rustique des techniques de la pharmacopée traditionnelle doit susciter un autre regard que celui du discrédit. D'ailleurs les exemples de la pharmacopée lyonnaise abondamment cités par Brigitte Rossignol dans son ouvrage montrent qu'ils ont servi le développement de la médecine dans la capitale des Gaules. Elle a montré deux exemples d'application thérapeutique à Lyon concernant les épidémies de la peste et de la vérole.

Par contre, l'efficacité symbolique de ces pratiques hygiéniques, aphrodisiaques et phytothérapeutiques est sévèrement discréditée par certains médecins congolais qui les qualifient de pratiques à risque dans la mesure où elles exposent davantage les prostituées aux infections sexuellement transmises (IST) et au VIH/sida qu'elles ne les protègent. En effet, ces potions phytothérapeutiques, hygiéniques et aphrodisiaques introduites dans le corps de la femme décapent sa muqueuse et rendent celle-ci vulnérable aux diverses infections. Or la muqueuse du corps féminin est censée être la paroi naturelle de protection contre les divers types d'agressions microbiennes ou virales. Selon les médecins, l'action corrosive de ces potions sur la muqueuse accroît réellement les risques d'infection des prostituées par les microbes et le virus du VIH/sida. Il suffit d'une blessure ou d'une lésion intravaginale pour faciliter l'intrusion du microbe ou du virus. La double perception de ces pratiques met en évidence, d'une part, le classique conflit tradition-modernité qui, très souvent, caricature les enjeux réels d'une problématique donnée. D'autre part, elle pose une question pertinente et récurrente sur l'efficacité thérapeutique des pratiques médicales traditionnelles dans la perspective de la lutte contre les nouvelles pandémies qui, comme le VIH/sida, destructurent et désorganisent nos sociétés. Le regard sur nos cultures reproduit toujours cette sorte d'infantilisation structurelle qui disqualifie l'efficacité de ces pratiques.

Le VIH/sida et les pratiques hygiéniques, aphrodisiaques et phytothérapeutiques

Cette réflexion sur l'efficacité des potions hygiéniques, aphrodisiaques et phytothérapeutiques et la lutte contre le VIH/sida chez les prostituées de Brazzaville, de Ouesso et de Pokola met en évidence une opposition d'approches : l'approche traditionnelle reposant sur la phytothérapie et l'approche scientifique liée à la médecine moderne. Cette opposition qui ramène à la perception de la maladie renvoie plutôt à la diversité culturelle. C'est justement parce que la culture donne forme à la société qu'elle est déterminante dans l'analyse des comportements sociaux. Peut-on remettre en cause un habitus communautaire qui répond à des attentes particulières ? Bien au contraire, il faut se saisir de cet habitus communautaire pour circonscrire la perception du VIH/sida et comprendre pourquoi, ces pratiques hygiéniques, aphrodisiaques et phytothérapeutiques sont valorisées.

En réalité, la pérennisation de ces pratiques dites à risques par les prostituées de Brazzaville, de Pointe-Noire, de Ouesso et de Pokola remet en cause ou disqualifie de manière évidente les différentes approches scientifiques et médicales du VIH/sida, voire leur existence, au point de réduire la pandémie en une banale pathologie connue et facilement guérissable. Quand elle semble reconnue, c'est son caractère maléfique, sorcellaire ou divin qui est avancé, d'autant que la prise en charge des personnes avec le VIH/sida est limitée. L'insuffisance ou l'inexistence d'un personnel qualifié dans les centres de soins discrédite l'efficacité de toute la stratégie de lutte contre la pandémie : la lutte contre le VIH/sida devient une sorte de chimère pour les prostituées. La pérennisation des pratiques hygiéniques, aphrodisiaques et phytothérapeutiques dites à risques tant sur le plan préventif que curatif par les prostituées devient ainsi un des obstacles à la lutte contre le VIH/sida. À cet égard, la culture fait entrave à la science.

Cette problématique pose et rappelle l'intérêt de l'interdisciplinarité des approches scientifiques aux fins d'une lisibilité objective de la pandémie. Le VIH/sida est à la fois une pandémie sur le plan médical, un phénomène sociologique, un phénomène historique et surtout un enjeu économique et industriel important sur le plan planétaire. Les approches sectorielles limitent ainsi les enjeux à une sphère donnée. Que faire des prostituées qui valorisent des pratiques censées produire des résultats fiables dans leur vécu ? Suffit-il de discréditer une stratégie pour trouver une solution à un réel problème ? Le VIH/sida réécrit-il une autre vision d'une sorte de complémentarité entre la médecine traditionnelle et la médecine moderne ?

Dans le cadre de la lutte contre cette pandémie, il faut d'abord entrevoir une stratégie communautaire qui implique les acteurs principaux de ce milieu, tributaire de préjugés défavorables. Le VIH/sida doit être présenté comme une maladie naturelle, produite par un virus de la même manière que l'anophèle transmet le paludisme à l'homme afin de susciter une compréhension de la pandémie, de sa nature et surtout de ses modes de contamination. Et comme l'action doit être menée dans un milieu où l'activité sexuelle est fondamentale, les campagnes de prévention ne se focaliseront plus sur des thèmes de fidélité ou d'abstinence, mais plutôt sur la rigueur dans le port du préservatif, d'une part et sur une sorte de valorisation et de responsabilisation de la femme qui remettrait en cause la subordination naturelle des femmes, d'autre part. En réalité, l'expérience des pairs éducateurs conviendrait à cette catégorie de la population en s'appuyant sur une adaptation de la communication à ses réalités. Du fait de la gravité de la pandémie, il faudrait penser à une politique de réinsertion des prostituées à l'exemple des ex-miliciens, aux fins de limiter les conséquences de la pandémie sur la croissance démographique et, à terme, à la reconnaissance d'un statut professionnel de prostituées avec l'imposition d'un test obligatoire de sérologie et d'un suivi sanitaire de cette population à risque

.

SOUS-THEME III

VIH/SIDA ET GENRE

FEMMES COMMERÇANTES HANDICAPEES MOTRICES DU PORT FLUVIAL DE BRAZZAVILLE ET SIDA

Gertrude NDEKO LONGONDA[*]

Introduction

La sociologie urbaine et la sociologie de la santé en Afrique centrale notamment se sont depuis les années 1980 intéressées à de nouveaux objets d'étude qu'imposaient l'actualité sociale et l'urgence des réponses sociologiques attendues. La question du VIH/sida est parmi ces objets complexes à étudier, et les défis à relever tant de la part des chercheurs, des familles et des ONG que des décideurs sont immenses. Ils appellent à une révision des grilles de lecture de la réalité sociale, notamment des incidences du VIH sur les jeunes, les femmes en situation de pauvreté, notamment les personnes handicapées que les activités informelles exposent souvent à des pandémies.

Quelles représentations les femmes handicapées ont-elles du VIH/sida ? Quelles sont les formes de rapports sexuels qu'elles entretiennent en marge de leurs activités informelles ? C'est à ces questions centrales qu'il s'agit de fournir quelques données empiriques et d'apporter des réponses sociologiques, fussent-elles partielles.

Problématique de la recherche et méthodologie

L'accès massif des femmes handicapées motrices au micro-commerce informel entre Brazzaville et Kinshasa se révèle comme un indicateur de pauvreté urbaine. Eu égard à leur extrême précarité des conditions de vie, cette catégorie spécifique d'acteurs sociaux a recours à des activités économiques qui lui servent de soupape de sûreté.

L'univers dans lequel elles évoluent pour leurs échanges commerciaux est un endroit de prédilection pour les maladies sexuellement transmissibles et

---

[*] **Gertrude Ndeko Longonda** est maître-assistant au département de Sociologie à la Faculté des Lettres et des Sciences humaines de l'Université Marien Ngouabi (Congo)

pour le sida. La plupart de ces femmes sont conscientes de l'existence et du danger du VIH/sida. Elles ont quelquefois de multiples partenaires de manière simultanée ou en série.

La question centrale de cette étude est de savoir pourquoi elles ont une gestion contrastée du risque et pourquoi elles n'ont pas une sexualité généralement protégée à l'occasion de rapports occasionnels ? L'hypothèse émise consiste à dire que le handicap, en sus de la pauvreté, constitue pour les femmes, une cause majeure de vulnérabilité au VIH/sida.

Comme méthode d'investigation sociologique, nous avons privilégié l'observation directe et l'entretien semi-dirigé. Un échantillon de cinquante (50) femmes commerçantes handicapées motrices a été établi selon un modèle raisonné à partir du registre de douane du port de Brazzaville.

Le choix des jours et des heures de forte affluence a constitué un mode d'entrée qui nous a semblé pertinent pour notre travail préliminaire. La collecte des données quantitatives a été individuelle du fait de la délicatesse du sujet. Elle s'est déroulée à domicile ou à proximité du port selon le choix de l'intéressée. Le guide d'entretien a porté sur la sexualité des enquêtées, les comportements face au sida et la prévention. L'âge, la situation matrimoniale, le niveau d'instruction, la religion ont été les principales variables retenues pour analyser leur influence sur le comportement sexuel. Les entretiens se sont déroulés sous forme d'entretiens oraux dans l'une des langues vernaculaires du Congo (le kituba ou le lingala), la majorité des femmes ne pouvant pas s'exprimer en français. Pour l'interprétation des résultats, nous nous sommes largement servie de leurs commentaires. Les enquêtes de terrain ont été menées pendant six (6) mois, au cours de l'année 2007 en milieu urbain de Brazzaville et de Kinshasa.

Assurément, nous sommes consciente des lacunes et des imperfections de cette étude. Mais dans l'ensemble, nous croyons, par la méthode de travail utilisée, à la fidélité des données recueillies dont les résultats sont donnés à voir ci-après.

1- Identification des enquêtées

Nous présentons sous une forme synthétique les données concernant l'âge, la situation matrimoniale, le nombre d'enfants, le niveau d'instruction, l'obédience religieuse.

- Âge et situation familiale

Tableau n° 1 : Âge

Âge	Nombre de femmes commerçantes handicapées motrices	% sur l'ensemble de l'échantillon
17 à 36 ans	25	50 %
37 à 46 ans	16	32 %
47 ans et plus	9	18 %
Total	50	100 %

La population interrogée est de nationalité congolaise (RDC ou Congo-Brazzaville). Elle comprend une forte proportion de femmes située entre 17 et 46 ans.

Tableau n° 2 : Situation familiale

Situation familiale	Nombre de femmes commerçantes handicapées motrices	% sur l'ensemble de l'échantillon
Célibataires	33	66 %
Mariées	2	4 %
Femmes séparées / Divorcées / Veuves /	15	30 %
Total	50	100 %

Les célibataires et les femmes seules sont les plus nombreuses. Elles supportent toutes, à quelques nuances près, des charges familiales extrêmement lourdes.

- **Nombre d'enfants**

Tableau n° 3 : Nombre d'enfants

Nombre d'enfants	Célibataires	Mariées	Séparées Divorcées Veuves	Total
0	1			
1-3	27	0	6	
3 et plus	5	2	9	
Total	33	2	15	50

Les femmes observées ont autant d'enfants d'âge scolaire que préscolaire. Plus il y a d'enfants, plus est élevé le taux de participation de la mère à l'activité commerciale pour lui permettre de contribuer à la survie de sa progéniture.

- **Niveau de scolarisation**

Le niveau d'études des femmes enquêtées, comme le révèle le tableau n° 4, est médiocre. Les femmes de l'enquête invoquent l'abandon de l'école par leur handicap et leur appartenance au sexe féminin.

Tableau n° 4 : Niveau de scolarisation

Niveau d'instruction	Nombre de femmes commerçantes handicapées motrices	% sur l'ensemble de l'échantillon
Sans scolarité	44	88 %
Certificat d'études primaires	6	12 %
Total	50	100 %

Il convient toutefois de rappeler que, bien qu'elles soient analphabètes, le tiers de ces femmes a suivi des cours de couture soit chez les religieuses, soit auprès d'un tailleur où elles avaient été placées pour un apprentissage d'un métier. Malheureusement, aucune d'elles n'a pu ouvrir un atelier de couture comme elles l'espéraient, faute de moyens financiers.

- **Obédience religieuse**

Tableau n° 5 : Obédience religieuse

Obédience religieuse	Nombre de femmes commerçantes handicapées motrices	% sur l'ensemble de l'échantillon
Religions chrétiennes Traditionnelles	40	20 %
Églises de réveil	60	80 %
Total		100 %

Les femmes commerçantes handicapées motrices sont majoritairement dans les églises de réveil. Il s'agit de jeunes églises de la mouvance pentecôtiste qui se sont développées en Afrique centrale, notamment à partir des années 1970 et qui privilégient dans leurs cultes le contact personnel avec Dieu, ainsi qu'à « l'effusion de l'Esprit » ; celle-ci se caractérise surtout par le « parler en langues » et par des formes de transe lors des cultes. Ces églises pentecôtistes fonctionnant en réseaux au niveau mondial sont pour la plupart animées par de jeunes élites intellectuelles, dotées d'une culture puritaine anglo-saxonne[90]. Elles disent qu'elles y adhèrent dans le ferme espoir de trouver les moyens de surmonter leurs difficultés matérielles et spirituelles. Face au sida dont elles connaissent, toutes, le mode essentiel de transmission (voie hétérosexuelle), les femmes commerçantes handicapées adoptent des comportements hétérogènes et leur gestion du risque est mal maîtrisée.

II - Connaissance du sida

Des discours de la plupart des femmes commerçantes handicapées motrices aux histoires sentimentales cahoteuses, il ressort qu'elles ont une connaissance plus ou moins partielle du sida. Elles ont entendu parler de son issue mortelle, de ses modes de transmission et des méthodes de prévention. Mais personne n'a évoqué la transmission materno-fœtale du VIH/sida par igno-

---

[90] Lire à ce sujet, Gruenais M.E., Kouvouama A., Tonda J., *Prophètes, prophéties et mouvements religieux dans le Congo contemporain*, Paris, ORSTOM, 1992. Kouvouama Abel, " Conférence nationale et modernité religieuse au Congo ", in, *Questions sensibles*, Centre universitaire de recherches administratives et politique de Picardie, Paris, PUF, 1998, pp.387-410. Élisabeth Dorier-Apprill et Abel Kouvouama, Pluralisme religieux et société urbaine à Brazzaville, in *Afrique contemporaine n° 186*, Paris, La Documentation française, 1998.

rance et, sans doute aussi, parce que la maternité est pour elles une question cruciale. Elles s'appesantissent sur la contamination hétérosexuelle résultant d'une conduite répréhensible de l'individu tout en déclarant que le sida est également une malchance, une punition divine et un danger public. Elles ne cernent pas exactement le terme de séropositivité et elles se fient plus à l'apparence physique. C'est le cas de Sophie, 36 ans, célibataire, mère de quatre enfants qui s'exprime ainsi : « La séropositivité est un mot compliqué pour moi. Je ne suspecte pas les hommes qui sont corpulents. Je me méfie seulement de ceux qui ont des boutons sur le corps » (Entretiens).

Toutes les enquêtées décrivent l'amaigrissement excessif, les lésions dermatologiques et la diarrhée comme des manifestations pathologiques essentielles de la maladie. Elles n'imaginent, en aucun cas, que l'on peut vivre longtemps avec le virus avant de développer les symptômes de la maladie. Leur interprétation du sida témoigne d'un bas niveau d'instruction.

Dans tous les cas, les médias audiovisuels (spots, saynètes en langue vernaculaire..) constituent les principaux canaux d'information sur le sida qu'elles citent. Viennent ensuite les lieux de culte. La place des infrastructures sanitaires parmi les sources d'information est marginale.

Se référant aux expériences malheureuses rencontrées par leurs pairs, les femmes de l'enquête ne se rendent pas à l'hôpital pour s'informer ou pour se faire dépister. Il est un fait que les femmes avec handicap n'accèdent pas facilement aux soins et encore moins au traitement antirétrovital. Souvent, elles taisent leur infection, hantées par la crainte du rejet. Aussi laissent-elles leur santé se consumer à petit feu, souvent dans la parfaite indifférence des professionnels de santé. Des pratiques discriminatoires vis-à-vis des personnes avec handicap, par exemple lors des accouchements indique la nécessité d'un débat sur les problèmes d'éthique liés au sida dans la société congolaise.

Pour apprécier les risques d'infection relatifs à la sexualité, des questions ont été posées sur les comportements sexuels des femmes commerçantes handicapées motrices.

III- Comportements sexuels

A priori, les femmes commerçantes handicapées motrices ont plusieurs partenaires sériels ou de manière simultanée dans leurs vies. Les relations qu'elles entretiennent avec l'autre sexe sont majoritairement éphémères et dépendantes du partenaire.

Les hommes n'attendent pas d'elles un érotisme quelconque. « Nous sommes convoitées, violées, sodomisées par curiosité ou pour assouvir l'instinct sexuel mâle. Nous nous accommodons de leurs désirs », les yeux noyés de larmes, susurre Agathe une femme seule âgée de 40 ans, ayant 5 personnes à charge - (Entretiens).

Les femmes enquêtées (80 %) ont avoué avoir souvent une répulsion pour l'acte sexuel. Elles se sont plaintes en général de l'absence d'une sexualité libidinale comme Mado, 27 ans, célibataire, sans enfant : « J'ai des amants occasionnels qui me fréquentent par intérêt, car je fais passer leurs marchandises en fraude. Ils ne se soucient pas de moi et ils n'utilisent pas le condom » (Entretiens).

Dans l'exercice de leurs activités commerciales, les femmes handicapées motrices sont agressées sexuellement par les agents du port et les badauds qui parfois les humilient en dévoilant leur intimité dans un climat d'injures. Pour remédier à ces vexations et ne pouvant pas gérer leur sexualité, elles disent être obligées de « coopérer », c'est-à-dire d'être passives. Elles essaient de convaincre leurs partenaires d'utiliser le préservatif, car elles se sentent concernées aussi par les messages de prévention. Quand elles résistent au choix des hommes qui exigent des rapports non protégés, elles subissent des violences physiques et sexuelles ou sont délaissées avec dédain. Elles ont aussi des amants commerçants et des protecteurs qui commuent le terme de l'échange en rapports sexuels avec ou sans protection. L'initiative du port du préservatif est, en général, laissée aux hommes. Bien entendu, elles ignorent leur statut sérologique.

IV- Gestion du risque

Les récits recueillis auprès des femmes handicapées motrices de l'enquête attestent comment elles pensent maîtriser le risque de contamination du virus du sida. Celles qui croient à la puissance divine confient simplement leur destin à dieu : « Le Seigneur tout puissant me protège... » D'autres, au contraire, développent des stratégies préventives complexes. Elles font une cure traditionnelle avant ou après les rapports sexuels. Elles utilisent des écorces de bois, des poudres aux mélanges bizarres. Elles se purgent pour s'immuniser contre les maladies sexuellement transmissibles et le sida. Elles font des bains de siège avec des produits traditionnels qu'elles trouvent efficaces. Certaines ont même des scarifications au bas ventre et des gris – gris entourés autour des reins en guise de protection contre la « maladie du sexe » comme elles appellent le sida. En tout état de cause, toutes ces recettes dangereuses entraînent des pathologies gynécologiques y compris la stérilité. Ces fausses croyances qui n'occultent pas pour autant leur angoisse du sida ne sont guère de nature à changer les comportements de ces femmes. Mais elles se trouvent obligées de les adopter comme pratiques préventives quoique le condom soit le moyen le plus sûr pour échapper au virus du sida. Il convient d'ajouter que plus d'une dizaine de nos interlocutrices pensent que le préservatif est un écran qui dévalorise les rapports sexuels. Aussi, « préfèrent-elles le corps à corps, car le caoutchouc prive du plaisir » (Entretiens).

Chez ces femmes interviewées, le caractère régulier d'une liaison sentimentale anéantit la gestion du risque dont elles ont pourtant conscience. Elles assument leurs comportements en refusant d'utiliser à dessein le préservatif. Elles déterminent en général leur sexualité par l'aide matérielle. C'est pourquoi elles évitent de contrarier leurs partenaires qui, en réalité, ne leur apportent manifestement aucune compensation financière substantielle. En revanche, ils exploitent leur infirmité pour les assujettir. Elles se retrouvent souvent avec des grossesses non désirées alors que le préservatif est également un moyen contraceptif. Marquées par des déceptions sentimentales, elles vivent avec un déficit d'affection et ne sont pas épanouies sexuellement.

Par ailleurs, à propos du risque du sida, les femmes handicapées motrices interrogées dans le cadre de cette étude ne rejettent l'idée d'une relation suivie sans utilisation du préservatif. Elles ne mettent pas en cause la conduite du partenaire, mais la leur : Peu importe que l'homme soit volage et ne se serve pas du condom. L'essentiel est que je sois fidèle » (Entretiens). Elles font preuve d'une grande naïveté lorsqu'elles estiment amoindrir les risques de contamination du virus du sida en réduisant le nombre de partenaires :

> Les messages de prévention ont eu un effet sur leurs pratiques, non dans le sens de l'utilisation de préservatifs, mais dans celui d'une limitation ou d'un abandon d'un multi partenariat simultané. Malgré cela, elles continuent à avoir des relations éphémères et qui se succèdent. (Bardem et Gobatto, 1995 :64).

Leur gestion du risque est en général dérisoire, voire insignifiante eu égard aux contraintes physiques qui pèsent sur leur sexualité. Leur pouvoir de négociation de l'utilisation de préservatifs est neutralisé par l'exigence de leurs partenaires qui dominent la relation.

Conclusion

Quelles sont les leçons sociologiques à retenir de ce travail ? Premièrement, en dépit du danger qu'il constitue pour leur santé, le VIH/sida ne semble pas constituer un frein pour les femmes handicapées dans la pratique des rapports sexuels non protégés. Deuxièmement, la situation de pauvreté rend les femmes d'autant plus vulnérables qu'elles multiplient les partenaires dans l'espoir de capitaliser socialement et financièrement leur sexualité.
La lutte contre la pauvreté devient un des enjeux majeurs dans la diminution des risques sexuels. Elle interpelle l'État dans l'adoption de mesures efficaces et rapides en matière de politique de santé. Par conséquent, les pouvoirs publics devraient multiplier les campagnes de sensibilisation, d'information sur la prévention du sida au port de Brazzaville qui est réputé être l'une des portes d'entrée du sida au Congo. Il y a des ONG qui s'occupent de personnes avec handicap certes, mais on déplore que leurs ac-

tivités ne se focalisent pas assez sur la vulnérabilité au VIH/sida des personnes vivant avec handicap. Par ailleurs, il semble que dans les programmes VIH les questions de handicap ne retiennent pas toute l'attention souhaitable.

Bibliographie

AUGE M, HERZLICH C., (1984), *le sens du mal, Anthropologie, Histoire, Sociologie,* Paris, Ed des Archives contemporaines.

BARDEM I., GOBATTO I., (1995), *Maux d'amour, Vies des femmes,* Paris, L'Harmattan.

BODIN C., DIAKITE A., KOUYATE D., (1989), *Perception du sida par les populations migrantes sahéliennes : Attitudes et comportements*, Paris, Afrique partenaire service.

DORIER APPRILL É., Kouvouama A., (1998), *Pluralisme religieux et société urbaine à Brazzaville*, Paris, La Documentation française.

FASSIN D., (1992), *Pouvoir et maladie en Afrique*, Paris, PUF.

GRUENAIS M. E, KOUVOUAMA A, TONDA T., (1992), *Prophètes, prophéties et mouvements religieux dans le Congo contemporain,* Paris, ORSTOM.

KOUVOUAMA A., (1992), « Conférence nationale et modernité religieuse au Congo », in *Questions sensibles*, Centre Universitaires de Recherches Administratives et Politiques de Picardie, Paris, PUF, pp. 387- 410.

HAGENBUCHER Sacripante F., (1994), *Représentation du sida et médecines traditionnelles dans les régions de Pointe Noire Congo*, Paris, ORSTOM.

MOUMEM MARCOUX R., (1993), *Migrants et perception du sida, le maître des infidèles*, Paris, L'Harmattan.

ONUSIDA., (2000), Rapport sur l'épidémie mondiale du VIH/sida.

PAIN M., (1984), *Kinshasa, la ville et la cité*, Paris, ORSTOM.

VILLE I, RAVAUD J. F., (2003), *Personnes handicapées et situations de handicap*, Paris, Problèmes sociaux et politiques.

VIH/SIDA, FEMME ET DEVELOPPEMENT DURABLE AU CONGO-BRAZZAVILLE

Yolande Ofoueme Berton[*]

Introduction

Le VIH/sida tend à se développer au Congo, et particulièrement au niveau des femmes. D'après les résultats de l'enquête nationale « Séroprévalence VIH en République du Congo », menée en 2003, 4,4 % des 3 453 enquêtés sont touchés par le sida : les femmes représentent environ 54 % de ces personnes malades. Ce fort taux est un indicateur de l'ampleur de la maladie. L'importance des femmes, en tant que mères, épouses et productrices dans la société et l'économie congolaises, amène à s'interroger sur les facteurs de la tendance à la féminisation du sida et sur l'incidence de ce phénomène aux plans économique et social.

En effet, le développement du VIH/sida en milieu féminin prive la nation d'une partie de ses ressources humaines et réduit considérablement les conditions d'existence des familles. Les décès des femmes dépossèdent enfants et époux des personnes clés des ménages.

La présente étude vise deux objectifs : analyser les facteurs de la féminisation du VIH/sida et analyser l'incidence de la féminisation de la maladie au niveau national (analyse qualitative) et au plan familial (études de cas). Pour atteindre ces objectifs, nous nous attacherons d'abord à cerner le contexte général et l'ampleur de la féminisation du VIH/sida, avant d'évoquer les facteurs de la féminisation du phénomène et de nous appesantir sur l'impact négatif de ce phénomène tant au niveau national que familial.

1- Contexte général et ampleur de la féminisation du VIH/sida

Il existe une littérature abondante sur le sida et son incidence économique et sociale. D'une manière générale, les auteurs abordent la dimension mon-

---

[*] **Yolande Ofoueme Berton** est maître de conférences au département de géographie à la Faculté des Lettres et des Sciences humaines de l'Université Marien Ngouabi.

diale, continentale ou nationale de l'impact du sida. Très peu d'études portent sur la dimension familiale. C'est pourquoi, en choisissant notre thème d'étude, nous avons voulu contribuer aux travaux de recherche sur le VIH/sida en observant le phénomène au niveau des familles. Notre réflexion prend appui donc sur la littérature existante et sur l'étude de cas.

Dans le monde, le nombre total de personnes vivant avec le sida, fin 2003, est estimé à 38 millions dont 36 millions d'adultes. Les femmes représentent 45 % de cet effectif global, soit 17 millions de personnes, et 47 % d'adultes (Actualités-news-environnement.com : le sida responsable de 25 millions de morts, 2006). Au Congo, on assiste à une propagation du VIH/sida sur l'ensemble du pays, et particulièrement dans les grandes villes qui rassemblent 80 % de la population totale. Les résultats de l'enquête nationale « Séroprévalence VIH en République du Congo, 2003 » montrent que les situations observées sont contrastées d'une ville à une autre et d'un département à un autre. En novembre 2003, la prévalence était de 3,3 % à Brazzaville, 5 % à Pointe-Noire et 4,9 % dans les autres centres urbains. Les villes des départements situés au sud du pays sont les plus touchées : Sibiti (10,3 %), Dolisie (9,4 %) et Madingou (4,7 %). Avant l'âge de 35 ans, les femmes sont deux fois plus touchées que les hommes. Les femmes séropositives représentent 54 % des personnes atteintes.

En 2006, les tests réalisés auprès des étudiants de l'Université Marien Ngouabi montrent que sur cinq cas séropositifs identifiés, quatre sont des filles âgées de 19 à 24 ans (D. Yokolo et G. Galiba, avril 2006). On observe aussi une recrudescence chez les femmes enceintes dont la prévalence est de 5 % à Brazzaville et de près de 15 % à Pointe-Noire (S.B. Mafouta Outinou, 2000).

Toutes ces statistiques montrent l'ampleur de la maladie sur le plan national et particulièrement auprès des femmes. Quels en sont les facteurs ?

2 - Les facteurs de la tendance à la féminisation du VIH/sida

De nombreux facteurs se conjuguent pour expliquer la propagation du sida en milieu féminin et la vulnérabilité des femmes. Ils sont d'ordre socioculturel et économique.

a - Les facteurs d'ordre socioculturel

Au Congo, comme dans la plupart des pays africains, c'est l'homme qui marie la femme en donnant à la belle-famille la dot remboursable en cas de divorce. Cette pratique culturelle met la femme dans une situation de soumission vis-à-vis du mari. L'époux, en tant que chef de famille, a le pouvoir de décision sur les moments des actes sexuels. D'une manière générale, les femmes sont conscientes de l'ampleur de la maladie et de l'existence des rivales officielles et officieuses. Mais elles n'ont pas le pouvoir d'imposer à leurs époux le port du préservatif. Lors de nos entretiens avec un groupe de femmes mariées au Plateau des 15 ans, à la question « si vous savez que votre mari vous trompe, quelles mesures de protection adoptez-vous ? », l'une d'elles y répond en disant ce qui suit :

> Un jour, mon époux est rentré tard dans la nuit. Il était presque ivre. Quand il s'est couché, j'ai constaté qu'il y avait une tâche suspecte sur sa culotte. J'ai décidé de vérifier l'origine de cette tâche en le déshabillant. À ma grande surprise, je constate que c'était du sperme et son sexe était légèrement blessé. Je l'ai réveillé en criant au scandale. À ce moment-là, il se réveille, et je vous assure qu'il s'est dessoulé. Il me demande de me taire, me brutalise et cherche à me faire l'amour pour me calmer. À ma place, qu'auriez-vous fait ?

Cette priorité accordée à la sexualité masculine contribue à la propagation du sida auprès des femmes. En fait, les hommes sont des éternels insatisfaits. « Un homme normal, selon la société africaine, est celui qui, en dehors de sa femme, a au moins une maîtresse » (Rapport d'analyse provisoire de l'enquête nationale, Séroprévalence en République du Congo, 2003, p. 25). Un homme atteint du sida peut, à lui tout seul, transmettre la maladie à plus de trois femmes. Les propos, tenus par un haut cadre de la fonction publique, père de quatre enfants et polygame, illustrent bien ce phénomène.

> On ne peut pas manger le plat de feuilles de manioc tous les jours. On change bien de plats chaque jour ! Pourquoi pas de femmes ? …). Officiellement, j'ai deux femmes. En plus d'elles, j'ai des maîtresses qui me font plaisir tous les jours ou quand je ressens le besoin d'avoir des rapports sexuels avec elles.

Les femmes, en cas de conflits politiques ou de troubles sociaux, sont plus exposées au VIH/sida que les hommes. Elles sont, dans la plupart des cas, victimes de viols. Il importe de signaler le risque encouru par les hommes qui, en commettant ces actes odieux et condamnables, peuvent aussi attraper le VIH/sida.

Le comportement de certains hommes est un des principaux facteurs de la propagation de l'épidémie. Lors de nos observations sur le terrain, nous avons identifié quatre catégories d'hommes :
– les « riches » ou les « parvenus », appelés couramment les « arrivistes ». Ils se pavanent en montrant leur fortune et en multipliant les rencontres non protégées ;
– les hommes avec lesquels la nature n'a pas été généreuse sur le plan physique. Ils éprouvent un complexe d'infériorité vis-à-vis de ceux qu'on qualifie de « beaux mecs ». Ils cherchent à trouver leur place dans la société en multipliant les partenaires et en choisissant les jeunes filles ou les belles femmes à qui ils proposent d'importantes sommes d'argent. Dans les lieux

publics, ils n'hésitent pas à se glorifier du nombre de belles filles qu'ils entretiennent ;

– les hommes qui, par attitude irresponsable, refusent d'utiliser le préservatif. Ils pensent que le port du préservatif réduit le plaisir. À Poto-Poto, un médecin retraité a accepté de discuter avec nous en disant ce qui suit :

> « mes enfants sont grands et travaillent. L'argent généré par les maisons louées est un complément de ma pension de retraite. À 65 ans, je n'ai plus rien à craindre de la mort ; j'y suis presque arrivé. Je profite de la vie et de mon argent comme je veux. Pourquoi devrais-je porter vos capotes ?

– les personnes qui nient l'existence du sida. Il y a plus de deux décennies, les Congolais pensaient que le sida était une maladie imaginaire. On se souvient encore de la traduction du sida faite par l'homme de la rue : « le syndrome imaginaire pour décourager les amoureux ». Cette attitude a contribué au développement de la maladie. Jusqu'à ce jour, il y a encore une catégorie de personnes qui continue à refuser l'existence du sida.

Le comportement des femmes mérite aussi d'être critiqué. Dans les lieux de travail, les femmes font les beaux yeux à leurs directeurs ou chefs pour bénéficier de certains avantages professionnels ou tout simplement pour avoir de l'argent. Dans les milieux universitaires, l'échange d'un acte sexuel non protégé contre une note est une pratique fréquente et connue de tous. L'utilisation des plantes pour accentuer le plaisir du partenaire en quête du « dry sex » peut créer des lésions qui exposent la femme à diverses maladies, dont le sida.

b - Les facteurs d'ordre économique

De façon globale, les femmes ont peu d'accès au marché de l'emploi. Pour celles qui sont en activité, le faible niveau d'instruction ne leur permet pas d'occuper des postes bien rémunérés. Les hommes profitent de cette situation pour troquer un service sexuel contre un emploi, une promotion professionnelle, etc. Le faible niveau économique de la femme la met dans une situation de dépendance à l'égard de l'homme. Dans ces conditions, elle ne peut pas proposer des mesures de prévention contre le sida à un partenaire aventurier.

La précarité des conditions de vie pousse les femmes à se prostituer pour se prendre en charge ou prendre en charge les enfants. De nombreuses jeunes filles se déplacent d'une ville à une autre pour se prostituer. D'une manière générale, elles sont bien renseignées sur les voyages des délégations à caractère politique et sur les manifestations culturelles organisées à l'intérieur du pays. Une fois qu'elles ont l'information, elles n'hésitent pas à emprunter un véhicule ou un avion pour se déplacer vers les « marchés » pour reprendre l'expression utilisée par les jeunes filles que nous avons rencontrées, et parfois d'aller dans des villes à haut risque telles que Pointe-Noire, Dolisie, Nkayi et Ouesso. Pendant leur séjour, l'objectif majeur est d'avoir des actes sexuels non protégés avec plusieurs hommes pour gagner plus d'argent.

3 - Les incidences du phénomène

La tendance à la féminisation du sida a des impacts négatifs observables à plusieurs niveaux. Sur le plan démographique, le nombre élevé de femmes séropositives accroît celui des enfants affectés, car la maladie se transmet de la mère à l'enfant pendant la grossesse, au cours de l'accouchement et par l'allaitement. Le taux de prévalence chez les enfants de moins de vingt ans était de 1,2 % en 2003. Mais cette moyenne masque les disparités au niveau national. La transmission du sida de la mère à l'enfant comporte le risque d'ôter au Congo, à long terme, les personnes valides pour son développement social et économique.

Les décès des femmes privent le pays d'une partie de ses ressources humaines. Les femmes sont les piliers de la société et de l'économie nationale. Elles interviennent au niveau de la production, la transformation et la commercialisation des denrées alimentaires ; sur les marchés, elles représentent plus de 60 % des commerçants distribuant les produits alimentaires variés. Elles assurent l'éducation et l'entretien de leur progéniture. Des enfants, sans assistance maternelle, ont tendance à se perdre dans la société au risque de s'exposer au sida. Les jeunes filles mineures peuvent adopter des comportements sexuels qui peuvent mettre leur vie en danger.

Le décès des femmes est également une perte d'assistance morale et matérielle pour les époux atteints du sida. D'une manière globale, en cas d'hospitalisation, c'est la femme qui accepte de garder ou de prendre en charge le conjoint sidéen. La situation inverse est rare.

Les femmes, en cas de décès de l'époux atteint ou non du sida, sont meurtries et, dans la plupart des cas, dépossédées des biens matériels. Pour subvenir à leurs besoins et à ceux des enfants, elles peuvent se prostituer en s'exposant au sida ou en le transmettant à d'autres hommes.

Pour illustrer l'incidence du sida au sein des familles, nous avons choisi deux études de cas. Le premier concerne M. X polygame, père de huit enfants de lits différents. Atteint du sida en 2000, M. X a refusé d'informer ses deux épouses sur son état de santé et a décidé de suspendre le traitement qui lui était prescrit. Lorsque la maladie se déclenche, en 2006, M. X est admis dans un centre hospitalier. Il choisit d'être gardé par sa deuxième épouse enceinte de trois mois. Quelques jours plus tard, un médecin décide de dire la vérité à cette jeune fille en lui demandant d'interrompre la grossesse et de faire le test à leur dernier enfant atteint, lui aussi, du sida. L'hospitalisation de ce monsieur a occasionné d'importantes dépenses qui ont ruiné toute la famille (près de 10 millions de dépenses pour l'achat de médicaments, de couches jetables, etc., depuis 2000). Les dépenses hebdomadaires effectuées par la famille sont présentées dans le tableau suivant :

Rubrique	Dépenses hebdomadaires (F CFA)
Achat de glucosés	35 000
Achat de couches jetables	34 000
Alimentation (malade et parents)	35 000
Achat de boisson et de pâtisserie	9 000
Total	113 000

Ce tableau montre que les dépenses mensuelles sont de 452 000 francs. Avec un salaire net de 103 000 francs par mois, M. X, sans l'aide de son employeur ou de ses collègues de travail, n'aurait pas pu faire face à ces dépenses qui dépassent largement son niveau de revenus. Pour la commande, en Europe, de médicaments dont le coût est de 5 millions, le malade a été obligé de vider son compte épargne.

Son décès, en juin 2006, a occasionné d'importantes dépenses relatives à l'organisation des funérailles. Une contribution de 250 000 francs CFA a été exigée à chacune des deux épouses. Trois mois après le décès de M.X, les épouses et les enfants ont été chassés des domiciles et expropriés de tous les biens matériels.

Aujourd'hui, les frais de scolarité des enfants ne sont plus payés et les femmes manquent de tout. La situation de l'une d'elles, atteinte de sida et ayant à charge un enfant sidéen, est préoccupante.

Le deuxième cas concerne une famille appauvrie suite aux décès des deux parents. En effet, lors de la mort du monsieur Y du sida, la femme et les enfants ont été expropriés de tous les biens mobiliers et immobiliers. Fonctionnaire, la femme a pris en charge ses enfants. Mais l'insuffisance de ses revenus et les dépenses occasionnées par sa maladie ont limité l'investissement dans l'immobilier. Lors de son décès, les enfants se sont retrouvés seuls face à leurs problèmes. D'ailleurs, l'une des filles a abandonné les études et se prostitue au centre-ville pour apporter un soutien financier à ses frères et sœurs. Elle court le risque d'attraper le sida et de mourir.

Ces deux cas que nous avons suivis, pour bien appréhender les incidences sociales et économiques du sida au niveau familial, montrent que le sida engendre la pauvreté au sein des familles et que la pauvreté favorise la propagation du VIH/sida.

Conclusion

En conclusion, les femmes, pour des raisons sociales et économiques, sont plus vulnérables que les hommes. Le sida, en touchant les femmes dont le rôle socio-économique sur les plans national et familial est incontestable, est un frein au développement du Congo. Il ravage les ressources humaines, déstabilise et appauvrit les familles. Afin de renforcer la politique de prévention sanitaire en faveur des femmes, quelques solutions peuvent être envisagées. Il s'agit de :
- changer les idées et les normes sociales qui maintiennent les femmes dans un statut social inférieur ;
- donner plus de pouvoir juridique aux femmes au sein des familles pour leur meilleure protection ;
- promouvoir la femme dans le domaine économique afin de limiter sa dépendance à l'égard de l'homme ;
- renforcer les mesures de sensibilisation de tous les groupes sociaux vulnérables ;
- renforcer le financement des associations visant à prendre en charge les veuves et les orphelins du VIH/sida.

Bibliographie

ANONYME, 2006, Prenez garde ! Tombant dans une tentation similaire serait votre porte d'accès certaine au VIH/sida ! Le sida est vrai alors attention ! Université Moi Kenya, 1 p.

ANONYME, 2006, Actualités News Environnement : le sida responsable de 25 millions de morts, http/ : www. Actualites-news-environnement.com/20051122-sida-virus.php., 2 p.

ANONYME, 2006, Rapport national sur l'UNGASS, CNLS, Brazzaville, 14 p.

ANONYME, 2003, Ce qu'il faut savoir sur le VIH/sida et les autres infections sexuellement transmissibles, CNLS, Secrétariat exécutif permanent.

ANONYME, 2003, Enquête nationale « Séroprévalence VIH en République du Congo », Rapport d'analyse provisoire, 9 p.

MAFOUTA OUATINOU S.B., 2000, Incidence économique du sida sur les entreprises au Congo Brazzaville.,7p.

UIDD, 2006, Santé et développement durable, 3 p. (2006) : Rapport d'activités du premier semestre 2006, 6 p.

SOUS-THEME IV

SIDA ET DROITS HUMAINS AU CONGO

LES DROITS ET OBLIGATIONS DES PERSONNES VIVANT AVEC LE VIH/SIDA

Grégoire Bakandeja wa Mpungu*

Manifester un intérêt majeur pour la lutte collective contre le VIH/sida dans nos pays africains où, chaque jour, des enfants victimes de ce fléau pullulent dans nos rues à la recherche de la nourriture, où on dénombre chaque jour des violences sexuelles à l'égard des femmes, reléguées pour ces actes posés par autrui, pourrait sembler hors propos tellement l'attention des pouvoirs publics est centrée sur la recherche des moyens thérapeutiques et de prévention contre l'endémie sida.

Le titre même de ces journées d'étude souligne tous les enjeux de cette table ronde réunissant les scientifiques de tous bords, médecins, économistes, sociologues, environnementalistes et aussi juristes. C'est pour dire que nous tous, nous devons nous approprier ce combat. Voilà qui justifie ma présence devant cette auguste assemblée pour vous faire part de ma contribution dans le domaine de ma spécialité à ces journées de Brazzaville.

J'ai autant ressenti l'honneur qui m'est fait que j'ai accepté la proposition d'invitation de mon éminent collègue et ami, le Doyen Gomes Olamba. J'ai apprécié cette initiative parce qu'elle est belle et pertinente. Belle parce qu'il s'agit non pas de s'apitoyer sur le sort de nos malades vivant avec le VIH/sida, mais de mettre en place des stratégies efficaces pour lutter contre ce fléau, ses effets dévastateurs et assurer en même temps la protection des droits des personnes vivant avec le VIH. Je ne pense pas qu'il s'agisse des pestiférés. Pertinente parce qu'il s'agit de lutter cette fois collectivement contre une pandémie qui menace nos États dans la mise en œuvre des objectifs du millénaire : diminution des forces du travail, aggravation de la pauvreté, etc.

Je voudrais cependant vous assurer qu'il ne s'agira pas de l'exposé de médecin, qui a appris l'art de soigner et de guérir, mais de la réflexion d'un

---

* **Grégoire Bakandeja wa Mpungu** est le doyen de la Faculté de Droit de l'Université de Kinshasa.

juriste qui a pour préoccupation essentielle de contribuer à la mise en place d'un cadre juridique en vue d'une protection efficace de tous les citoyens dans un pays. Ces derniers ont des droits qui doivent être reconnus par la communauté et des devoirs envers cette même communauté, le tout en vue de la survie de l'espèce humaine.

Mais la pandémie du VIH/sida semble avoir perturbé ce mécanisme de reconnaissance de leur droit à la protection. Cette maladie est devenue une maladie spéciale de la honte, de l'exclusion et de l'isolement qui limite la capacité à fournir des soins appropriés et des services dont ont besoin les personnes vivant avec le VIH/sida et aussi celles soupçonnées d'en être porteuses. En réaction à ces pensées négatives solidement implantées dans nos sociétés émanant des personnes souvent insoupçonnables comme les parents, les amis, les employeurs, les personnes vivant avec le VIH ont développé un comportement parfois criminogène de multiplier les relations sexuelles dans l'objectif de transmettre aux autres leur maladie. Cela pour souligner que si, d'une part, la stigmatisation et la discrimination constituent des négations aux droits des personnes vivant avec le VIH/sida, il est nécessaire de préciser ces droits et la manière dont il faut assurer leur protection (I). D'autre part, les personnes vivant avec le VIH/sida ont des devoirs envers la société et envers eux-mêmes pour contribuer aux objectifs du développement de leur pays (II). Enfin, il restera à déterminer comment mettre en œuvre des stratégies efficaces pour des interventions contre la marginalisation des personnes vivant avec le VIH/sida (III). Ces trois points constitueront la trame de ma réflexion.

I. Les droits en question

Tel qu'il ressort des conventions internationales régulièrement ratifiées par les différents États, le postulat de départ est l'égalité de tous les citoyens en droit et en dignité. Toutes les constitutions proclament le principe de l'égalité conformément à la Déclaration universelle des droits de l'homme. Partant des comportements observés dans nos sociétés au regard de la situation des personnes affectées par le VIH/sida, la discrimination, l'isolement et leur stigmatisation constituent des violations à leurs droits (droit à la dignité, droit à la confidentialité, droit à l'embauche et à la protection, droit à la santé et aux soins appropriés, etc.). Ces droits sont garantis par les pouvoirs publics.

Dans la panoplie de ces droits, on tentera de les grouper suivant qu'ils sont liés à des infractions, principalement le droit à l'assistance comme personne en danger (A), ou à la négation des droits économiques, sociaux et culturels (B) ; ou encore aux divers engagements que peut prendre la personne vivant avec le VIH/sida.

1.1. Les droits à l'assistance comme personne en danger

On peut à cet égard dénombrer les droits suivants :

1.1.1. Le droit à une information correcte sur la maladie.
Ce droit implique la connaissance par le patient de son statut sérologique, sauf en cas de malade grabataire ou d'incapacité mentale, le droit à une aide psychosociale de la communauté, le droit à la confidentialité.

1.1.2. Le droit à l'assistance médicale à tous les niveaux de la structure sociale (famille, entreprise, structures de santé). Le droit à la santé et aux soins appropriés incombe à l'État. Le spectacle auquel on assiste dans nos hôpitaux en Afrique consistant en la non-administration des remèdes aux malades infectés par le virus VIH/sida est une atteinte aux droits à la santé et aux soins inscrits dans presque toutes nos constitutions. Il s'apparente à la non-assistance à personne en danger qui est une infraction pénale. À cet effet, plusieurs attitudes du médecin ou du personnel médical peuvent entraîner diverses réponses en droit. En droit pénal, lorsqu'un médecin refuse d'apporter les soins à un malade, il y a non-assistance à personne en danger et, si ce refus entraîne la mort du patient (et c'est volontaire), cela peut constituer un homicide.

1.2. Les droits économiques et sociaux

Il s'agit principalement des droits suivants :

1.2.1. Le droit au travail et aux loisirs, à l'embauche sans tenir compte du statut sérologique. S'agissant de ce dernier point, les demandes de certificat d'aptitude physique pour l'embauche constituent des pratiques discriminatoires susceptibles d'être exploitées par les employeurs pour écarter les personnes vivant avec le VIH/sida. Ce droit doit être protégé efficacement par l'État. Un employeur qui licencie un employé, porteur du VIH/sida, réalise un licenciement abusif qui peut entraîner sa condamnation à des dommages et intérêts.

1.2.2. Le droit à l'héritage et à la propriété. On constate dans nos familles, à la suite des décès des personnes ayant été infectées par le virus, que les femmes sont souvent privées de leur droit d'héritage et de propriété. Même si les États sont dotés de protections juridiques, la réalité est que la plupart des femmes restent sans recours. Elles sont dépouillées de leur propriété par la parenté de leur conjoint décédé, ce qui les plonge dans une insécurité et une précarité qui contribuent à l'aggravation de leur situation de pauvreté, surtout lorsqu'il s'agit des femmes au foyer et donc sans emploi.

1.3. Autres droits devant être reconnus et garantis

Il est difficile de donner ici la liste exhaustive de telles catégories de droits. Cependant, les expériences vécues incitent à chercher à puiser dans les droits reconnus ceux qui pourraient contribuer à la relativisation des sentiments de culpabilité et d'abandon dont pourraient se reprocher les personnes atteintes par la pandémie du VIH/sida. On en a dénombré provisoirement trois :

1.3.1. Le droit aux décisions qui engagent la vie de la personne vivant avec le VIH/sida et celle de ses enfants. Ici on stigmatise le comportement des membres de famille qui excluent la personne infectée de toute décision concernant son foyer et l'avenir de ses enfants.

1.3.2. Le droit à une vie affective et sexuelle et à la procréation. L'unanimité s'est faite dans les milieux scientifiques sur la possibilité pour les personnes vivant avec le VIH/sida d'avoir une vie affective normale et même de procréer sans risque pour les enfants à naître. Les progrès de la science médicale au cours de la dernière décennie du XXe siècle en témoignent.

1.3.3. Le droit aux voyages internationaux sans tenir compte de statut sérologique. Une tendance dangereuse a été observée dans certains milieux diplomatiques, principalement dans les pays en développement, consistant à exiger des demandeurs de visas d'entrée dans certains pays occidentaux, la présentation des attestations médicales devant déterminer le statut sérologique. De telles pratiques contribuent à la stigmatisation et à la discrimination des personnes infectées.

On peut retenir qu'en dépit des discriminations dont sont victimes les personnes vivant avec le VIH/sida, ces dernières devraient jouir des mêmes droits et devoirs que toute autre personne. De ce fait, elles ont le droit à la dignité et au respect, à la connaissance de leur sérologie, à la confidentialité, à l'information, à la vie et aux soins de santé, à la formation continue, à l'embauche/emploi et aux avantages y relatifs, au mariage et à la procréation ainsi que le droit à être impliquées dans la lutte contre le VIH/sida au niveau décisionnel.

II. les devoirs des personnes vivant avec le VIH/sida

Les personnes vivant avec le VIH/sida ont l'obligation de respecter les droits d'autres personnes qui vivent autour d'elles et de les protéger. On peut noter toutefois que les personnes non infectées par la maladie (VIH/sida) ont aussi le devoir de protection.

Parmi les devoirs à imposer aux personnes affectées par la pandémie du sida, il y a, d'une part, ceux qui relèvent des attitudes individuelles des personnes concernées par la maladie, d'autre part, des devoirs à l'égard de la communauté.

II.I. Les devoirs liés aux attitudes individuelles

On peut citer notamment :

2.1.1. Le devoir de mener une vie active et positive (acceptation de son état, maintien de bonnes relations avec l'entourage, poursuite des activités professionnelles) parce que le sida doit être considéré comme tout autre handicap et ne doit en rien entamer la bonne marche de la vie ;

2.1.2. Le devoir d'assurer son hygiène corporelle, vestimentaire et ses soins médicaux. En effet, la non-observance de ces règles élémentaires d'hygiène entraîne *ipso facto* une détérioration accélérée de la maladie ;

2.1.3. Le devoir de parler librement et ouvertement de sa maladie, cela en vue d'assurer la protection des autres, car ne dit-on pas que l'ignorance tue ;

2.1.4. Le devoir d'élever ses enfants tant qu'on est apte à le faire. Ce devoir exige une acceptation par la personne atteinte de la maladie de sa condition de sidéen ou sidatique ;

2.1.5. Le devoir de prévenir les conflits familiaux par la rédaction des testaments. Comme on le sait, les Africains manquent de courage pour rédiger des testaments au risque de précipiter leur mort. Il est cependant utile de prévenir les conflits familiaux qui apparaissent très souvent après le décès des malades.

II.2. Les devoirs à l'égard de la communauté

On peut citer notamment :

2.2.1. Le devoir d'aider sa famille, sa communauté au reclassement des enfants après le décès en vue de prévenir et de contenir le fléau d'enfants de la rue ;

2.2.2. Le devoir de participer à sa réinsertion économique ;

2.2.3. Le devoir d'informer son ou sa partenaire de son état sérologique en vue d'une sexualité responsable. Le législateur du Congo Kinshasa est allé plus loin dans le régime de protection de la population contre les comportements délictuels des personnes atteintes par le VIH/sida et qui sciemment infectent d'autres personnes en ajoutant une disposition au code pénal créant une nouvelle infraction, celle de l'administration des substances nuisibles rejoignant de nombreux États qui ont légiféré sur cette question.

III. Les stratégies d'intervention contre la marginalisation des personnes vivant avec le VIH/SIDA

Un certain nombre d'actions ont été menées jusque-là qui démontrent que la lutte contre la pandémie du sida est loin d'être gagnée relativement en ce qui concerne la stigmatisation et la discrimination. Tout en faisant la revue de ces actions, il est utile d'envisager d'autres approches pouvant contribuer à la réduction du niveau de stigmatisation en vue de faire valoir les droits de nos frères et sœurs victimes de la pandémie tant décriée.

De l'avis des experts qui se sont penchés sur ce problème, les approches efficaces pour réduire la stigmatisation et la discrimination devraient être honnêtes et pertinentes à l'existence des individus affectés. Elles devraient avoir pour but non pas seulement de prévenir la maladie par les campagnes de sensibilisation, mais aussi et surtout de susciter tout d'abord une compréhension de l'épidémie, de sa nature et de ses causes. Elles doivent aussi s'efforcer de s'attaquer aux causes premières de l'angoisse et de l'insécurité : crainte de la contagion, sexualité, maladie et mort. Enfin, elles doivent protéger la dignité des individus et respecter les droits de la personne dans le processus comme dans ses résultats[91].

C'est donc par une approche proactive et une synergie dans les interventions que l'on pourra résoudre le problème de violations des droits des personnes vivant avec le VIH/sida et les inciter à comprendre la nécessité qu'il y a pour elles de ne pas se victimiser. Par ailleurs, il s'agira de préparer avec efficacité l'insertion des personnes infectées dans la société où parfois elles sont considérées comme des personnes distributrices des substances nuisibles à la santé des hommes valides. Tout dépendra donc de la capacité de nos États à relever ce défi et à nous approprier le processus de protection, d'information et de sensibilisation. A cet effet, deux approches peuvent être adoptées, l'une devrait concerner l'amélioration du cadre légal et réglementaire (A), l'autre le perfectionnement des techniques de communication et également l'éducation et la sensibilisation des communautés de base (B).

3.1. L'amélioration du cadre légal et réglementaire

Il s'agira de fixer des normes de protection des droits de l'homme et de créer un environnement favorable pour les personnes vivant avec le VIH/sida principalement dans les lieux de travail. On pourrait se servir ici du Recueil des directives pratiques du BIT sur le VIH/sida et le monde du travail qui définit les principes de base susceptibles de guider l'élaboration des politiques, ainsi que des principes directeurs de programmation con-

---

91. ONUSIDA, cadre conceptuel et base d'action : stigmatisation et discrimination associées au VIH/sida, juin 2002.

crète. Une politique relative au VIH/sida sur le lieu de travail est un instrument puissant permettant de combattre la discrimination et d'encourager la solidarité par l'éducation et la sensibilisation.

Parallèlement, une telle action devra se poursuivre dans les milieux de la santé, faire en sorte que des codes d'éthique et de conduite professionnelle dans les services des soins de santé soient mis en place et respectés, et que leur application au VIH/sida soit enseignée dans les programmes de formation professionnelle. Si des violations de l'éthique professionnelle devaient se produire, il faut offrir des réparations adéquates.

3.2. Le perfectionnement des techniques de communication et également l'éducation et la sensibilisation des communautés de base

3.2.1. Une communication adaptée aux réalités locales

Il est indispensable de procéder à une évaluation de nos techniques de communication, d'éducation et de formation dans nos sociétés. On peut se poser la question de savoir si le recours à la publicité dans les médias atteint les objectifs d'information, de sensibilisation et d'éducation. Il semble que cela ne soit pas suffisant, d'où la nécessité de promouvoir l'éducation aux compétences essentielles et le conseil pour aider les enfants infectés et affectés par le VIH/sida à faire face à la stigmatisation.

De plus, une action concrète est nécessaire pour assurer un meilleur accès aux médicaments et une plus large utilisation de ces derniers. Aider les individus à comprendre qu'il est possible de vivre avec le VIH/sida et à reconnaître que les progrès en matière de traitement constituent réellement un espoir pour l'avenir est une mesure importante pour atténuer les craintes et les angoisses concernant l'épidémie sur le lieu de travail et dans la communauté.

3.2.2. Nécessité de renforcer la diffusion de l'information et de la formation

Parmi les actions visant à réduire le niveau de stigmatisation et de discrimination, les communautés locales expérimentent certains moyens passant notamment par la diffusion de l'information, l'acquisition des méthodes d'adaptation, des approches liées au conseil, des programmes encourageant une plus grande participation des personnes vivant avec le VIH/sida et, enfin, la surveillance des violations des droits de l'homme et la création d'un environnement juridique favorable permettant aux individus de s'opposer à la discrimination. Enfin, il faut faire en sorte que les disciplines liées au VIH/sida, y compris les compétences en matière de conseil, soient intégrées dans la formation préliminaire et en cours d'emploi des leaders religieux. En guise de mes développements sur les droits et devoirs des personnes vivant avec le VIH/sida, on constate bien à la lumière des développements précédents que le sujet est passionnant et nous interpelle en même temps. Quels ont été nos comportements lointains vis-à-vis de nos proches infectés par le VIH/sida ? Qu'avons-nous fait pour les protéger face aux agressions diverses, verbales, physiques émanant de leurs proches ? Si prioritairement les réponses doivent être apportées par les responsables politiques en termes de détermination de cadres légal et réglementaire, il reste à chacun de nous, membre de la société, de jouer le jeu de la protection qui passe aussi par le respect des droits des personnes vivant avec le VIH/sida pour permettre à ces dernières de remplir aussi leurs devoirs envers la communauté. C'est un défi que nous devons tous relever.

Documents de travail

BAKANDEJA WA MPUNGU (G), les droits du malade, in Annales de la faculté de droit, volume XI-XXIV, Kinshasa, Presses universitaires du Zaïre 1996. pp. 212 – 258.
BENSADON (N), les droits de la femme : des origines à nos jours, Paris, PUF, -Collection « Que sais-je ? » 5e édition corrigée 1999.
L'IMPACT, magazine d'information sur le sida, la santé reproductive et le genre en RDCongo, Kinshasa 2006.
ONUSIDA, cadre conceptuel et base d'action : stigmatisation et discrimination associées au VIH/sida, juin 2002.
ONUSIDA, les femmes et le sida, décembre 2004.
PISIER (Évelyne), Le droit de femmes, Paris, Dalloz, 2007.

VIH/SIDA ET DROITS HUMAINS

Paul Gomes Olamba[*]

Plus de vingt ans après sa première mise en évidence médicale, le sida s'est transformé en une des maladies les plus dévastatrices de toute l'histoire de l'humanité. Depuis que l'épidémie a éclaté, à ce jour plus de 60 millions de personnes ont été infectées par le virus. Le VIH/sida est la quatrième cause de mortalité dans le monde.

À la fin de 2003, on estimait à 38 millions le nombre de personnes vivant avec le VIH à travers le monde. Pour cette seule année, on estime à 2, 9 millions les décès dus au sida et à 4,8 millions les nouveaux cas d'infection. Dans de nombreuses régions du monde en développement, la majorité des personnes récemment infectées sont des jeunes adultes, et les jeunes femmes constituent un groupe particulièrement vulnérable. Un tiers environ des personnes aujourd'hui porteuses du VIH/sida ont entre 15 et 24 ans. Parmi elles, beaucoup ne se savent pas porteuses du virus. Plusieurs autres millions risquent d'être contaminées par ignorance ou méconnaissance du virus, ou parce qu'ils ne sont pas en mesure de se protéger contre ce dernier. Le sida est aujourd'hui une épidémie bien enracinée dans les comportements humains et activée par l'environnement économique, culturel et social ; les sciences sociales et comportementales deviennent essentielles dans l'identification des solutions permettant sa mise sous contrôle. En effet, la conception, l'exécution et l'analyse des essais cliniques portant sur le contrôle des MST, les vaccins VIH, les médicaments antirétroviraux, les méthodes contraceptives par barrière génitale et les virucides, dépendent toutes d'une recherche comportementale appropriée pour guider le choix des individus à tester, garantir la conformité au protocole de l'essai clinique et permettre une interprétation adéquate des résultats épidémiologiques. Cette dernière inclut le besoin fondamental de neutraliser les différences observées dans les changements de comportement selon les groupes étudiés.

C'est donc dire l'importance et la place que doit occuper la recherche en sciences sociales dans les stratégies visant à atténuer les effets néfastes du sida. La place du juriste est ainsi toute tracée dans cette recherche, car il lui

---

[*] **Paul Gomes Olamba** est doyen de la Faculté de droit de l'Université Marien Ngouabi.

appartient de formuler les normes de comportement que la stratégie de lutte contre le sida appelle de tous ses vœux.

I - Lien existant entre le VIH/sida et les droits humains

Les droits humains sont inextricablement liés à la propagation et à l'incidence du VIH/sida sur les individus et les communautés à travers le monde. Le non-respect des droits humains contribue à propager la maladie et à en exacerber l'incidence. Le VIH/sida sape ainsi les progrès réalisés dans la mise en œuvre des droits humains. Le lien entre le VIH/sida et les droits humains apparaît nettement lorsqu'on considère l'incidence disproportionnée de la maladie sur certains groupes, notamment les femmes, les enfants, et plus particulièrement ceux qui vivent dans la pauvreté. La nature de l'épidémie et les conditions sociales, légales et économiques jouent ici un rôle déterminant. Il est tout aussi apparent dans les faits que les pays en développement sont les plus touchés par cette épidémie, qui menace de réduire à néant les progrès vitaux qu'ils ont réalisés dans le domaine du développement humain. Dans de nombreux pays en développement, le sida et la pauvreté se complètent désormais pour exacerber le pire.

Certains groupes apparaissent plus vulnérables au virus du VIH parce qu'ils sont incapables d'exercer leurs droits civils, politiques, économiques, sociaux et culturels. Par exemple, les personnes auxquelles on dénie le droit à la liberté d'association et à l'accès à l'information risquent de se retrouver écartées des débats sur le VIH/sida, des activités organisées par les organisations d'aide aux personnes touchées par le sida et par les groupes d'assistance mutuelle et empêchées de prendre des mesures de prévention contre l'infection du VIH. Les femmes, et en particulier les jeunes femmes, sont d'autant plus vulnérables à l'infection qu'elles sont privées de l'accès à l'information, à l'éducation et aux services indispensables pour garantir leur santé sexuelle et reproductive et prévenir les risques d'infection. L'inégalité des femmes par rapport aux hommes au sein de leur communauté se traduit également par leur faible capacité de négociation au moment des rapports sexuels. Les pauvres, lorsqu'ils sont séropositifs, sont souvent incapables d'avoir accès aux soins et aux traitements, notamment aux thérapies antirétrovirales et aux autres médicaments contre les infections opportunistes. Les personnes vivant avec le VIH sont non seulement confrontées à un grave problème de santé, mais souvent aussi à la stigmatisation et à la discrimination.

1.1. Discrimination et stigmatisation

Les droits des personnes vivant avec le VIH/sida sont souvent violés du fait de leur séropositivité présumée ou connue. Ces personnes sont doublement pénalisées, d'une part, par la maladie elle-même, d'autre part par la perte que celle-ci entraîne de leurs autres droits. La stigmatisation et la discrimination peuvent leur bloquer l'accès au traitement, se répercuter sur leur emploi, leur logement et leurs autres droits et dissuader les personnes séropositives et celles par ailleurs pénalisées en raison de la maladie de se faire connaître auprès des services de santé et des services sociaux. Il en résulte que ce sont précisément ceux qui auraient le plus besoin d'être informés, éduqués et conseillés qui se trouvent privés de ces services, même lorsque ces derniers sont disponibles.

Les différences indésirables et les spoliations de l'identité provoquées par la stigmatisation associée au VIH/sida n'existent pas naturellement ; elles sont créées par les individus et par les communautés. La stigmatisation dépeint ce processus de dévalorisation.

La stigmatisation au VIH/sida s'appuie sur les préjugés existants et les renforce. Elle fait aussi le jeu des inégalités sociales existantes, notamment les inégalités entre les sexes, et en matière de sexualité et de race et les aggrave. La stigmatisation et la discrimination associées au VIH/sida jouent un rôle clé dans la production et la reproduction des relations de pouvoir et de contrôle. Elles font que certains groupes sont dévalorisés et que d'autres se sentent supérieurs. En fin de compte, la stigmatisation crée l'inégalité sociale et se trouve renforcée par cette dernière.

Les opinions qui véhiculent des préjugés et la stigmatisation conduisent souvent les gens à faire (ou ne pas faire) quelque chose qui prive ou retreint la fourniture de services de santé à une personne vivant avec le VIH/sida, ou la licencier en raison de sa séropositivité. Il s'agit là de discrimination. La discrimination survient lorsque l'on à un comportement spécifique à l'égard d'une personne, sur la base de son appartenance réelle ou supposée à un groupe particulier ; ce qui a pour résultat un traitement inéquitable et injuste.

De par la stigmatisation et la discrimination liées au VIH/sida, les droits des personnes vivant avec le VIH/sida et de leur famille sont souvent bafoués, simplement parce que l'on sait ou que l'on suppose qu'elles sont touchées par le VIH/sida. Cette violation des droits est un obstacle à l'action ; elle accroît l'impact négatif de l'épidémie. La liberté de ne pas être discriminé est un droit humain fondamental basé sur les principes universels et inaliénables de justice naturelle. Les caractéristiques de base des droits humains font qu'ils appartiennent aux individus et s'appliquent à tous les individus où qu'ils se trouvent.

Le principe de non-discrimination est au cœur de la philosophie des droits humains. Tous les instruments relatifs à ces droits ainsi que la charte africaine interdisent la discrimination fondée sur la race, la couleur, le sexe, la langue, la religion, l'opinion politique ou autre, la nationalité, l'origine ethnique ou sociale, la propriété, l'incapacité, la fortune, la naissance ou autre statut.

Des résolutions récentes de la Commission des droits de l'homme des Nations unies (en 1999 et 2001) ont confirmé sans équivoque que « l'expression » ou toute autre « situation » utilisée dans les clauses de non-discrimination des textes internationaux sur les droits humains doit être comprise comme incluant le statut relatif à la santé, notamment le « VIH/sida », et que « la discrimination en fonction du statut VIH/sida, réel ou supposé, est contraire aux règles internationales en vigueur touchant les droits humains ».

Les formes de stigmatisation et de discrimination rencontrées par les personnes vivant avec le VIH/sida sont multiples et complexes. Les individus risquent non seulement d'être stigmatisés ou de faire l'objet de discrimination en raison de leur statut par rapport au VIH, mais également à cause de la connotation de ce dernier. De recherches récentes parrainées par l'ONUSIDA en Inde et en Ouganda montrent que les femmes vivant avec le VIH/sida peuvent être doublement stigmatisées, d'abord en tant que « femmes » et ensuite en tant que « personnes vivant avec le VIH/sida » lorsque l'on apprend leur séropositivité.

Les États ont des obligations relatives au respect, à la protection et au plein exercice des droits humains. Pour ce qui est de la stigmatisation et de la discrimination, par exemple, l'obligation de respect exige que les États ne discriminent ni directement ni indirectement, en matière des lois, de politique ou de pratiques. L'obligation de protection exige des États qu'ils prennent des mesures empêchant la discrimination par des tiers, et l'obligation de plein exercice exige des États qu'ils adoptent des mesures législatives, budgétaires, judiciaires, d'encouragement et autres pour faire en sorte que des stratégies, politiques et programmes soient élaborés en tenant compte de la discrimination et qu'une compensation soit accordée aux personnes qui souffrent de discrimination.

Les stratégies de lutte contre l'épidémie du VIH/sida perdent de leur efficacité dans un environnement où les droits humains ne sont pas respectés. Par exemple, la discrimination et la stigmatisation des groupes vulnérables : les consommateurs de drogues injectables, les professionnels du sexe et les hommes qui sont des rapports sexuels avec d'autres hommes conduisent ces communautés à se réfugier dans la clandestinité. Cela rend malaisé de conduire des actions de prévention en direction de ces populations et celles-ci deviennent plus vulnérables au VIH/sida. De la même façon, en négligeant l'accès à l'éducation et à l'information sur le VIH/sida, aux traitements et aux services de soin et d'appui, on entretient la progagation de l'épidémie du sida. Il est indispensable de prendre en compte ces éléments, si on veut riposter de manière efficace au VIH/sida, en sachant que le non-respect des droits humains est un frein à toute efficacité.

1.2. Protection et promotion des droits humains

Lorsque les individus et les communautés sont en mesure d'exercer leurs droits à l'éducation, la libre association, l'information et, plus encore, à la non-discrimination, les incidences du VIH et du sida sur les personnes et sur la société s'en trouvent amoindries. Lorsque les personnes séropositives vivent dans un milieu ouvert et favorable, à l'abri de la discrimination, qu'elles sont traitées avec dignité, qu'elles ont accès aux traitements, aux soins et à un appui, et lorsque le sida cesse d'être un objet de stigmatisation, les gens se prêtent d'autant plus volontiers aux tests de dépistage pour savoir s'ils sont ou non infectés. Dans le même ordre d'idées, les personnes séropositives peuvent mieux se prendre en charge, et par exemple bénéficier à leur propre demande d'un traitement et d'un soutien psychologique, prendre des mesures pour éviter de transmettre le virus, et réduire ainsi l'incidence du VIH/sida sur leur vie et sur celles des autres membres de la société.

La protection et la promotion des droits humains sont de ce fait indispensables pour empêcher la propagation du VIH et atténuer l'incidence socioéconomique de cette pandémie, et cela pour trois raisons. Premièrement, la promotion et la protection des droits humains réduisent la vulnérabilité à l'infection du VIH en s'attaquant aux causes profondes de l'épidémie. Deuxièmement, l'incidence négative du virus sur les séropositifs et sur les personnes qu'il touche s'en trouve amoindrie. Troisièmement, les individus et leurs communautés peuvent ainsi mieux riposter à la pandémie. C'est la raison pour laquelle la lutte contre cette pandémie au niveau international doit reposer, pour être efficace, sur le respect de tous les droits civils, culturels, économiques, politiques, économiques et sociaux, et sur le respect du droit au développement, en application des standards, normes et principes internationaux relatifs aux droits humains.

Ces droits sont notamment le droit à la vie, le droit de toute personne à sa liberté et à sa sécurité, le droit de jouir du meilleur état de santé physique et mentale possible, le droit à la non-discrimination, à une protection égale et à l'égalité devant la loi, le droit à la liberté de mouvement, le droit de chercher et d'obtenir asile, le droit à la vie privée, le droit à la liberté d'expression et d'opinion, le droit de recevoir et de divulguer librement une information, le droit à la liberté d'association, le droit de se marier et de fonder une famille, le droit au travail, le droit à l'égalité d'accès à l'éducation, le droit à un niveau de vie adéquat, le droit à la protection sociale, à l'assistance et au bien-être, le droit de bénéficier des progrès de la science et de ses avantages, le droit de participer à la vie publique et culturelle, et le droit de ne pas subir de torture ou toute autre peine ou traitement cruel, inhumain ou dégradant.

Les obligations qu'ont les États de promouvoir et protéger les droits humains liés aux VIH/sida sont définies dans les traités internationaux existants.

II - Action pour enrayer la stigmatisation et la discrimination

Le cadre des droits humains permet d'accéder aux mécanismes existants de surveillance en matière de procédures, d'institutions et autres pour l'application des droits de personnes vivant avec le VIH/sida, et pour combattre et redresser les torts causés par l'action discriminatoire.

Les mécanismes de déclaration et d'application appropriés (qui vont des services d'aide juridique à l'assistance téléphonique pour signaler les actes de discrimination et de violence) ont fourni des moyens puissants et rapides pour atténuer les pires effets de la stigmatisation et de la discrimination associées au sida.

2.1. Les mécanismes internationaux

Les instruments et les mécanismes mis en place par les Nations unies dans le domaine des droits humains représentent non seulement un cadre normatif légal, mais ils sont, en outre, des outils indispensables pour la mise en œuvre des droits des personnes touchées par le VIH. En examinant les rapports présentés par les États et en soumettant des observations et des recommandations concluantes ainsi que des commentaires généraux, les organes chargés de veiller à l'exécution des traités contribuent à aider les États à mettre en œuvre les droits des personnes touchées par le VIH/sida. Les procédures spéciales de la Commission des droits de l'homme, à savoir les représentants spéciaux, les rapporteurs spéciaux des mandats thématiques et par pays, et les groupes de travail, sont par ailleurs en mesure de surveiller le respect des droits des personnes touchées par le VIH/sida.

L'expérience a montré que deux types de stratégies complémentaires sont nécessaires pour aborder la stigmatisation et la discrimination : les stratégies qui empêchent la stigmatisation ou la formation des préjugés et les stratégies qui abordent ou redressent la situation lorsque la stigmatisation persiste et qu'une action discriminatoire est prise, conduisant à des conséquences négatives ou au refus des droits ou des services.

En fin de compte, c'est sur les plans communautaire et national que la stigmatisation et la discrimination associées au VIH/sida peuvent être combattues le plus efficacement. Les communautés et les leaders communautaires doivent plaider en faveur de l'intégration et de l'égalité quel que soit l'état sérologique vis-à-vis du VIH.

Le droit à la non-discrimination figure dans l'article 2 de la Déclaration universelle des droits de l'homme, le pacte international relatif aux droits civils et politiques, le pacte international relatif aux droits économiques, sociaux et culturels, la convention internationale sur l'élimination de toutes les formes de racisme et de discrimination raciale, la convention relative aux droits de l'enfant, la charte africaine des droits de l'homme, les résolutions de la Commission des droits de l'homme 1999/49 et 2001/51.

Afin d'instaurer des cadres nationaux et internationaux d'intervention pour interdire toute forme de discrimination sur les lieux de travail, l'OIT a ouvert un nouveau fonds, grâce auquel ont été financées des compagnes de sensibilisation ciblant les organisations politiques et syndicales. Une approche intégrée a notamment permis de prendre en compte le respect des droits fondamentaux du travail et des normes de sécurité et de santé sur les lieux de travail.

2.2. Quelques pistes pour une réponse nationale efficace

À l'instar d'autres pays du monde, le gouvernement de notre pays a élaboré un projet de loi portant protection des personnes vivant avec le VIH et des femmes victimes de violences sexuelles. Ce texte suit la procédure administrative et législative habituelle pour son adoption. Il est destiné à protéger les droits et les libertés de ceux qui vivent avec le VIH/sida et à les préserver de toute forme de discrimination. L'essentiel de cette législation vise à garantir leur droit à l'emploi, à l'éducation, à la vie privée et à la confidentialité, ou encore à l'accès à l'information, au traitement et à l'assistance. Le Président de la République, dans son adresse à la nation à l'occasion de la fin de l'année, a décidé qu'à partir de 2007, les antirétroviraux seront désormais gratuits pour les personnes malades du sida. Cela est une très grande avancée dans le cadre de la réponse nationale à cette pandémie.

Les gouvernements et les parlements doivent faire en sorte que leur législation, leurs politiques et leurs pratiques soient respectueuses des droits humains dans le contexte du VIH/sida, protègent les personnes vivant avec le VIH/sida contre toute discrimination tant dans le secteur public que dans le secteur privé, assurent la protection de la vie privée et la confidentialité dans la recherche sur les sujets humains, et apportent des remèdes judiciaires, administratifs et civils prompts et efficaces dans le cas où les droits des personnes vivants avec le VIH/sida seraient violés.

Les États doivent respecter les engagements qu'ils ont contractés au titre de la Déclaration universelle des droits de l'homme, du Pacte international relatif aux droits économiques, sociaux et culturels, du Pacte international relatif aux droits civils et politiques, de la Convention sur l'élimination de toutes les formes de discrimination à l'égard des femmes, de la Convention relative aux droits de l'enfant, de la Convention contre la torture et autres peines ou traitements cruels, inhumains ou dégradants et de la Convention internationale sur l'élimination de toutes les formes de discrimination raciale.

Ils doivent adopter les mesures nécessaires pour assurer, sur une base durable et égale, la disponibilité et l'accessibilité de services d'information de bonne qualité sur le VIH/sida, pour la prévention, la gestion des cas, le traitement, les soins et le soutien, y compris la fourniture des médicaments antirétroviraux et autres médicaments sûrs et efficaces, le dépistage et autres techniques connexes de diagnostic à toutes les personnes, en veillant en particulier aux individus et aux groupes de populations vulnérables et en adoptant ainsi des politiques respectueuses des droits humains des personnes vivant avec le VIH/sida, en particulier de leurs droits à l'éducation, au travail, à la protection de la vie privée, à la protection et à l'accès au traitement et aux services sociaux.

Les parlements nationaux devront légiférer ou modifier la législation existante pour définir des normes de protection de ceux qui souffrent du VIH/sida, et en particulier des personnes appartenant aux groupes vulnérables, comme les femmes et les enfants, ainsi que légiférer ou réguler les produits, services et informations liés au VIH/sida afin d'assurer l'offre la plus large de mesures et de services de prévention de qualité et de médicaments sûrs et efficaces à des prix accessibles ; en outre, adapter la législation aux directives internationales concernant le VIH/sida et les droits humains. Les gouvernements doivent coordonner leur action avec celle des Nations unies, des organisations non gouvernementales, des organismes bénévoles privés, des établissements religieux et d'autres entités ou institutions engagées dans la prévention du VIH/sida, afin d'assurer la défense et la protection des droits humains de ceux qui sont affligés par la maladie.

Les gouvernements et parlements doivent renforcer leurs mécanismes nationaux pour protéger les droits humains en rapport avec le VIH/sida et pour éliminer toutes les formes de stigmatisation, en particulier en ce qui concerne les groupes vulnérables comme les femmes et les enfants, qui sont ceux qui souffrent le plus de l'épidémie. Il faut en outre qu'une attention particulière soit accordée à la prévention du VIH/sida, en diffusant, en sensibilisant et en éduquant, notamment les adolescents. Des mécanismes de surveillance et d'application de la loi garantissant efficacement la protection des droits humains en ce qui concerne le VIH/sida doivent être renforcés.

Les gouvernements et les parlements doivent se doter de politiques et de programmes nationaux coordonnés, participatifs, transparents et responsables pour répondre au VIH/sida, et traduire ces politiques nationales en action au niveau local et territorial en associant, dans toutes les phases de leur élaboration et de leur mise en œuvre, les organisations non gouvernementales et sociales, et de manière plus primordiale encore, les personnes vivant avec le VIH/sida.

Bibliographie sélective

CHERABI K., FANGET D. Le VIH/sida en milieu Arabo-Musulman Arcat-Sida, 1997

ELBAZ, G. *Les Différentes couleurs du sida aux États-Unis*, Paris, l'Harmattan, 2004.

FARMER P., *Sida en Haïti La victime accusée.* Paris, Karthala, coll. Médecines du monde, 1996 (traduit de l'anglais; titre original: AIDS and Accusation: Haïti and the geography of blame, Berkeley, University of California Press, 1992).

HIRSCH., E. « VIH/sida : éthique du soin, de la recherche et accès aux traitements ». http://ethikasabati.blog4ever.com/blog/lire-article-132661-805244-ethique_du_soin_de_la_recherche_et_acces_aux_trai.html Éthique – Médecine/Sciences. 2003 – Érudit. Org.

LEECH, J. « Un sondage met à jour la violation des droits humains en Alberta »

LERT F ; OBADIA Y. « Comment vit-on en France avec le sida ? », *Population et Société*, novembre 2004.

MUSSO-DIMITRIJEVIC S. « L'étranger malade » éléments d'histoire sociale d'une cause », in Fassin D. (dir) *Un traitement inégal, les discriminations dans l'accès aux soins*. Rapport du CRESP, 2001.

MUSSO-DIMITRIJEVIC S. L'accès aux soins des personnes au statut administratif précaires infectées par le VIH. Hommes et Migrations, mai 2000.

NATH M B ; Genre, VIH et droits humains : Manuel de formation. New York : UNIFEM 2002, 210 p.

NTAHOMPAGAZE PT « Violation des droits chez les femmes déplacées vivant avec le VIH/sida ». – web – africa. Org. *Revue canadienne VIH/sida et droit*, 2003 – Pubs. Cpha. Ca

THORO. « Analyse de situation des Droits humains dans le contexte du VIH/sida ». *Projet « droit VIH/sida » au Burkina Faso*. 2002.

TONWE-GOLD B., HIRSCHEL B. ; « Les femmes africaines séropositives vivant en Suisse. Caractéristiques, survie et besoins en matière de soutien social ». *Revue infothèque Sida* 2002/09 ; vol. 2002 ; n° 3 ; ISN 10178791 : p. 44-50.

TOUZE V. et VENTELOU B., « Sida et développement un enjeu mondial ». *Revue de l'Observatoire français des conjonctures* économiques,– Cairn. Info. 2002.

SOUS-THEME V

ASPECTS INSTITUTIONNELS, POLITIQUES ET STRATEGIQUES DE LA LUTTE CONTRE LE VIH/SIDA

SCIENCES SOCIALES ET LUTTE CONTRE LE VIH/SIDA AU CONGO DEPUIS 1983

Joachim Emmanuel Goma-Thethet[*]

Introduction

Le chercheur en sciences sociales qui étudie les événements au centre desquels se trouve l'homme ne saurait ignorer l'une des plus grandes pandémies que l'homme ait connues depuis les deux dernières décennies du XXe siècle : le VIH/sida. Cette épidémie aux conséquences désastreuses, qui défraie aujourd'hui l'actualité, interpelle indistinctement tout le monde. La question que d'aucuns se posent aujourd'hui concerne la contribution de l'université à la réponse nationale de lutte contre VIH/sida. La présente réflexion entend faire un état des lieux de cette réponse dans le domaine des sciences sociales en Afrique et au Congo en vue de l'intégration de cette problématique dans les programmes d'enseignement et de recherche. Il s'articule autour de trois points. Il présente, dans un premier temps, le travail réalisé depuis bientôt un quart de siècle par le Congo dans le cadre de la lutte contre le VIH/sida. Dans un second temps, il évoque l'apport des sciences sociales dans cette lutte, notamment du point de vue de la réflexion sur la question. Il indique enfin comment l'université pourrait envisager la question en matière d'enseignement et de recherche.

1. L'état des lieux du travail effectué en matière de lutte contre le VIH/sida par le Congo depuis 1983

La Constitution de janvier 2002 de la République du Congo stipule dans son article 30 que « l'État est garant de la santé publique ». Par cet article les constituants congolais, en conformité avec les instruments internationaux des droits de l'homme, notamment Le Pacte international des Nations unies relatif aux droits économiques, sociaux et culturels de 1966, ont assigné à l'État l'obligation d'assurer à ses citoyens un meilleur état de santé physique

---

[*] **Joachim Emmanuel Goma-Thethet** est assistant au département d'Histoire, Faculté des Lettres et des Sciences humaines, Université Marien Ngouabi.

et mentale. Deux ans auparavant, le gouvernement congolais avait élaboré un document sur la Politique nationale de santé (PNS) dont les objectifs généraux ont été fixés comme suit : promouvoir et protéger la santé des individus et des collectivités sur l'ensemble du territoire ; garantir l'accessibilité des populations aux services et soins de santé de qualité ; renforcer les capacités nationales à la gestion du système de santé. Ce document ainsi que celui du Plan national de développement sanitaire (PNDS) élaboré en 1992, organisent le système de santé au Congo. Celui-ci comprend trois niveaux de fonctionnement :

- le niveau central est constitué par le Centre hospitalier universitaire (CHU), qui dispose de tous les services de soins spécialisés et travaille de concert avec la Faculté de médecine, l'Hôpital central des armées Pierre Mobengo, le Laboratoire national de santé publique, le Centre national de transfusion sanguine et de la Centrale nationale d'achat des médicaments essentiels (CENAMES).

- le niveau intermédiaire est composé de cinq hôpitaux généraux : deux à Brazzaville, les trois autres à Owando, Dolisie et Pointe-Noire.

- Le niveau périphérique comporte les hôpitaux de base et les centres de santé intégrés (CSI).

Comment s'est organisée cette réponse nationale ? Les premiers cas de sida ont été diagnostiqués au Congo, selon le Conseil national de lutte contre le sida (CNLS)[92], en 1983. Dès 1985, les pouvoirs publics ont mis en place un comité scientifique de diagnostic et de lutte contre cette épidémie avec trois objectifs : assurer le dépistage de l'infection, effectuer les enquêtes séroépidémiologiques, mettre en place des programmes de prévention. Ce premier élément de réponse pour doter le Congo d'un cadre stratégique de lutte contre le sida s'est transformé en 1987 en Programme national de lutte contre le sida (PNLS). De 1992 jusqu'au début du nouveau millénaire, les turbulences politiques n'ont pas permis au PNLS d'obtenir des résultats performants. C'est le retour à la paix qui a permis à ce cadre stratégique national de mieux structurer les stratégies nationales de lutte contre le sida (appelées dans le langage de l'ONUSIDA, la réponse nationale), pour la période 2003-2007, en six objectifs : renforcer la prévention ; améliorer la prise en charge ; renforcer la surveillance épidémiologique ; promouvoir la recherche ; contrôler les infections sexuellement transmissibles (IST) ; renforcer la coordination et le partenariat. Depuis 2003, le gouvernement congolais mène des actions de mobilisation des ressources pour le financement de ce cadre. Ainsi le budget affecté à la lutte contre le VIH/sida est passé de 636 364 $ en 2003 à 4 909 091 $ en 2005. La contribution des institutions

---

92. Il faut indiquer que c'est en 2001-2002 que le cadre stratégique de lutte contre le VIH/sida a adopté une structure nationale de coordination présidée par le chef de l'État : le Conseil national de lutte contre le SIDA (CNLS).

internationales à la mise en œuvre de ce cadre a été de 19 millions $ pour la Banque mondiale et 11 millions $ pour le système des Nations unies[93]. La Banque africaine de développement finance l'initiative des gouvernements des pays riverains des fleuves Congo et Oubangui (RDC, Congo, RCA et Tchad) à hauteur de 9 millions $. La Croix rouge française contribue au fonctionnement de deux centres de traitement ambulatoire des personnes vivant avec le VIH à Brazzaville et à Pointe-Noire.

Quel est le profil de l'infection qui se dégage des informations collectées lors de l'enquête nationale de séroprévalence réalisée en novembre 2003 par le cadre stratégique de lutte contre le sida ? Selon cette enquête, le nombre de personnes vivant avec le VIH au Congo est estimé entre 86 000 et 130 000. Le taux de prévalence nationale du VIH chez les adultes de 15 à 49 ans est de 4,2 % ; des disparités existent, bien entendu, entre les départements. Les taux sont particulièrement élevés dans les tranches d'âge de 35 à 39 ans (8,4 %) et de 40 à 44 ans (7,8 %)[94]. Cette même étude cite, parmi les groupes les plus vulnérables, les membres des Forces armées congolaises dont la séroprévalence atteignait déjà le taux de 9 % en 1997[95].

En quoi consiste la réponse nationale ? Deux buts sont visés actuellement par le cadre stratégique : freiner la propagation de l'épidémie et permettre l'accès des malades aux antirétroviraux. Pour atteindre le premier but, la stratégie est fondée essentiellement sur la prévention. Celle-ci est de trois ordres : la prévention de la transmission sexuelle, de la transmission sanguine, et de la mère à l'enfant. Le premier type de prévention met l'accent sur les activités de changement de comportements et sur la promotion du préservatif (essentiellement masculin au départ). L'action du gouvernement est relayé ici par de nombreuses ONG qui interviennent aussi bien dans les villes que dans les villages. Concernant le deuxième type de prévention, l'accent est centré sur la mise en place des mécanismes de sécurité transfusionnelle dans les centres de transfusion sanguine, dans les milieux urbains et dans les hôpitaux de base et de référence dans les chefs-lieux de département. Le Programme de prévention de la transmission mère-enfant appliqué dans les centres de Brazzaville, de Pointe-Noire et ailleurs permet de prévenir la transmission mère-enfant.

Grâce au Projet de lutte contre le VIH/sida et de santé de la Banque mondiale, deux centres de dépistage anonyme et volontaire (CDAV) ont été créés à Brazzaville. Les activités de ces centres s'ajoutent à celles pratiquées par les centres de santé intégrés de Brazzaville et Pointe-Noire, dans les six hôpitaux de base (Talangai, Makélékélé, Hôpital A. Sicé, Dolisie, Sibiti,

---

93. Conseil national de lutte contre le SIDA, 2006, *Rapport national du Congo sur l'accès universel à la prévention, au traitement, aux soins et au soutien*, Brazzaville, p. 11.
94. *Ibid.*, p. 12.
95. *Ibid.*, p. 13.

Ouesso), dans les centres antituberculeux, par le laboratoire national de santé publique et par le centre national de transfusion sanguine.

Concernant l'accès aux antirétroviraux, il convient d'indiquer que le ministère de la Santé et de la Population a mis en place une initiative congolaise à l'accès aux antirétroviraux. Ce projet, de l'avis du Conseil national de lutte contre le sida, n'a pas comblé les attentes du public. Onze formations sanitaires assurent la prise en charge par les antirétroviraux. Ce sont en réalité les institutions non congolaises qui ont été jusqu'ici les plus efficaces : l'Union européenne a appuyé la création d'une centrale d'achat en la matière dénommée la Congolaise de médicaments essentiels et génériques (COMEG) ; la Croix rouge française, au travers des centres de traitement ambulatoire de Brazzaville (créé en 1994) et de Pointe-Noire (créé en 1999), prend en charge les personnes vivant avec le VIH/sida.

2. Quel a été l'apport de l'université et des sciences sociales dans l'élaboration de cette réponse nationale ?

Lieu de production et de diffusion des savoirs au Congo, l'université Marien Ngouabi, tout comme les autres universités africaines, a un rôle important dans la mise en place d'une réponse africaine de lutte contre la pandémie du VIH/sida en Afrique. En Afrique, les décideurs politiques ont souvent eu tendance à marginaliser l'université dans le processus de développement national. Ils oublient ainsi que la puissance des États-Unis vient de la qualité de ses universités ; celles-ci sont en effet de grands laboratoires dans lesquels est planifiée la politique globale du pays qui permet aux États-Unis d'assurer son hégémonie sur le monde. En matière de lutte contre le VIH/sida, les universités africaines doivent donc être mises à contribution pour rechercher des réponses adéquates.

Privilégiant la recherche médicale, les pouvoirs publics n'ont pas encore suffisamment mis à contribution la recherche dans le domaine des sciences humaines. Pourtant dans la formulation des politiques de lutte contre le VIH/sida en Afrique subsaharienne, ce sont des chercheurs en sciences sociales qui, se fondant sur une approche pluridisciplinaire, ont contribué à ce que les valeurs morales soient prises en compte. Ce sont eux aussi qui ont montré que les progrès dans cette lutte pourraient avantageusement tirer profit d'une dynamique de recherche de solutions aux problèmes de la pauvreté, de l'inégalité et du sous-développement[96].

Une revue de la littérature sur les sciences sociales et le VIH/sida en Afrique révèle une contribution faible des chercheurs de l'Université Marien

---

96. P. Mufune, 2003, «Les sciences humaines et les politiques sur le VIH/Sida en Afrique», in *Bulletin du CODESRIA*, n° 2, 3 et 4, p. 48.

Ngouabi dans le débat global sur la question[97]. Faute d'avoir cette contribution, analysons celle d'autres chercheurs africains et des africanistes. Cette littérature donne le profil ci-après de l'infection en Afrique subsaharienne.

Les chiffres de l'ONUSIDA révèlent que l'Afrique subsaharienne demeure de loin la région du monde la plus touchée par le VIH/sida[98]. Les types d'infection sont différents de ceux de la plupart des autres régions du monde. En Afrique subsaharienne, en Amérique latine et aux Antilles, les rapports hétérosexuels constituent le principal mode de transmission ; ailleurs les modes de transmission sont les rapports homosexuels et la consommation de drogue par voie intraveineuse. Le ratio hommes-femmes est défavorable à ces dernières en Afrique et les taux de prévalence sont globalement élevés. Hors de l'Afrique, le ratio hommes-femmes est nettement favorable aux femmes et les taux de prévalence oscillent entre le taux bas et le taux moyen.

Trois explications sont données pour expliquer la forte progression du VIH/sida en Afrique : l'explication culturelle, l'explication liée à la dépendance et l'explication liée au choix rationnel.

L'explication culturelle a été proposée au début des années 1990 par Caldwell et Caldwell sur la base des informations anthropologiques en leur possession. Les deux chercheurs et leurs partisans imputent la progression de l'épidémie en Afrique subsaharienne à la prégnance ou à l'invariance de certaines pratiques séculaires, à la dépravation sexuelle, notamment chez les femmes et le « manque de contrôle » de la sexualité[99]. Cette explication a été critiquée comme déniant une dynamique propre aux sociétés africaines. Celles-ci sont du reste entrevues comme statiques, n'évoluant pas[100].

L'explication liée à dépendance est redevable à une étude de C. Hunt sur la propagation rapide des infections sexuellement transmissibles y compris le sida chez les travailleurs migrants d'Afrique australe, publiée en 1989. S'appuyant sur la théorie de la dépendance et des systèmes mondiaux, Hunt

---

97. Dans le Rapport final du projet de lutte contre le VIH/sida et de santé publié en 2004, Le CNLS donne une liste de 12 références se rapportant à l'étude de terrain réalisée par des chercheurs congolais pour le compte du CREDES.

98. En 2001, le nombre de personnes vivant avec le VIH/sida était estimé à 40 millions ; 71 % se trouvaient en Afrique subsaharienne. À cette même date, 73 % des décès en Afrique étaient dus au VIH/sida ; 78 % des orphelins du VIH au monde vivaient en Afrique.

99. J. Caldwell et P. Caldwell, 1993, "Nature and limits of Sub-Saharan African Aids Epidemic : Evidence from Geographic and other Patterns ", in *Population and Development Review*. J. Caldwell et P. Caldwell, 1996, "The African Aids Epidemic", in *Scientific American*, Vol., 274, n° 3, pp. 62-68.

100. W. S. Ouedraogo, 2003, « Modification des liens affectifs et infection au VIH : une sociologie de la progression de l'infection au VIH dans les sociétés africaines », in *Bulletin du CODESRIA*, n° 2, 3, et 4, pp.95-101.

arrive à la conclusion que la progression du VIH/sida en Afrique subsaharienne est déterminée par la place de l'Afrique dans le système économique mondial ; il accorde une grande importance au lien entre le VIH/sida et la pauvreté[101]. Hunt néglige les facteurs internes. La pauvreté ne saurait être l'explication suffisante, car le Botswana, l'un des pays les plus touchés par l'épidémie a connu l'une des croissances les plus rapides du continent au cours de ces deux dernières décennies.

L'explication liée au choix rationnel a été proposée en 1995 par Philipson et Posner[102]. Pour ces deux auteurs, le choix rationnel est la clé pour comprendre tous les phénomènes humains, y compris le sexe. Selon eux, trois facteurs expliquent les modes de prévalence du VIH/sida en Afrique subsaharienne : la nature et la taille des groupes à risque au sein de la population, la forte prévalence des infections sexuellement transmissibles et le coût réel des préservatifs dans le contexte africain. Il a été reproché aux deux auteurs d'avoir omis d'intégrer dans leur explication la dimension émotionnelle. Le sida est une maladie sexuellement transmissible, et aucun comportement n'est plus favorable à l'émotion que l'activité sexuelle. Hugues et Malila indiquent que le risque d'infection peut-être moins important que la pertinence immédiate et urgente du plaisir sexuel, car les risques redoutés ont plus d'effet que le risque plus abstrait de la mort dans l'avenir[103]. L'explication de Philipson et Posner est incomplète parce qu'elle avalise l'idée selon laquelle l'activité sexuelle étant volontaire, les infections le sont aussi par voie de conséquence. Mais c'est oublier que l'infection peut provenir d'un viol, d'une transfusion, d'un accident, de la mère à l'enfant.

Le rappel des positions issues de la littérature sur les politiques de lutte contre le VIH/sida en Afrique dans le domaine des sciences sociales doit inciter les chercheurs de l'université Marien Ngouabi, dans leur domaine respectif, à rechercher comment contribuer au débat national sur cette question.

III. Perspectives en matière d'enseignement et de recherche

Du fait de sa qualité privilégiée de producteur et de diffuseur des connaissances au Congo, l'université Marien Ngouabi ne saurait rester en dehors de toute initiative allant dans le sens de la construction et du développement de la nation congolaise. C'est pourquoi, non seulement, elle doit être membre à part entière du cadre national de lutte contre le VIH/sida, mais y jouer un

---

101. C. Hunt, 1989, "Migrant Labour and Sexually Transmitted Disease : Aids in Africa", in *Journal of Health and Social Behaviour*, Vol. 30, n° 4, pp. 353-373.
102. T. Philipson et R. Posner, 1995, "On the Microeconomics of Aids in Africa", in *Population and Development Review*, Vol., 21, n° 4, pp. 835-848.
103. S. Hugues et I. Malila, 1996, *Messages from the Urban Environment : The Social Construction of HIV/Aids in Botswana*, paper presented at the Nineteenth SAUSSC Conference, Mmabatho, South Africa, 16th December.

rôle de conseil en raison de ses institutions de recherche comme la Faculté des Sciences et la Faculté des Sciences de la santé. Il convient d'indiquer qu'au premier semestre de l'année 2008, sous l'égide du bureau régional de l'UNESCO sis à Brazzaville, s'est mis en place un comité scientifique de pilotage du projet Approche culturel VIH/sida. Ce comité qui regroupe des universitaires, des chercheurs, des partenaires au développement et le CNLS entend identifier les facteurs socioculturels qui affectent la réponse au VIH et au sida en République du Congo.

Sur la base des données déjà collectées par le CNLS, l'université doit pouvoir mettre à la disposition du cadre national, mais aussi de toutes les institutions intéressées par la question du VIH/sida au Congo, des données théoriques ou méthodologiques complètes qui puissent permettre de comprendre les mécanismes de transmission, de répartition et d'impact de cette pandémie au sein des structures et des rapports sociaux du pays. Les nouvelles recherches qui seront effectuées dans ce contexte permettront de corriger les premières qui se sont, pour la plupart, inspirées essentiellement des données biomédicales et ont insisté sur les groupes à risque précis comme les militaires et les jeunes. Il est donc urgent d'élaborer une approche capable d'intégrer tous les facteurs potentiels susceptibles d'influer sur la propagation de la pandémie au Congo. Cette approche, à notre avis, ne peut être que pluridisciplinaire ; les sciences humaines et sociales doivent y jouer un rôle clé.

La problématique du VIH/sida doit être intégrée au niveau des deux piliers sur lesquels repose l'Université : la recherche et l'enseignement. En ce qui concerne la recherche, il devient urgent que les étudiants et les enseignants chercheurs se penchent sur cette question. La direction de la recherche devrait inciter et encourager des travaux de recherche d'une part au niveau des mémoires de fin de deuxième cycle et des thèses de doctorat des étudiants dans toutes les facultés de l'université Marien Ngouabi, et d'autre part au niveau des laboratoires et des groupes de recherche des différents enseignants chercheurs. Les travaux soutenus ou en cours devront être recensés afin d'être stockés dans une banque de données constituée à cet effet à l'université et connectée avec celle du CNLS. Pour financer ces travaux, l'université s'adressera à des sponsors et aux partenaires au développement du Congo impliqués dans la lutte contre le VIH/sida. Ces banques de données permettront facilement de faire l'état des lieux aussi bien sur la littérature sur le VIH/sida que sur le profil de l'infection au Congo

À propos des activités d'enseignement, il y a lieu de revoir les programmes d'enseignement à tous les niveaux et dans toutes les facultés pour y insérer des enseignements nouveaux se rapportant à l'épidémie. Ces enseignements participeront au volet prévention. Ils permettront de sensibiliser les étudiants aux dangers de cette maladie et à la nécessité de changer des comportements, d'adopter des comportements responsables dans leurs pratiques sexuelles, principal mode de transmission du VIH/sida au Congo. En raison de la gravité de la situation, les enseignements devront être étalés dans les deux premiers cycles universitaires. Ils pourront être dispensés avec le concours des ONG travaillant dans le domaine du VIH/sida, du bien-être et de la santé de la reproduction. L'université pourrait recourir à l'éducation par les pairs, notamment dans les campus universitaires[104]. Il convient de préciser qu'une cellule de lutte contre le VIH/SID a été déjà mise en place au niveau du ministère de l'Enseignement supérieur et que cette dernière a organisé à la Faculté des lettres, du 2 au 4 avril 2007, un atelier de formation de 35 enseignants en qualité de prestataires en communication sociale. Ces enseignants ont commencé à consacrer trente à une heure de leur temps d'enseignement à l'information et la sensibilisation des étudiants sur le VIH/sida. Les nouveaux programmes LMD en cours d'élaboration prévoient des enseignements sur le VIH/sida.

La littérature relative au VIH/sida en Afrique classe les enseignants et les étudiants parmi les groupes à risque. Concernant l'université Marien Ngouabi, il est difficile présentement de savoir quelle est sa situation épidémiologique réelle, car peu d'études ont été faites à cet effet. Joseph N'Guembo, dans une étude inédite, indique que deux campagnes de dépistage anonyme et volontaire au profit des étudiants de l'Université Marien Ngouabi ont été réalisées du 10 octobre 2005 au 16 janvier 2006 et en avril 2006 au centre de dépistage anonyme et volontaire de Bissita. Sur un échantillon global de 803 étudiants, cinq cas positifs ont été identifiés, ce qui donne un pourcentage global de 0,62 % de personnes vivant avec le VIH dans la communauté estudiantine[105]. C'est l'occasion de souligner que le VIH/sida a un impact sur le capital humain qui englobe les hommes, la connaissance et les aptitudes acquises partiellement à travers l'éducation.

Le capital humain joue un rôle crucial dans le processus de développement. Or la plus grande tragédie de l'Afrique subsaharienne aujourd'hui est l'incidence négative du VIH/sida sur le développement des ressources humaines. Cette maladie, d'une part, diminue le stock de capital humain et d'autre part la capacité des personnes infectées à générer plus de capital humain par la transmission des connaissances et des talents aux autres. La maladie et le décès des enseignants réduisent leur nombre et par conséquent nuisent au processus d'acquisition des diplômes. Des études sur cet aspect

---

104. L'éducation par les pairs constitue l'une des stratégies les plus utilisées dans la lutte contre la pandémie du VIH/sida. Elle implique la formation et le soutien de certains membres d'un groupe donné afin d'apporter des changements au niveau des membres de ce même groupe en vue de modifier les connaissances, attitudes, croyances et comportements (Horizons/ONUSIDA 2003, p. 10).

105. Joseph N'Guembo, 2007, *Problématique de la prise en charge des PVVIH/sida à l'Université Marien Ngouabi : enjeux et perspectives,* Communication au colloque international sur VIH, société et développement, UMNG, Brazzaville, mai 2007, p. 9.

en Zambie ont montré que ce pays doit former deux fois plus d'enseignants pour juguler les méfaits du VIH/sida[106]. Quelle est la situation actuelle concernant les enseignants congolais, tous niveaux confondus ? Si le Congo était dans la situation de la Zambie, comment son université, dans l'état actuel de ses infrastructures et de ses ressources humaines pourrait y faire face ? Les diplômés de l'enseignement primaire et secondaire seraient-ils suffisamment nombreux pour entrer à l'université et combler le déficit en capital humain ? Il n'existe pas à ce jour d'étude portant sur les pertes en capital humain à l'université Marien Ngouabi. Cette étude s'avère donc nécessaire pour la prise en charge des malades et surtout pour faire face aux conséquences de cette situation.

Conclusion

Que conclure au terme de cette réflexion sur les stratégies de lutte contre le VIH/sida à l'université Marien Ngouabi depuis1983 ? Cette étude qui a essayé de retracer les actions menées par les pouvoirs publics congolais depuis 1983, a révélé la quasi-inexistence de travaux de recherche en sciences sociales publiés sur la situation de la pandémie et ses implications au Congo. Les sciences humaines et sociales ont été totalement ignorées ; le regard des personnes ou des institutions intéressées par la question s'étant attardé uniquement sur des recherches ou des enquêtes biomédicales. Il est plus qu'urgent aujourd'hui que l'Université s'implique dans le cadre national de lutte contre cette pandémie, et qu'elle amorce des recherches pluridisciplinaires et complémentaires sur les aspects sociaux et comportementaux du VIH/sida en vue d'améliorer la politique nationale de lutte contre le VIH/sida menée par le CNLS.

Références bibliographiques

Caldwell, J. et Caldwell, P., 1993, « Nature and limits of Sub-Saharan African Aids Epidemic : Evidence from Geographic and other Patterns », in *Population and Development Review.*

Caldwell, J. et Caldwell, P., 1996, "The African Aids Epidemic", in *Scientific American*, Vol.. 274, n° 3, pp. 62-68.

Conseil national de lutte contre le sida, 2006, *Rapport national du Congo sur l'accès universel à la prévention, au traitement, aux soins et au soutien, Brazzaville,* 31 p.

---

106. C. N. Mwikisa, 2003, « Impact et implications en termes d'investissement du VIH/sida sur le capital humain en Afrique subsaharienne », in *Bulletin du CODESRIA*, n° 2, 3 et 4, p. 67.

Conseil national de lutte contre le sida, 2004, *Projet de lutte contre le VIH/sida et de santé Rapport final*, Brazzaville.

Horizons/ONUSIDA, 2003, *L'éducation par les pairs et le VIH/sida : expériences passées et perspectives*, Tulane University, 41 p.

Hugues, S. et Malila, I., 1996, *Messages from the Urban Environment : The Social Construction of HIV/Aids in Botswana*, paper presented at the Nineteenth SAUSSC Conference, Mmabatho, South Africa, 1-6th December.

Hunt, C., 1989, « Migrant Labour and Sexually Transmitted Disease : Aids in Africa", in *Journal of Health and Social Behaviour*, Vol. 30, n° 4, pp. 353-373.

Mufune, P., 2003, « Les sciences humaines et les politiques sur le VIH/sida en Afrique », in *Bulletin du CODESRIA*,, n° 2, 3 et 4, pp. 48-53.

Mwikisa, C.N., 2003, « Impact et implications en termes d'investissement du VIH/sida sur le capital humain en Afrique subsaharienne », in *Bulletin du CODESRIA*, n° 2,3 et 4, pp. 65-68.

N'Guembo, J., 2007, *Problématique de la prise en charge des PVVIH/sida à l'Université Marien Ngouabi : enjeux et perspectives,* Communication au colloque international sur VIH, société et développement, Université Marien Ngouabi, Brazzaville, mai 2007.

Ouedraogo, W.S., « Modification des liens affectifs et infection au VIH : une sociologie de la progression de l'infection au VIH dans les sociétés africaines », in Bulletin du CODESRIA, n° 2, 3, et 4, pp.95-101.

Philipson, T. et Posner, R., 1995, "On the Microeconomics of Aids in Africa", in *Population and Development Review*, Vol. 21, n° 4, pp. 835-848.

QUEL TYPE DE FORMATION POUR LE DEVELOPPEMENT DES CAPACITES INSTITUTIONNELLES DES ASSOCIATIONS CONGOLAISES DES JEUNES FEMMES ET HOMMES VIVANT AVEC LE VIH/SIDA ?

François Sita[*]

Introduction

En République du Congo, une catégorie de la société civile est en train de s'organiser afin de lutter contre le VIH/sida. Tenant compte de l'importance que revêt cette société civile dans les instances de coordination nationale et de lutte contre le VIH/sida, son faible niveau de performance mérite d'être relevé. En effet, malgré des remarquables efforts fournis dans le processus de regroupement de ces associations en réseaux des personnes vivant avec le VIH/sida, bien des obstacles se dressent dans cette approche de vie communautaire. Répondant à l'appel d'offre de l'ONUSIDA Congo portant sur « le renforcement des capacités de femmes et de jeunes vivant avec le VIH/sida », le Centre de valorisation des ressources humaines, en sigle HR&V, sur la base des besoins exprimés par les associations du RENAP+, du RENOSI et autres, a déployé un « Plan et programme de formation » de « développement des capacités des ONG et Associations de lutte contre le VIH/sida. La présente étude restitue l'approche méthodologique retenue dans l'élaboration dudit programme, sa mise en œuvre et l'appréciation des résultats obtenus.

1. Processus d'élaboration du contenu de programme
1.1. Identification des besoins et problématique
À l'issue de dix différentes rencontres aux sièges des associations, à l'ONUSIDA et à HR&V, entre les associations congolaises des personnes vivant avec le VIH/sida, les institutions spécialisées d'encadrement de dites associations (ONUSIDA-CONGO, SEP/CNLS, PNLS) et les experts de formation de HR&V, il est ressorti un constat d'inorganisation caractérisé par les points faibles suivants :

---

[*] **François Sita** est conseiller au ministère de l'enseignement supérieur.

1. l'inexistence d'un cadre organisationnel adéquat au niveau de chaque association ;
2. la méconnaissance des règles de base d'organisation et d'animation d'une association ;
3. la faiblesse de leadership participatif des dirigeants ;
4. la gestion familiale des certaines associations ;
5. le manque de vision et de perspectives d'avenir ;
6. la dépendance totale aux actions de dons découlant de « la main tendue » auprès de généreux donateurs nationaux et organismes internationaux implantés à Brazzaville ;
7. la non-maîtrise des procédures de demandes de financement auprès des institutions nationales et internationales spécialisées sur base des dossiers pertinents.

De ce constat découle la question suivante : « comment faire acquérir à ces associations le savoir, le savoir-faire et le savoir-être requis, afin de faire d'elles des partenaires crédibles, aptes à saisir toutes les opportunités qu'offrent les institutions internationales et nationales de lutte contre le VIH/sida, aux fins de « sustanabilité » d'activités productives des personnes vivant avec le VIH/sida, à l'égard de la population ? »

Il s'agit, en clair, d'explorer des voies et moyens, par le biais de la formation, devant aider les associations nationales de personnes vivant avec le VIH/sida à développer les compétences requises, susceptibles de leur garantir une autonomie d'action, dans la satisfaction de leurs besoins spécifiques et de leur permettre de s'affirmer dans un environnement social qui tend de plus en plus à les marginaliser. Face à une population cible qui ne dispose pas des prérequis nécessaires à la maîtrise des outils et des techniques de gestion opérationnels et, au regard des défis qui sont les leurs, le terme « développement » est privilégié, en lieu et place de « renforcement » des capacités.

I.2. Hypothèses d'élaboration du contenu de la formation

Deux hypothèses d'analyse ont été retenues dans la dynamique d'élaboration du contenu de ce programme de formation. La première stipule que « face aux besoins d'efficacité de regroupement de ces associations en réseaux, une parfaite connaissance des principes, outils et techniques administratifs, managériale et de gestion s'avère indispensable ». La deuxième soutient qu'au regard des faiblesses identifiées dans la formulation des demandes de financement international, une appropriation des techniques de formulation des dossiers financiers, sous forme d'élaboration de projets sociaux, est requise.

Au regard de ces deux hypothèses, deux grands axes de formation sont retenus. L'axe 01, traduit en termes de module 01, porte sur l'appropriation des compétences inhérentes à l'organisation administrative et le leadership managérial des associations spécifiques. Il s'agit, à ce niveau, de conférer aux apprenants le savoir-faire organisationnel, le savoir, le savoir-faire et savoir-être managérial.

L'axe 02, qui constitue le module 2, entend faire acquérir aux apprenants le savoir-faire devant les rendre capables de formuler des demandes de financement à partir des projets sociaux concrets de développement répondant à leurs besoins et à ceux du pays. En effet, beaucoup plus pratique, ce module apporte aux associations, le savoir-faire requis qui, à base des projets pertinents de création des petites unités de production, génératrices des revenus et des emplois, les crédibilise auprès des bailleurs de fonds et donateurs. Cette crédibilité ou ce résultat attendu de la formation se traduit en termes d'émergence d'une nouvelle classe d'associations des jeunes femmes et hommes, vivant avec le VIH/sida, qui deviennent de véritables acteurs de développement, prennent en charge leur destinée, dynamisent le secteur productif de la très petite, petite et moyenne entreprise et, contribuent efficacement à la mise en œuvre de la stratégie nationale de réduction de la pauvreté dans le pays.

Ainsi perçue et pour garantir la pérennité des activités à développer au sein de ces associations, à l'issue de la formation, une philosophie particulière d'élaboration de ce programme de formation à la gestion des projets sociaux de développement est retenue

1.3. Philosophie d'approche d'élaboration des projets sociaux

Partant de l'objectif commun de ces associations, à savoir faire face aux problèmes de prise en charge des personnes affectées et infectées par le VIH/sida, la philosophie d'approche d'élaboration de cette formation est articulée autour des problématiques suivantes :

1. Comment, dans un contexte socioéconomique morose de précarité notoire et d'environnement hostile qui se manifeste à l'égard des personnes vivant avec le VIH/sida, trouver des créneaux de création des petites activités génératrices des revenus susceptibles de résoudre tant bien que mal, le problème de la prise en charge des personnes vivant avec le VIH/sida ?

2. Comment, dans un contexte de marginalisation et de manque de confiance en soi, susciter auprès de ces personnes, des besoins d'épanouissement individuel et/ou de groupe qui puissent leur faire jouer le rôle de véritables acteurs de développement ?

3. Enfin, comment nantir ces personnes d'aptitudes et de ressources matérielles et financières suffisantes, pour faire de ces associations regroupées en réseau, des partenaires privilégiés et incontournables auprès des bailleurs de fonds, du gouvernement et des organismes internationaux de développement ?

Au regard de ces problématiques, l'approche philosophique retenue entend :
– Conférer aux apprenants, compte tenu de leur niveau d'instruction disparate et de l'ampleur de la tâche, une dose de motivation indispensable à leur mise en confiance. Il s'agit, à ce niveau, d'amener les apprenants à s'investir dans la formation, en affrontant la complexité du processus inhérent à la formation en gestion de projets, vue sous l'angle de cycle complet de traduction d'une idée à l'élaboration d'un projet pertinent de création d'entreprise et bancable, en recourant à des exercices pratiques susceptibles de faire comprendre aux uns et aux autres les concepts et les procédures ;
– Susciter l'esprit d'équipe, à travers des travaux en groupe, afin de combler les lacunes des moins nantis (ceux du niveau en dessous du baccalauréat) ;
– Développer l'approche « dynamique de groupe » pour mieux s'approprier les acquis de l'apprentissage en rédigeant collectivement et par association, un projet de création d'entreprise à soutenir devant un jury d'experts en gestion de projet ;
– Faire jouer aux uns et aux autres, à travers des exercices de simulation, le rôle d'animation d'une association.

Dans cette perspective d'appropriation des acquis de la formation, HR&V s'est engagé à assister les bénéficiaires des projets retenus dans la phase de démarrage, attendu que « la première sculpture, même d'un surdoué, est loin souvent d'être un masterpiece ». De plus, le choix de la nature et de la forme du projet à élaborer devrait s'arrimer au document de stratégie nationale de lutte contre le VIH/sida.

I.4. Critères de sélection des bénéficiaires et taux de représentativité à la formation

Conformément aux termes de référence de l'ONUSIDA, les critères suivants ont été retenus :
1. Ce programme de formation s'adresse à quarante-cinq membres de cinq associations constituées par le RENOSI et, par le RENAP+, tous résidents à Brazzaville ;
2. Tenant compte de la nature des compétences assez spécifiques à faire acquérir aux apprenants, les membres de chaque association bénéficiaire de la formation devraient avoir le niveau de formation de classes terminales des lycées, mieux du premier cycle universitaire ;
3. Les candidats à la formation sont proposés par les présidents de chaque association, en tenant compte de leur implication effective dans la vie de l'association et de leur capacité de participation effective à toutes les séances de formation ;

4. Outre ces quarante-cinq membres, cinq autres membres qui ne relèvent d'aucune de ces associations et qui sont venus de la ville de Pointe-Noire ont participé à la formation en qualité d'indépendants ;

Par association, le taux de représentation se présente comme suit :

– Le RENOSI a cinq (5) personnes, soit un taux de représentativité de 34 % ;

– Le RENAP+ avec dix (10) personnes pour chacune de ses deux sous-composantes, l'AFPC et l'AJPC, regroupe 20 personnes, soit un taux de représentativité de 44 % ;

– Les autres petites associations qui ne sont pas regroupées en sous réseau ont été représentées par dix (10) membres, soit 22 % ;

– Enfin, cinq (5) autres membres, hors quota et sous le statut d'indépendants, ont également pris part à la formation[107].

I.5. Timing d'exécution du plan de formation

Prévu au départ pour une durée de douze mois répartie en six (6) heures hebdomadaires, ce programme de formation intensive, pour des raisons de contraintes temps évoquées par les associations et acceptées par l'ordonnateur ONUSIDA, a été condensé en cinq mois. C'est ainsi que celle-ci a été ramenée à six mois de formation, avec une durée journalière de huit (8) heures de cours, et ce, pendant trois (3) jours de la semaine, à savoir les journées de lundi, mercredi et samedi. La durée hebdomadaire de la formation va donc être de vingt-quatre (24) heures, celle mensuelle sera de quatre-vingt-seize (96) heures. Le volume horaire total de six mois d'encadrement sera de cinq cent soixante-seize (576) heures.

Réparti en sessions théoriques et pratiques complémentaires, ce programme de formation comprendra douze (12) sessions mensuelles et un total de soixante-douze (72) sessions. Dans ces soixante-douze sessions, vingt-huit (28) seront consacrées à l'encadrement des apprenants à la technique d'élaboration et de rédaction des projets.

1. 6. Méthodologie de validation du contenu d'apprentissage retenu

Reposant sur l'approche andragogique de formation, l'acquisition et le renforcement des compétences spécifiques et particulières des membres se sont faits à partir d'un *exposé liminaire de la méthodologie d'apprentissage* qui, en termes de domaines de compétences précises :

---

107. Tenant compte de leur état de précarité, un per diem journalier était offert à chaque participant officiel de la formation, ce qui leur permettait, non seulement de pouvoir arriver à temps au lieu de la formation, mais aussi, et surtout, de pouvoir se procurer un sandwich durant la pause-déjeuner de 13 à 14 heures.

1. les trois effets attendus de l'apprentissage : la fortification des compétences, l'appropriation des acquis, la démonstration à travers une présentation orale des produits et ce, sous forme de simulations, de jeux de rôle, d'études de cas, etc.
2. le « *brainstorming* » d'identification des besoins et attentes individuels des apprenants ;
3. L'actualisation des attentes prédéfinies de formation, telles que contenues dans les termes de référence ;
4. L'adoption, en plénière, du contenu de formation élaboré conformément à l'approche par compétence ;
5. L'exposé du processus d'apprentissage axé sur les réflexions individuelles et de groupes, les débats en plénière et la synthèse des formateurs d'une part et, le jeu de rôle et assimilation des groupes, d'autre part.

II. Contenu détaillé du programme de formation suivi

Autour de deux grands modules, le management et la gestion des projets, qui comportent chacun des thèmes définis au regard des besoins exprimés et des exigences de la formation en gestion des projets, ce contenu de formation a été élaboré et dispensé en partant du général au spécifique, le général étant constitué par des thèmes conférant des connaissances de base et, le spécifique portant sur des thèmes plus techniques. Ainsi, à l'issue de cet encadrement, les apprenants devraient être capables d'acquérir, entre autres :
1. les éléments de base indispensables aux techniques d'organisation efficace et d'animation efficiente des associations regroupées en réseau ;
2. la négociation, des financements auprès des bailleurs des fonds sur base des projets pertinents de création des petites unités de production répondant à leurs aptitudes et attitudes et faisant d'eux des acteurs essentiels au processus de création d'emplois et de lutte contre la pauvreté.

Chacun de ces modules, comme indiqué tantôt, est divisé en thème correspondant chacun à un ou plusieurs résultats attendus. L'appropriation du processus d'accomplissement de chaque résultat passe par la maîtrise des compétences afférentes à chaque module et acquises à travers des objectifs précis d'apprentissage. C'est au regard de cet éclairage que le contenu détaillé de chaque module est articulé.

Module 01 : Management des associations

Partant du résultat global attendu, à savoir : « les associations sont bien gérées et s'inscrivent dans une dynamique de fonctionnement en un grand réseau », les domaines d'apprentissage du module ont été regroupés en quatre grands thèmes assortis chacun des résultats attendus.

Thème 1. Organisation administrative, gestion de l'information, politique économique, management
Résultat attendu : Les règles, techniques et outils efficaces d'organisation sont maîtrisés.
Compétence 1 : identification des finalités et missions de l'organisation
Objectifs d'apprentissage :
1. définir les finalités de toute structure productive ;
2. définir la/les missions de l'organisation ;
3. définir les objectifs organisationnels et sociaux de l'organisation.
Compétence 2 : structuration et représentation schématique de l'organisation
Objectifs d'apprentissage :
1. structurer l'organisation en fonction de ses objectifs ;
2. définir les postes de travail en fonction des objectifs ;
3. examiner les différentes formes de structuration organisationnelle ;
4. choisir la structuration souhaitée ;
5. se doter d'un organigramme fonctionnel et rationnel.
Compétence 3 : caractérisation de l'efficacité organisationnelle.
Objectifs d'apprentissage
1. identifier les différentes caractéristiques d'efficacité organisationnelle ;
2. les analyser dans leurs différentes composantes fonctionnelles ;
3. les utiliser dans son organisation.
Compétence 4 : capacité de rationalisation du travail au sein d'une organisation.
Objectifs d'apprentissage :
1. définir le concept de la rationalité de travail ;
2. identifier les outils fonctionnels de cette rationalité de travail ;
3. connaître le cadre global de manifestation de la rationalité du travail.

Thème 2 : Cadre juridique des formes d'associations et des réseaux
Résultat attendu 1 : Les règles juridiques fonctionnelles d'associations dotées des statuts appropriés et fonctionnant conformément aux dispositions législatives sont bien connues.
Compétence 1 : bonne connaissance des notions fondamentales du droit dans ses branches et ses sources.
Objectifs d'apprentissage :
1. définir la règle du droit, son rôle et ses caractères ;
2. distinguer le droit des droits, la règle de droit et la morale ;
3. déterminer les différentes branches du droit ;
4. définir les sources du droit.
Compétence 2 : prise en compte des droits subjectifs.
Objectifs d'apprentissage :
1. définir les sources des droits subjectifs ;
2. définir les règles d'administration de la preuve ;
3. déterminer les différents modes de preuve.

Résultat attendu 2 : Une parfaite connaissance des droits et obligations des membres de l'association et une claire définition des rôles des instances dirigeantes de l'association sont acquises.
Compétence 1 : bonne connaissance de l'organisation judiciaire.
Objectifs d'apprentissage :
1. définir les principes fondamentaux ;
2. distinguer les juridictions d'ordre judiciaire de droit commun et d'exception.
Compétence 2 : bonne connaissance des notions sur la personnalité et la capacité juridiques.
Objectifs d'apprentissage :
1. déterminer les conditions et la durée de la personnalité ;
2. connaître les attributs de la personne ;
3. définir les critères de distinction des personnes physiques et morales ;
4. déterminer les différentes catégories d'incapacité et leurs conséquences dans l'accomplissement des actes.
Compétence 3 : la connaissance des personnes physiques et des droits patrimoniaux est manifeste.
Objectifs d'apprentissage :
1. définir la théorie du patrimoine ;
2. déterminer les droits patrimoniaux ;
3. connaître le statut des gens mariés et les conséquences des régimes matrimoniaux sur le patrimoine.

Résultat attendu 3 : Les apprenants disposent d'une parfaite connaissance des contrats dans les activités associatives.
Compétence 1 : analyse du contrat et de ses implications.
Objectifs d'apprentissage :
1. définir la notion du contrat ;
2. démontrer l'importance du principe de l'autonomie de la volonté et ses conséquences ;
2. déterminer la classification des contrats ;
3. décrire les conditions de formation du contrat ;
4. déterminer les sanctions des conditions de formation du contrat ;
5. déterminer les effets du contrat à l'égard des parties et des tiers ;
6. déterminer les conditions de la responsabilité contractuelle et de sa mise en œuvre.
Compétence 2 : détermination de la responsabilité extracontractuelle
Objectifs d'apprentissage :
1. définir la responsabilité extracontractuelle ;
2. distinguer la responsabilité civile et pénale ;
3. distinguer la responsabilité civile délictuelle et quasi-délictuelle ;
4. identifier les règles communes ;

5. identifier les régimes particuliers (responsabilité du fait personnel, de l'employeur, du gardien, du producteur ;
6. définir la responsabilité pénale ;
7. identifier les éléments constitutifs de l'infraction ;
8. déterminer les responsables et les peines.

Thème 3 : Cadre fonctionnel d'organisation de travail : processus de gestion axée sur les résultats (GAR)
Résultat attendu 1 : une parfaite connaissance théorique du cadre concept de l'organisation rationnelle du travail au sein d'une organisation est acquise.
Compétence 1 : fondements théoriques de la rationalité du travail.
Objectifs d'apprentissage :
1. se familiariser aux fondements théoriques de rationalité dans l'organisation du travail ;
2. maîtriser les principes et mécanismes fonctionnels de la structuration des postes de travail au sein d'une entité productive.
Compétence 2 : recours aux principes et mécanismes fonctionnels de structuration rationnelle.
Objectif d'apprentissage : maîtriser les principes et mécanismes fonctionnels de la structuration des postes de travail au sein d'une entité productive.
Compétence 3 : Enjeux de la structuration.
Objectif d'apprentissage : comprendre les enjeux inhérents à la structuration (organigramme) d'une organisation/entreprise.

Résultat attendu 2 : « maîtrise des techniques d'utilisation rationnelle du potentiel humain au sein de l'organisation ».
Compétence 1 : Technicité avérée dans la rationalisation du travail.
Objectif d'apprentissage : appliquer les compétences ainsi acquises au processus d'utilisation, d'appréciation du rendement et de renforcement des capacités productives individuelles.

Thème 4 : Organisation administrative et bureau secrétariat
Résultat attendu 1 : Parfaite connaissance de la fonction et du travail administratifs.
Compétence 1 : analyse de la fonction administrative
Objectif d'apprentissage : connaître la structuration des rôles, du pouvoir hiérarchique et des différentes activités de l'organisation administrative.
Compétence 2 : traitement de l'information administrative.
Objectif d'apprentissage : savoir traiter l'information administrative, à travers un processus rationnel de prise de décision.
Compétence 3 : maîtrise du processus de prise rationnel des décisions administratives.

Objectifs d'apprentissage : prendre les décisions administratives en les circonscrivant dans un processus rationnel.
Compétence 4 : Connaissance du cadre de travail administratif.
Objectifs d'apprentissage : savoir manipuler un certain nombre des techniques et des outils du travail administratif.

Résultat attendu 2 : Appropriation des techniques de gestion administrative.
Compétence 1 : Maîtrise des outils opérationnels du travail administratif.
Objectif d'apprentissage : savoir prendre rapidement des notes de lecture et faire des synthèses.
Compétence 2 : Maîtrise des techniques particulières de travail administratif.
Objectif d'apprentissage : Témoigner des aptitudes requises en communication professionnelle écrite, en élaboration de curriculum vitae, en rédaction administrative.
Compétence 3 : Maîtrise des techniques de mobilisation du potentiel humain.
Objectif d'apprentissage : Disposer d'une parfaite connaissance d'organisation et de tenue de réunion de travail.

Résultat attendu 3 : Parfaite connaissance de la fonction managériale et du leadership situationnel.
Compétence 1 : bonne connaissance du domaine d'action du management.
Objectifs d'apprentissage.
1. définir opérationnellement le concept de management ;
2. déterminer son utilité ;
3. Analyser son champ d'action.
Compétence 2 : Pratique du leadership situationnel et de l'efficience managériale.
Objectifs d'apprentissage.
1. définir objectivement le concept leadership ;
2. examiner certaines approches théoriques du leadership ;
3. analyser la grille managériale de Blake et Jane Mouton ;
4. savoir choisir son style de direction.

Résultat attendu 4 : Maîtrise des outils efficaces de leadership.
Compétence 1 : Rationalité communicationnelle du leadership.
Objectifs d'apprentissage :
1. définir la communication et ses différentes composantes ;
2. analyser l'impact de la communication dans la promotion des relations humaines au sein d'une organisation ;
3. identifier les caractéristiques, les buts et les objectifs de la communication ;
4. examiner un ensemble d'obstacles à la communication et des moyens à entreprendre pour éviter ces obstacles ;

5. décrire le processus rationnel de communication et les conditions à réunir pour une communication effective ;
6. examiner deux (2) outils fondamentaux d'amélioration de communication interpersonnelle : l'analyse transactionnelle et la fenêtre JOHARI.
Compétence 2 : Leadership et enjeux de la motivation.
Objectifs d'apprentissage :
1. définir rationnellement le concept motivation ;
2. déterminer les caractéristiques des motivations ;
3. déterminer l'impact des motivations dans la productivité ;
4. connaître les différentes approches théoriques des motivations.
Compétence 3 : Leadership et délégation.
Objectifs d'apprentissage :
1. définir rationnellement le concept délégation ;
2. déterminer les atouts et les contraintes d'un bon processus de délégation ;
3. déterminer les conditions de réussite d'une délégation.
Compétence 4 : Leadership et gestion du temps.
Objectifs d'apprentissage :
1. comprendre l'importance du temps dans la gestion ;
2. savoir régir son temps ;
3. savoir établir, planifier et contrôler son temps.

Module 02 : Élaboration de dossier financier axée sur la création d'une activité lucrative (projets sociaux)

Après s'être approprié l'ensemble des principes, techniques et outils de management inhérents à l'efficience organisationnelle et de leadership dans les réseaux associatifs, les apprenants devraient, à l'issue du module 2, portant sur la gestion des projets, « solliciter, désormais, des financements auprès des bailleurs et organismes de développement, à partir des projets, bien ficelés, de création des diverses activités productives relevant de leur capacité et motivation, aptes à leur faire jouer le rôle d'acteurs actifs de développement socio-économique du pays ».

Dans cette perspective, les compétences à faire acquérir aux apprenants devraient couvrir tout le cycle de gestion de projet, à savoir :
1. la formulation d'idées et des besoins sous forme de projet de développement ;
2. la rédaction dudit projet et son marketing de financement ;
3. sa mise en œuvre ;
4. le dispositif de suivi/évaluation des activités ;
5. le dispositif de reportage des activités aux bailleurs de fonds.

Abordons là les aspects cruciaux de la formation, chacun de ces domaines a été traité de façon particulière dans les différents thèmes ci-dessous, et ce, pendant une durée de trois (3) mois. L'approche pédagogique retenue, outre l'exposé oral du formateur, le brainstorming, l'étude de cas, est enrichie par des simulations et des jeux de rôle, notamment dans la perspective de jury des soutenances. Les six thèmes retenus ont été ainsi abordés.

Thème 1 : Identification et définition d'un projet
Résultat attendu 1 : Parfaite connaissance du problème à résoudre par le projet.
Compétence 1 : Analyse du problème.
Objectifs d'apprentissage :
1. identifier le problème à résoudre ;
2. définir le problème ;
3. analyser le problème.
Compétence 2 : Connaissance des éléments constitutifs du problème.
Objectifs d'apprentissage :
1. identifier des constituants au problème ;
2. définir de ces constituants ;
3. analyser de ces constituants.

Résultat attendu 2 : Bonne compréhension de l'environnement interne et externe du projet.
Compétence 1 : Analyse de l'environnement.
Objectifs d'apprentissage :
1. décrire l'environnement interne et externe ;
2. analyser ces environnements ;
3. identifier les opportunités et les contraintes, les forces et les faiblesses ;
4. analyser les contraintes et les faiblesses.

Résultat 3 : Parfaite identification des solutions, base constitutive du projet.
Compétence 1 : Détermination des solutions
Objectifs d'apprentissage :
1. identifier les solutions requises ;
2. les décrire dans les moindres détails ;
3. analyser les avantages et les inconvénients de chaque solution retenue.
Compétence 2 : Choix de solution optimale.
Objectifs d'apprentissage :
1. classer les solutions retenues par ordre de priorité ;
2. choisir la solution idéale.

Thème 2 : Techniques et outils de formulation d'un projet
Résultat attendu 1 : Bonne connaissance du processus d'élaboration d'un projet social de développement socio-économique.
Compétence 1 : Cycle de projet.
Objectifs d'apprentissage :

1. définir le concept ;
2. analyser le cycle de projet.
Compétence 2 : formulation de projet.
Objectifs d'apprentissage :
1. définir les principes de travail pour l'équipe ;
2. impliquer tous les membres dans la formulation de projet ;
3. définir les différents concepts de formulation de projet : but, objectifs, résultats attendus, planifiçtion des activités.
Compétence 3 : analyse du cadre logique.
Objectifs d'apprentissage :
1. définir l'outil d'identification des objectifs ;
2. intégrer ces objectifs dans l'arbre des objectifs ;
3. planifier les différentes étapes de la réalisation des objectifs.
Compétence 4 : analyse des objectifs.
Objectifs d'apprentissage :
1. définir le cadre logique ;
2. définir les stratégies d'élaboration et de hiérarchisation des besoins ;
3. déterminer les différentes composantes de ce cadre ;
4. élaborer le cadre logique.

Résultat attendu 2 : Parfaite connaissance du processus de mise en œuvre du projet.
Compétence 1 : Planification des activités.
Objectifs d'apprentissage :
1. planifier les tâches détaillées par une ventilation des activités ;
2. intégrer ces activités dans l'élaboration du diagramme de GANTT.
Compétence 2 : élaboration d'un budget.
Objectifs d'apprentissage :
1. dégager les effets financiers ;
2. intégrer ces effets dans l'élaboration d'un budget contenant les comptes d'exploitation prévisionnels
Compétence 3 : évaluation des activités.
Objectifs d'apprentissage :
1. définir les critères de performance retenus, pour chaque activité ;
2. évaluer les coûts de projet.

Résultat attendu 3 : Bonne rédaction d'un projet.
Compétence d'apprentissage : techniques de rédaction d'un proje
Objectifs d'apprentissage :
1. identifier les différentes techniques de rédaction du document du projet ;
2. les analyser et les maîtriser ;
3. les intérioriser ;
4. les mettre en application.

Résultat attendu 4 : Stratégie de positionnement du projet auprès des bailleurs de fonds pour le financement.
Compétence à acquérir : organisation du marketing de projet.
Objectifs d'apprentissage :
1. identifier les différentes approches de marketing de projet ;
2. les analyser ;
3. choisir les techniques appropriées ;
4. organiser le marketing de Projet (techniques de négociation).

Thème 3 : Outils de performance d'un projet
Résultat attendu 1 : Meilleure gestion du projet pour de meilleures performances.
Compétence 1 : gestion de l'information.
Objectifs d'apprentissage :
1. définir l'importance de l'information ;
2. identifier les techniques de traitement de l'information ;
3. déterminer les outils ;
4. adopter une méthodologie de conception d'un système d'information de gestion (S.I.G).
Compétence 2 : Connaissance des outils de gestion de la performance.
Objectifs d'apprentissage :
1. définir les principes d'une équipe de gestion de projet pour une action intégrée ;
2. définir les techniques et outils de mise en place du réseau de performance en recourant aux techniques de cycle de projet basé sur l'évaluation du cadre logique et en recourant au diagramme de Gantt ;
3. esquisser son budget ;
4. définir les techniques et les outils de mise en œuvre du graphique de responsabilité ;
5. définir les méthodologies d'adaptation des techniques et outils de formulation du projet à l'étape d'exécution.
Compétence 3 : Exécution du projet.
Objectifs d'apprentissage :
1. analyser les contextes d'exécution de projet par une reconnaissance de l'environnement et une adaptation aux imprévus ;
2. définir les éléments de contrôle des activités de projet.

Thème 4 : Suivi évaluation d'un projet
Résultat attendu : Bonne gestion dans le suivi évaluation des activités du projet.
Compétence requise : Suivi-évaluation d'un projet.
Objectifs d'apprentissage :
1. définir les concepts de suivi et évaluation ;

2. définir la problématique et l'importance du suivi et de l'évaluation ;
3. définir les éléments de suivi et de l'évaluation ;
4. définir l'approche et les techniques des outils du suivi des réactions des bénéficiaires ;
5. définir les étapes de conception du diagramme de congruence ;
6. définir l'approche d'adaptation des outils de formulation d'exécution et de suivi et évaluation des projets ;
7. définir les outils et techniques des études de diagnostic liées aux systèmes de suivi pour une meilleure utilisation des indicateurs de progrès.

Thème 5 : Reportage dans un projet
Résultat attendu : Information complète et précise mise à la disposition des partenaires financiers
Compétence requise : reportage d'un projet.
Objectifs d'apprentissage :
1. définir les éléments d'élaboration des rapports, d'étapes, de fin de projet, des étapes financières ;
2. définir les techniques et outils des éléments de communication dans un projet basés sur l'utilisation du système d'information de gestion (SIG) ;
3. définir les éléments des techniques de négociation ;
4. définir les éléments de marketing d'un document de projet.

Thème 5 : Élaboration d'un projet
Résultat attendu 1 : Maîtrise de la démarche idées-projet.
Compétence : élaboration d'un projet.
Objectifs d'apprentissage :
1. définir la méthodologie et les éléments pratiques de conception d'un projet ;
2. coordonner la formulation théorique des différents outils et techniques de conception ;
3. traduire une idée en projet ;
4. déterminer les techniques de gestion du travail en équipe.

Résultat attendu 2 : Parfaite connaissance du marché cible.
Compétence : structuration d'une étude de faisabilité
Objectifs d'apprentissage :
1. définir les enjeux de l'étude du marché ;
2. déterminer les objectifs et buts de l'étude du marché ;
3. identifier le processus de l'étude du marché et ses outils techniques de faisabilité ;
4. pratiquer l'étude du marché.

Résultat attendu 3 : Bonne rédaction du projet.
Compétence à acquérir : structuration d'une étude de faisabilité.
Objectifs d'apprentissage :
1. identifier les différentes parties du document de présentation écrite du projet ;
2. élaborer le plan d'articulation des composantes du projet ;
3. choisir le style et langage appropriés de rédaction du projet ;
4. rédiger le document du projet en respectant les règles de l'art.

III. Rédaction des projets et soutenances

À l'issue de ces deux (2) modules, les apprenants sont passés collectivement et de façon autonome à la phase pratique d'élaboration et rédaction d'un projet. La rédaction a été faite sur les lieux de location des associations, sous l'encadrement de deux formateurs par association. Il s'agissait, à travers cette approche pédagogique d'amener les apprenants à définir un projet de création qui devait s'inscrire dans la logique infrastructurelle du lieu de leur implantation et de l'influence de l'environnement dans la vie du projet.

Par association, le projet élaboré a fait l'objet d'une soutenance publique, devant un jury composé d'experts responsables de gestion des projets dans les ministères et autres organismes de l'État, dans les agences du système des Nations unies et dans les organisations sous-régionales de développement.

La rédaction de chaque projet s'articulait autour des points suivants :
1. Sommaire
2. Introduction
3. Présentation du contexte ;
4. Présentation du promoteur (association) ;
5. Description du projet ;
6. Estimation des coûts de financements ;
7. Justification du projet ;
8. Conclusion ;
9. Annexes.

Les projets suivants ont été soutenus :
1. Association des Jeunes Positifs du Congo AJPC
Titre de projet : Insertion socioprofessionnelle des jeunes vivants avec le VIH/sida
Présentation synthétique du projet : ce projet porte sur l'insertion socio-économique de dix (10) jeunes personnes vivant avec le VIH/sida au métier artisanal de la couture. L'atelier de couture ainsi créé devrait permettre à ces jeunes gens de se prendre en charge et de témoigner de leur savoir-faire

marketing. Le coût de réalisation du projet est fixé à 12.789.500 FCA. L'apport des bénéficiaires dans ce coût total s'élève à 2.125.000 FCA.

Membre du jury de soutenance : SEP/CNLS, UNESCO, Ministère du Plan.

Appréciation du jury : Passable.

2. Association Femme Plus (AFPC)
Titre de projet : Création d'un Fonds de promotion et d'insertion des membres infectes et affecte par le VIH/sida

Présentation synthétique du projet : la création d'un fonds de promotion et d'insertion des membres infectés et affecté par le VIH/sida à travers les activités de couture et de pâtisserie s'inscrit dans le cadre de diversification des activités déjà menées au sein de ladite association. Ce faisant, l'association entend offrir à ses membres un cadre d'épanouissement individuel et d'autosuffisance et d'insertion réussie des membres dans le monde productif congolais.

Membre du jury de soutenance : ONUSIDA, OMS CONGO, Ministère de l'Économie.

Appréciation du jury : Bien.

3. Association Solidarité Santé (ASS)
Titre de projet : Éducation et d'appui des parents dans la prise en charge nutritionnelle des enfants vivant avec le VIH/sida

Présentation synthétique du projet : devant l'ampleur des problèmes nutritionnels des enfants orphelins issus des parents infectés par le VIH/sida ce projet éducatif et d'appui des parents est rédigé dans le cadre de la prise en charge nutritionnelle des enfants vivant avec le VIH/sida. Ce dispositif devrait permettre à 100 enfants infestés par le VIH d'être pris en charge nutritionnelle pendant une année et de soulager plus de 1000 personnes.

Membre du jury de soutenance : PNLS, PNUD.

Appréciation du jury : Assez Bien.

4. Association Vivre Plus (A.V.P.C.)
Titre de projet : Promotion des activités génératrices de revenus de l'AVPC à travers la mise en place d'un cybercafé et d'un secrétariat bureautique

Présentation synthétique du projet : afin de garantir l'autofinancement des activités de l'association et du RENAP+ est élaboré et soumis pour financement ce projet de création d'un cybercafé et d'un secrétariat bureautique.

Membre du jury de soutenance : SEP/CNLS, PNUD, Ministère des PME

Appréciation du jury : Assez Bien

5. Association BOMOYI
Titre de projet : Création d'un centre de distribution des médicaments génériques au profit des personnes vivant avec le VIH/sida à Brazzaville
Présentation synthétique du projet : Face aux énormes difficultés d'accès aux médicaments essentiels de traitement des infestions opportunistes qu'éprouve une population séropositive nationale estimée à 110.000 personnes, est rédigé et soumis pour financement, ce projet de création d'un centre de distribution des médicaments génériques au profit des PVVIH à Brazzaville.

Membre du jury de soutenance : ONUDISA, PNLS, Ministère de la Santé.

Appréciation du jury : Bien.

Conclusion

La formation intensive s'est effectivement tenue dans les délais requis. Un intérêt particulier des participants à cette formation a fait qu'en dépit des problèmes de santé que certains ont connus, la présence aux cours a été effective et assidue. Cependant, l'ampleur de certaines pesanteurs culturelles et organisationnelles a freiné le niveau d'implication et de compréhension effectives de certains apprenants à la compréhension et la maîtrise des concepts et compétences examinées au cours de la formation. Globalement, les forces et les faiblesses, tout comme les opportunités et les contraintes qui se dressent à ces associations peuvent ainsi être résumées. Parmi les points forts, on peut distinguer :
1. un potentiel humain motivé et engagé
2. une présence des personnes à niveau de formation et de maturité assez élevé
3. une soif évidente d'apprendre prédomine
4. un local disponible pour chaque association et pour le RENAP +
5. une bonne volonté et un espoir de monter des projets pour qu'ils se prennent en charge

Les faiblesses consistent en :
1. un niveau de formation peu élevé de la majorité des participants ;
2. un manque évident de cadre de travail incitatif et motivant ;
3. une polarisation de la vie des associations autour de la personnalité du président ;
4. un manque de programme d'activités et de plan de travail ;
5. un manque d'information sur les opportunités qu'offre l'environnement externe ;
6. un manque d'esprit de groupe et de travail d'équipe.

En ce qui concerne les opportunités, on peut noter :
1. une volonté affichée des institutions spécialisées internationales et nationales de lutte contre le VIH/sida, à soutenir les associations et les réseaux ;
2. une conjoncture nationale favorable avec l'accession du Congo au Fonds mondial

3. un environnement plus réceptif et plus coopératif des personnes vivant avec le VIH/sida

Il subsiste des contraintes, notamment :

1. la nécessité d'une parfaite connaissance des critères d'assistance requis pour bénéficier des apports multiples de ces institutions internationales ;
2. la nécessité de démonstration des capacités de formulation de toute demande d'assistance sous la forme d'expression requise : un projet (expression claire et précise de ce que l'on veut, pourquoi on le veut et comment on va fonctionner pour réaliser son projet) ;
3. un contexte de chômage, de pauvreté et de sans-emploi qui frappe l'ensemble de la population congolaise a des répercussions encore plus frappantes sur les couches vulnérables que sont la jeunesse, le couple mère-enfant et les personnes infectées ou affectées par le VIH/sida ;
4. un environnement social, économique et culturel est très peu favorable à la mise en place des projets générateurs de revenus. La prise en charge des personnes infectées ou affectées est loin d'être une préoccupation pour les partenaires sociaux ;
5. le peu d'encadrement des associations qui ont besoin de se sentir soutenu tenant compte de la spécification de l'état de santé de leurs membres ;

Au regard de quelques points de faiblesse que nous venons d'énumérer, les recommandations suivantes sont faites par HR&V :

– Passer de l'étape développement au renforcement des capacités desdites associations en les confrontant à la réalité des faits ;
– Financer les quatre projets qui ont été bien appréciés ;
– Les assister dans la phase de démarrage des activités.

LE SIDA AU CONGO DE 1983 A 2002 :
UNE CONTRIBUTION A L'HISTOIRE DE LA MALADIE

Scholastique Dianzinga[*]

Plus de deux décennies après l'apparition des premiers cas de sida, l'épidémie continue de progresser. En dépit des efforts déployés et des ressources mobilisées, l'Afrique reste le continent plus affecté par le sida. Le Congo, avec un taux de séroprévalence de 4,2 %, ne fait pas exception. La lutte contre le sida constitue, par conséquent, un des défis majeurs de l'Afrique contemporaine, au regard des enjeux politiques, économiques, scientifiques, et sur le plan des relations internationales.

Le sida a été longtemps considéré comme un problème essentiellement biomédical. Depuis le début des années 1990, cette conception a changé du fait de l'importance des facteurs sociaux, culturels et historiques dans les processus de contamination, de traitement et de prévention. La contribution des spécialistes des sciences humaines se révèle donc nécessaire. Quand on sait que les politiques sanitaires, les pratiques sociales portent le poids de l'histoire, l'historien a son mot à dire sur l'épidémie du sida. Et, se pencher sur l'objet sida, c'est alors chercher à insérer cette épidémie dans les champs de l'histoire de la maladie, de la santé, au cœur de l'histoire sociale. Cette démarche permet d'apporter un éclairage, dans la longue durée, sur le rapport corps individuel/corps social, les savoirs (thérapies), les techniques et les politiques sanitaires, etc. En effet, des études ont déjà montré, à propos de l'Afrique subsaharienne, qu'il existe « d'importantes continuités entre l'ère coloniale et les temps contemporains dans le déroulement et la gestion sociale des épidémies ».[108]

Cette réflexion vise à montrer l'intérêt d'intégrer le sida dans les recherches sur l'histoire du Congo. Nous analyserons, dans un premier temps,

---

[*] **Scholastique Dianzinga** est maître-assistante au département d'histoire à la Faculté des Lettres et des Sciences humaines de l'Université Marien Ngouabi.
108. Philippe Denis, « Pour une histoire sociale du sida en Afrique subsaharienne » in *L'Épidémie du sida en Afrique subsaharienne. Regards historiens*, Paris, Karthala, 2006, p. 24.

le contexte de l'apparition de cette épidémie. Ensuite nous examinerons le lien entre les épidémies du passé et le sida, et enfin nous aborderons les aspects méthodologiques pour une écriture de l'histoire du sida au Congo.

Contexte de l'apparition du sida au début des années 1980

Lorsqu'apparurent les premiers cas de sida, le fait majeur qui caractérisait les relations internationales était le dégel des relations Ouest-Est ; le monde était préoccupé par le désarmement nucléaire amorcé en 1963. Au problème de la prolifération nucléaire, s'étaient ajoutés le danger de la pollution, la faim en Afrique, la malnutrition en Europe, etc. En 1981, à Los Angeles aux États-Unis, les premiers symptômes sont décrits chez des patients atteints d'une pneumonie rare. Dès 1982, les médias firent état des premières victimes du sida. Le monde découvrait alors un nouveau fléau. Il était perçu comme touchant essentiellement les homosexuels et les toxicomanes, donc les déviants et les marginaux des sociétés occidentales. C'est l'année suivante, en 1983, que son origine virale fut indiquée. La découverte du VIH donna lieu, bientôt, à un conflit juridique qui opposa l'équipe française du Professeur Luc Montagnier et l'équipe américaine du Professeur Robert Gallo. La question de l'origine de ce virus ne tarda pas à être posée. Un certain discours, se fondant sur l'approche culturaliste, fit très tôt de l'Afrique le « berceau du sida ». À ce propos, on peut lire dans l'article de Jean-Pierre Dozon et Didier Fassin paru en 1989 :

> L'histoire de l'épidémie telle qu'elle est relatée par les spécialistes, semble faire de l'Afrique à la fois le début et la fin de la maladie, son alpha et son oméga. (...) En effet, on a très vite tiré argument de cas découverts en Afrique centrale à peu près en même temps qu'aux États-Unis et en Europe et surtout de tests réalisés sur des sérums africains prélevés dans les années soixante et soixante-dix pour affirmer que le virus avait une probable origine africaine.[109]

Cette thèse sur une origine africaine du sida fut également considérée inadmissible par les Africains. Les résultats des tests effectués sur des échantillons de sang conservés, qui avaient révélé qu'un patient était séropositif à Kinshasa en 1959, ne purent convaincre, même pas les habitants de cette ville, voire ceux du pays. Dans ces conditions, la réalité de l'épidémie ne pouvait qu'être niée ou difficilement acceptée comme son ampleur qui poussa les chercheurs occidentaux à insinuer que le continent pouvait succomber aux les effets dévastateurs de ce nouveau fléau. Que n'a-t-on pas dit

---

109. Jean-Pierre Dozon et Didier Fassin, 1989, « Raisons épidémiologiques et raisons d'État. Les enjeux sociopolitiques du sida en Afrique », *Sciences sociales et Santé*, 7/1, p. 22.

à propos de la « promiscuité sexuelle » des Africains (polygamie, entretien du 2e ou 3e bureau, etc.) ? En tout état de cause, les modes de prévention que les pays du Nord proposaient, notamment l'usage du préservatif, perçus comme une tentative de limiter les naissances, étaient rejetés. Les autorités politiques, en premier lieu, furent réticentes à prendre en compte le sida dans les préoccupations sanitaires de leurs pays, dès lors qu'il apparaissait comme un enjeu politique et culturel. Ce qui explique, sans doute, l'absence de représentants africains au Premier Symposium sur le sida en Afrique tenu à Bruxelles en 1985. À la rencontre de Paris en 1986, même si on y comptait des Africains, les États n'avaient pas changé leur attitude. Mais lors du deuxième symposium organisé à Naples en 1987, des échanges avec des chercheurs africains furent possibles. En effet, la plupart des États africains avaient reconnu l'existence du sida sur leur territoire, tout en imputant ses origines aux pays occidentaux, là où sévissaient l'homosexualité et la toxicomanie, pratiques reconnues chez les premières victimes du sida.

Dans ces années 1980, l'expansion de l'épidémie en Afrique venait en fait accentuer une crise qui avait commencé au milieu de la décennie et s'était caractérisée par des inégalités socio-économiques accrues, la détérioration des termes de l'échange, une dette extérieure lourde, des conflits, etc. Des programmes d'ajustement structurel avaient été mis en place pour assainir les économies dont les effets furent dévastateurs dans le secteur social (éducation, santé, infrastructures sociales).

En République du Congo, les premiers cas de sida furent diagnostiqués très tôt, en 1983. Au moment où le sida s'imposait comme une réalité, le contexte national fut marqué par la célébration du vingtième anniversaire de la Révolution congolaise en 1983 et sur le plan économique par les effets du boom pétrolier de 1979. Mais bientôt ce fut une situation difficile qui s'annonça : en août 1984, les cours du pétrole brut chutèrent brutalement et peu après, on assista à la dépréciation du dollar sur le marché des changes. Par conséquent, les recettes fiscales assurant près de 70 % des ressources budgétaires de l'État s'effondrèrent et le poids de la dette (qui avait atteint 390 milliards) devint insupportable. Sous la pression de la Banque mondiale et du Fonds monétaire international, le Congo engagea un plan d'austérité, le programme d'ajustement structurel (PAS) dès juin 1985, dont l'effet direct fut l'appauvrissement des Congolais (chômage, blocage des salaires, arrêt des recrutements à la Fonction publique). Cette nouvelle situation favorisa le développement de la prostitution, comme stratégie de survie à côté des mutuelles de solidarité aidant à faire face aux frais de santé, relatifs au mariage, deuil, etc.

Même si le budget fut réduit, les recettes pétrolières étant passées de 200 milliards en 1984 à 35 milliards par an, à partir de 1985 et, eu égard aux contraintes du PAS, la politique sanitaire demeura une préoccupation pour l'État. Dans le cadre de l'application du mot d'ordre de l'Organisation mondiale de la santé (OMS) « Santé pour tous à l'an 2000 », un Programme national de soins de santé primaires fut adopté par le Conseil des ministres du 21 août 1985. Ce programme, doté de moyens financiers autonomes, avait pour objectif de « promouvoir l'assainissement des villes et des villages, l'hygiène et les vaccinations de la population ». Au cours de cette même année, un Comité scientifique de diagnostic et de prise en charge du sida fut mis en place avec l'appui de l'OMS. Deux ans après, il fut transformé en Programme national de lutte contre le sida (PNLS).

Épidémies du passé et sida

Pour une analyse historique du sida, il y a lieu d'investir le lien entre les épidémies du passé et la situation actuelle. Cette approche permet de comprendre non seulement le processus épidémiologique, mais aussi les politiques de prévention et d'intervention, les raisons de réussite ou d'échec de ces politiques, la manière dont les populations ont vécu les épidémies, les inégalités devant la santé et la mort. Des données historiques peuvent donc apporter un éclairage sur les facteurs socioculturels de propagation et la spécificité de la gestion du sida. D'où l'intérêt de recenser ces épidémies qui constituent des moments de crise en matière de santé. En ce qui concerne le Sénégal, par exemple, Charles Becker a réussi à dresser un tableau des épidémies de 1724 à 1981. Celui-ci laisse apparaître les différents types (fièvre jaune, variole, choléra, peste, fièvre récurrente, méningite cérébro-spinale, dengue, grippe influenza), les grands moments de crises sanitaires, les épidémies résurgentes. Faisant le lien avec le problème sanitaire actuel, il précise :

> Devant l'épidémie plus récente du sida, à laquelle le Sénégal est encore confronté de façon moins massive que d'autres pays africains, beaucoup de ces limites constatées dans une étude du passé restent constantes et actuelles.[110]

L'analyse des faits du passé en matière de santé a permis d'identifier « ces limites » dans les politiques et les pratiques.

Le Congo a connu de nombreuses épidémies. Du fait de leur récurrence, le choléra et la fièvre hémorragique Ebola (épidémie récente) se placent parmi les grands problèmes de santé de ces dernières années. Mais les épidémies de l'époque coloniale constituent les évènements les plus marquants de l'histoire du Congo. Ce sont les déplacements des travailleurs et leur re-

---

110. Charles Becker, 1995, «L'apparition du sida et la gestion des épidémies du passé au Sénégal », in Jean-Pierre Dozon & Laurent Vidal (eds), *Les Sciences sociales face au sida. Cas africains autour de l'exemple ivoirien. Actes de l'atelier Gidis-CI - ORSTOM*, Bingerville (Côte-d'Ivoire) du 15 au 17 mars 1993. Paris, ORSTOM, p. 63.

groupement qui favorisaient la diffusion des maladies et leur transformation en épidémies. L'épidémie de la trypanosomiase humaine ou maladie du sommeil déclenchée dans le Niari en 1898 eut des conséquences désastreuses sur les populations installées le long de l'axe fluvial Congo-Oubangui. Tous les centres importants et les villages situés sur la route des caravanes (Loango-Brazzaville), présentaient des images de désolation[111]. Dans la zone de la Bouenza, des familles entières étaient anéanties[112]. Dans l'ouest de Brazzaville, le long du fleuve Congo et des rivières, les populations étaient également ravagées[113]. Dans la région septentrionale, « le long de la Likouala-Mossaka depuis Bolobo jusqu'à Ntokou » les villages « jadis florissants et populeux » étaient, en 1903, « réduits presque à rien »[114]. La trypanosomiase humaine persista à l'état endémique au Moyen-Congo au-delà des années 1950.

En 1918-1919, la grippe venue d'Europe toucha les populations congolaises à partir des voies de communication. Partie de la côte atlantique où débarquaient les Européens, elle sévit sur les rives du Congo et de l'Oubangui. Parmi les mesures adoptées, l'administration tenta d'interdire les communications entre les villages dans certaines régions. Selon Georges Bruel, elle aurait fait plus de 3500 morts dans les seules circonscriptions du Djoué et des Bakongo[115].

Les maladies sexuellement transmissibles (syphilis, blennorragie, chancre mou notamment) très répandues au sein des populations d'Afrique centrale de 1900 à 1950 inquiétaient l'administration coloniale pour leurs conséquences démographiques. Au début de l'implantation coloniale, ces maladies sévissaient surtout dans la région côtière et parmi les porteurs et tirailleurs. La multiplication des foyers de dissémination de cette pathologie fut, en fait, favorisée par la séparation des travailleurs de leur famille maintenus dans les chantiers des mois durant, le service militaire occasionnant les déplacements et la prostitution.

Les autorités coloniales s'efforcèrent, dès le début du XXe siècle, d'organiser la lutte contre ces différents fléaux, cause de décès de nombreux Européens. En 1904 fut créée l'Assistance médicale indigène (A.M.I.) en Afrique Équatoriale française. Pour lutter contre la maladie du sommeil, la Mission d'études de la maladie du sommeil fut mise en place. À celle-ci, succéda, en 1908, l'Institut Pasteur de Brazzaville. Le dépistage des malades

---

111. Jean-Paul Bado, 1996, *Médecine coloniale et grandes endémies*, Paris, Karthala, p. 89.
112. *Ibid.*
113. *Ibid*
114. Témoignage de L. Lemaire cité par Abraham Constant Ndinga Mbo, in *Savorgnan de Brazza, les Frères Tréchot et les Ngala du Congo-Brazzaville (1878-1960)*, Paris, L'Harmattan, p. 223.
115. Georges Bruel, 1935, *La France Équatoriale Africaine*, Paris, Larose, p. 337.

au cours des tournées médicales s'apparentait à une véritable chasse à l'homme. Dans le souci de traiter plus efficacement les maladies des Africains, on institua en 1945 un Service général d'hygiène mobile et de prophylaxie (SGMHP). Pour réduire la propagation des maladies sexuellement transmissibles (considérées comme « fléau social »), en application de l'arrêté de 1909[116], les « prostituées » reconnues atteintes « d'affection vénérienne ou syphilitique » devaient se faire admettre « immédiatement » au dispensaire, se soumettre ensuite à un contrôle administratif (enregistrement au bureau du commissariat) et à une visite médicale hebdomadaire[117]. L'insuffisance des formations sanitaires (hôpitaux, dispensaires, infirmeries, postes d'assistance confondus) était l'une des limites de la politique sanitaire coloniale. Ces structures sanitaires, dans bien des cas, ne répondaient pas aux normes requises par manque d'équipements. Elles souffraient, en outre, de l'insuffisance du budget et du personnel.

Ces différentes stratégies de la politique sanitaire coloniale visaient à atteindre le maximum d'habitants pour la prévention et les soins afin de limiter ou d'éradiquer les ravages que les épidémies causaient au sein de la population. L'impact du sida sur la population est également le problème fondamental auquel la communauté internationale veut apporter des solutions en conjuguant les efforts et les moyens.

Même si l'apparition du sida s'est accompagnée de la recrudescence de certaines anciennes maladies (tuberculose, maladies sexuellement transmissibles), cette épidémie est un fléau nouveau par ses mécanismes pathologiques, l'internationalisation de sa gestion principalement. Mais, des historiens expriment des points de vue plus nuancés sur cet aspect. C'est ainsi que, s'agissant des modes de transmission du virus, des réponses médicales, politiques et culturelles à l'épidémie, Myron Echenberg et Benedict Carton observent plutôt une continuité[118]. Le contexte a changé, mais l'analyse de certaines pratiques montre parfois une constance des faits, voire une relative similarité.

La prostitution au Congo, identifiée aujourd'hui comme une pratique « à risque », favorisant la propagation du VIH, trouve son origine dans le passé, précisément la période coloniale. Elle se développa surtout dans les villes avec l'émergence de la catégorie des femmes célibataires dites libres. Dans le cadre de la lutte contre la dissémination des maladies vénériennes, l'administration stigmatisa pratiquement les prostituées parce qu'elles étaient perçues comme les vecteurs de ces maladies. Les populations sa-

---

116. Arrêté sur la police des mœurs et les mesures spéciales d'hygiène publique au Moyen-Congo, JOCF, 1909, pp. 178-179.
117. Arrêté du 9 juin 1940, article 12, J.O.C.F, 1909, pp. 178-179.
118. Philippe Denis, « Pour une histoire sociale du sida en Afrique subsaharienne », in *L'Épidémie du sida en Afrique subsaharienne. Regards historiques*, p. 26.

vaient déjà, à l'époque coloniale, que l'infection se transmettait par voie sexuelle, mais n'avaient pas réellement conscience de ses conséquences, telle la stérilité qu'on expliquait plutôt par des causes surnaturelles. Les effets sur la démographie préoccupaient sérieusement l'administration coloniale pour des raisons utilitaires. En effet, la stagnation ou la diminution de la population congolaise signifiait le manque de main-d'œuvre pour la mise en valeur de la colonie. S'agissant de la trypanosomiase, pour « la majorité des habitants d'AEF, écrit Jean Paul Bado, l'affection était provoquée par une force surnaturelle contre laquelle toute lutte était perdue d'avance. Certains l'attribuaient à des jeteurs de sort. La seule parade résidait dans l'isolement des sommeilleux »[119]. Sur les modes de transmission, des gens croyaient qu'on pouvait être infecté en utilisant les mêmes objets et les mêmes vêtements avec les malades.

Les représentations de la maladie sont un facteur important à prendre en compte dans la gestion des épidémies. Sous la colonisation comme à l'époque du sida, leur impact a contribué pour une large part à l'échec des réponses proposées pour enrayer la maladie. Les croyances et les préjugés limitaient principalement l'efficacité de la médecine moderne. Aussi, les séances de dépistage des malades dans les villages impliquaient, outre les personnels médico-sanitaires, les chefs de villages, les miliciens pour atteindre les populations résistantes. Du fait des inégalités sociales et aussi culturelles, les populations autochtones n'avaient pas facilement accès aux traitements, soit parce que ceux-ci étaient réservés en priorité aux Européens, soit en raison des préjugés sur leur efficacité. Dans ces conditions, les Congolais se contentaient de la médecine traditionnelle (tisanes, scarifications, rituels religieux, etc.) ou privilégiaient cette dernière. Lorsqu'au début des années 1990, on lança la campagne de sensibilisation sur le préservatif, sa non-utilisation a été parfois justifiée par son coût. La découverte de la thérapie à triple combinaison susceptible de diminuer l'activité du VIH dans l'organisme humain, reconnue en 1996, creusa le fossé non seulement entre les pays du Nord et ceux du Sud, mais aussi, en Afrique surtout, entre les nantis et les pauvres dans chaque pays. Pour ces derniers, le sida signifiait la mort inéluctable. Il revient, surtout aux historiens, de mettre en lumière l'interaction des valeurs culturelles dans la gestion médicale et sociale du sida afin d'éviter d'offrir des réponses décontextualisées.

Pour une histoire du sida au Congo : quelques aspects méthodologiques

Au regard de quelques statistiques, l'épidémie n'a cessé de progresser au Congo. Selon des études réalisées en novembre en 1986, 622 malades atteints

---

119. Jean-Paul Bado, 1996, *Médecine coloniale et grandes endémies en Afrique*, Paris, Karthala, p. 91.

de sida étaient répertoriés soit : à Brazzaville, 252 cas à l'hôpital général, 120 cas à l'hôpital militaire, et à Pointe-Noire, 250 cas[120]. Le nombre de cas notifiés par le Congo à l'OMS serait passé de 250 en 1986 à 2381 en 2001[121]. Les données de l'enquête de 2003 dans certaines localités du pays indiquent les taux de prévalence suivants : 4,8 % pour Pointe-Noire, 3,3 % pour Brazzaville, 1,3 % pour Djambala, 9,1 % pour Sibiti et 9,4 % pour Dolisie. Les femmes constituent 55 % des personnes séropositives et les jeunes filles de 15 à 19 ans sont plus touchées que les garçons de la même tranche d'âge.

En dépit de leur caractère incomplet, ces chiffres révèlent une situation variée. Comment expliquer les variations des taux de prévalence sur le plan géographique, entre les sexes ? Des explications peuvent être fournies par l'histoire urbaine. Globalement, la situation est restée préoccupante. Pourtant, comme nous l'avons déjà indiqué, les mécanismes institutionnels en vue de réduire la diffusion de l'épidémie étaient mis en place très tôt. En 1987, un Programme national de lutte contre le sida fut adopté. De 1988 à 1998, plusieurs plans furent élaborés. La pandémie intégra même le discours de campagne électorale.

Dans son ouvrage *Itinéraire d'un Africain vers la démocratie* paru en 1992, Jean-Pierre Thystère-Tchicaya, dirigeant d'un parti politique, écrit à propos du sida :

> Actuellement, on parle en effet beaucoup du sida, qui cause des ravages. Je croyais autrefois que c'était peu dangereux, mais l'information largement diffusée par le Comité de lutte congolais montre que cela devient un fléau, qu'il y a plusieurs façons d'attraper le mal, et pas seulement les relations sexuelles, mais encore les piqûres avec des séringues mal stérilisées, les transfusions sanguines, et probablement d'autres choses[122].

S'agissant de la lutte contre la propagation du VIH, l'auteur précise :

> Je crains qu'on ne puisse actuellement lutter qu'avec peu de moyens efficaces : l'éducation des gens, éviter ce qu'on appelle le vagabondage sexuel, utiliser les préservatifs, encore que nous ayons notre pudeur. Quand Madame Mitterrand, l'épouse du président français, est venue nous voir pour nous laisser en partant un stock de capotes anglaises, ça a paru un peu bizarre.

---

120. Chiffres cités par la Commission des jeunes de la paroisse Saint Charles Lwanga, 1987, « Sida : hier il ne frappait que les "homo" aujourd'hui, il menace tout le monde », in *La Semaine africaine*, n° 1709 du 28 mai au 3 juin, p. 7.
121. Ministère de la santé et de la population, 2003, Politique nationale de santé, s.l. p. 10.
122. Jean-Pierre Thystère-Tchicaya, 1992, *Itinéraire d'un Africain vers la démocratie*, Genève, Éditions du Tricorne, p. 108.

Les moyens de prévention et leurs limites sont épinglés ici, notamment l'utilisation du préservatif, une solution préconisée par les pays occidentaux et qui s'est heurtée en Afrique à d'autres réalités. En effet, outre la pudeur - parce qu'on abordait la sexualité, un sujet tabou -, le préservatif mettait en cause la fertilité de la femme et la puissance de l'homme, en contraignant, par son utilisation, des couples à la contraception. En 1990, le Congo lança véritablement la campagne de promotion du préservatif. Les réactions furent diverses. Mais déjà dans les années 1980 des campagnes de sensibilisation commençaient à éclairer les populations sur l'existence du sida. Au cours de la conférence sur le sida organisée par la Commission des jeunes de la paroisse catholique de Saint Charles Lwanga à Brazzaville, on peut entendre : « Le sida n'est pas une histoire inventée, mais c'est une réalité chez nous ».[123]

Les hommes politiques étaient donc, au début des années 90, conscients de la gravité des conséquences de cette pandémie. Denis Sassou-N'Guesso l'inscrit en bonne place dans son projet de société pour la campagne relative à l'élection présidentielle de 1997. On peut lire à cet effet :

> Au moment où des épidémies terribles affectent l'ensemble du continent, la remise en marche du système de santé publique revêt une importance nouvelle. (…) Le sida fait partie de ces menaces. Chaque Congolaise, chaque Congolais doit avoir conscience des dangers de transmission et des moyens de l'éviter. L'enjeu est d'importance, car, dans un pays où 60 % de la population vivent dans quatre grandes villes, avec des problèmes que cette promiscuité engendre, les probabilités de contamination sont multipliées. J'ai donc prévu de mettre en place des programmes d'information, avec le soutien de l'Organisation mondiale de la santé en particulier, pour aider les Congolais à prendre conscience des périls qui pèsent sur eux.[124]

Comment comprendre qu'avec un niveau de connaissances aussi appréciable des acteurs politiques, donc des décideurs, sur le sida, et une vision claire du processus de lutte contre cette pandémie, le Congo n'ait pas réussi à réduire de façon significative le taux de prévalence ?

On tend à s'accorder, depuis quelques années, que les aspects médico-sanitaires ne peuvent à eux seuls apporter les connaissances nécessaires pour comprendre le sida et agir. Il est indispensable de s'intéresser aux aspects culturels, sociaux dans la transmission du VIH et la gestion individuelle ou collective de la maladie. La recherche sur le sida au Congo, dans

---

123. « Sida : hier il ne frappait que les "homo" aujourd'hui, il menace tout le monde » in *La Semaine africaine*, n° 1709 du 28 mai au 3 juin 1987, p. 7.
124. Denis Sassou Nguesso 1997, *Le Manguier, le Fleuve et la Souris*, Paris, Jean-Claude Lattès, 1997, pp. 129-130.

une approche historique, pourrait retenir, entre autres, les thèmes suivants, jusque-là peu ou pas explorés par les historiens : les migrations urbaines, la sexualité des jeunes, l'évolution des pratiques matrimoniales (lévirat, polygynie, sororat), les politiques sanitaires sous la colonisation et à l'époque postcoloniale, les épidémies anciennes, les droits des femmes, la prostitution, l'éducation traditionnelle et l'école, la religion et la société, les activités des populations de l'axe fluvial Congo-Oubangui et leur impact sur les relations sociales, le chômage, l'esthétique et les loisirs, la politique démographique, l'évolution des rapports de genre, l'urbanisation, etc.

Pour mettre en lumière le contexte social du sida au Congo, il faut s'intéresser aussi aux violences sociopolitiques récurrentes (1993-1994, 1997, 1998-2002) qui ont eu un impact négatif sur le fonctionnement des services de santé et sur l'état de santé des populations. Ces évènements avaient provoqué des déplacements massifs des habitants des zones touchées vers d'autres localités et les pays avoisinants. Parmi les exactions perpétrées par les éléments de l'armée et des milices sur les populations civiles, les violences sexuelles sur les femmes constituent un facteur de dégradation à long terme de la santé de ces dernières. Pour assurer la survie de leurs familles, des femmes devaient parfois se livrer à la prostitution. Des statistiques peuvent montrer que de nombreuses Congolaises ont été infectées par le VIH dans ces conditions. On ne saurait donc négliger la guerre, dans l'étude historique du sida, car elle se révèle un facteur externe de propagation du VIH ainsi que l'élément jeune de la société, un autre « objet » de recherche négligé par les historiens congolais.

Le sida étant une maladie découverte en 1982, son étude s'inscrit aussi dans le champ de l'histoire immédiate, que Jean-François Soulet définit comme étant :

> (…) l'ensemble de la partie terminale de l'histoire contemporaine, englobant aussi bien celle dite du temps présent que celle des 30 dernières années ; une histoire qui a pour caractéristique principale d'être vécue par l'historien ou ses principaux témoins[125].

L'histoire immédiate n'étant pas, au regard de cette définition, une nouvelle discipline, les principes méthodologiques de base sont ceux appliqués par tous les historiens. Mais une particularité dans ce champ : l'historien doit, pour une mise en perspective verticale des faits étudiés, rechercher dans le passé les éléments susceptibles d'éclairer ces faits. C'est ainsi qu'il s'avère judicieux d'instaurer un « va-et-vient » entre les épidémies du passé (période coloniale et post-indépendance) et le sida. Si le recours aux sciences sociales a représenté un véritable ballon d'oxygène pour l'étude

---

125. Jean-François Soulet, *L'Histoire immédiate*, Paris, PUF, Que sais-je ? 1994, p. 4.

des périodes antérieures, il s'impose en histoire immédiate comme une condition sine qua non de survie. La pluridisciplinarité fait appel pour l'histoire du sida principalement à l'économie, la psychologie, la sociologie de la santé, l'anthropologie, la géographie, la démographie, les sciences politiques.

Une des caractéristiques de l'histoire immédiate est la surabondance et la diversité des sources. On dispose également d'une documentation riche et variée pour l'histoire de la maladie, de la santé, mais elle est dispersée pour l'époque coloniale en ce qui concerne le Congo : une bonne partie des archives est conservée au Centre des archives d'Outre-mer à Aix-en-Provence en France. Les archives du ministère de la Santé, des hôpitaux, peuvent fournir, hormis les aspects médicaux, des informations sur les politiques de santé. Une analyse des budgets par exemple, dans la durée, peut permettre de mesurer les efforts entrepris pour la mise en œuvre de la politique sanitaire depuis l'apparition du sida. Les périodes de crise caractérisées par une forte morbidité et mortalité justifient souvent les fortes augmentations dans les dépenses de santé, mais aussi les choix stratégiques des gouvernements. Les textes législatifs et réglementaires relatifs à la santé fournissent les éléments susceptibles de mettre en évidence les nouvelles conceptions en matière de santé (prévention, soins, etc.). On peut rappeler ici l'affaire du « sang contaminé » en France (un scandale médical) à la suite de laquelle le dépistage des donneurs de sang devint obligatoire dès le 1er août 1985 et une refonte du système de transfusion sanguine fut entreprise.

Les statistiques se révèlent une source importante. Elles sont publiées par les structures nationales comme le Comité national de lutte contre le sida, les organismes internationaux comme l'ONUSIDA. Les centres de dépistage, les Centres de transfusion ambulatoire (CTA), les entreprises et ONG qui apportent leur appui dans la lutte contre le sida devraient disposer de quelques données. Mais l'accès aux statistiques n'est pas toujours aisé et leur exploitation commande prudence et esprit critique. En effet, des États, au début de l'apparition de l'épidémie, n'ont pas déclaré la situation réelle. Ainsi, il devient difficile de mesurer la progression du sida dans le pays, d'établir une chronologie. Des sites internet livrent des informations diverses sur le sida

Les témoignages oraux peuvent fournir des informations sur les expériences individuelles ou collectives, la manière dont la maladie a été vécue par la personne malade ou le soignant et sur les représentations du sida au sein d'une communauté donnée qui se révèlent un obstacle sérieux justifiant la réticence pour le dépistage, l'abandon des antirétroviraux ou la combinaison de ce traitement avec la médecine traditionnelle. La chanson véhicule le discours, les représentations sur cette maladie. Dans sa chanson « Attention na sida » le chanteur congolais Lwambo Makiadi dénonce les comportements d'exclusion des personnes infectées et affectées par le VIH. Il dit, par exemple :

Lingala	Traduction littérale en français
Sida ebomeli ngaï libala mama eh	*Le sida a détruit mon foyer*
Sida epanzeli ngaï famille mama eh	*Le sida a disloqué ma famille*
Baliaka na ngaï ba melaki na ngaï	*Ceux qui mangeaient et buvaient avec moi*
Bakomi nde kokima ngaï mama	*M'évitent*
Balobi po ngaï nazui maladie ya sida	*Ils disent que j'ai attrapé le sida*

Les sources pour l'histoire du sida sont abondantes. L'historien risque d'ailleurs de se perdre dans leur tri.

Conclusion

Nous avons, dans notre propos, montré que la contribution des historiens est requise pour comprendre la complexité de la propagation de l'épidémie du sida parce qu'elle est le produit de l'interaction de plusieurs facteurs. Malgré les efforts déployés dans le cadre de la réponse nationale, les services mis en place pour la prévention, le dépistage et le traitement ne sont pas utilisés dans les proportions attendues. Les raisons évoquées font référence aux facteurs d'ordre économique, à la qualité des services, aux aspects sociaux et culturels. À ce dernier élément dont l'analyse s'inscrit inévitablement dans la durée, il faut ajouter les facteurs historiques. Nous avons tenté de souligner leur implication, en établissant le lien entre les épidémies du passé et le sida.

Vingt-quatre ans après le début de l'apparition des premiers cas de personnes infectées, le problème d'accès aux sources ne se pose pas réellement. Du point de vue méthodologique, même si le sida s'inscrit dans un passé récent, il est possible d'engager une réflexion sereine. L'interdisciplinarité que commande l'étude du sida (objet au carrefour de plusieurs champs de recherche de par sa nature et ses conséquences) met à la disposition de l'historien une variété de matériaux et d'outils.

Références bibliographiques

BADO Jean-Paul, 1996, *Médecine coloniale et grandes endémies en Afrique*, Paris, Karthala.

BECKER, Charles, 1995, « L'apparition du sida et la gestion des épidémies du passé au Sénégal », in Jean-Pierre Dozon, Laurent Vidal (éds), *Les sciences sociales face au sida. Cas africains autour de l'exemple ivoirien.* Actes de l'atelier Gidis-CI-ORSTOM, Bingerville (Côte d'Ivoire) du 15 au 17 mars 1993. Paris, ORSTOM.

BECKER Charles, DOZON, Jean-Pierre et al. (éds), *Vivre et penser le sida en Afrique*, Dakar/Paris, CODESRIA-Karthala- IRD.

BRUEL Georges, 1935, *La France équatoriale africaine*, Paris, Larose.
COLLECTIF, « Sida : hier il ne frappait que les « homo » aujourd'hui, il menace tout le monde », *La Semaine africaine*, n° 1709 du 28 mai au 3 juin 1987.
DENIS, Philippe, BECKER Charles, (éds), 2006, *L'Épidémie du sida en Afrique subsaharienne. Regards historiens.* Paris, Karthala.
DOZON, Jean-Pierre, FASSIN Didier, 1989, « Raison épidémiologique et raisons d'État. Les enjeux sociopolitiques du sida en Afrique », *Sciences sociales et Santé*, 7/1., 21-36 (n° spécial : « *Sociétés à l'épreuve du sida.* »).
Ministère de la santé/Programme national de lutte contre le sida, 1997, Bulletin de surveillance épidémiologique VIH/sida/MST, Brazzaville, janvier, n° 7
Ministère de la santé et de la population, 2003, *Politique nationale de santé*, s. l.
NDINGA MBO, Abraham, *Savorgnan de Brazza, les frères Tréchot et les Ngala du Congo-Brazzaville* (1878-1960), Paris, L'Harmattan.
OUATARRA, Fatoumata, Vidal Laurent, 2000, *Femmes en temps de sida. Expériences d'Afrique.* Paris, PUF.
SASSOU-NGUESSO, Denis, 1997, *Le Manguier, le Fleuve et la Souris*, Éditions J.-C. Lattès, 1997.
SOULET, Jean-François, 1994, *L'Histoire immédiate*, Paris, PUF, QSJ ?
THYSTERE-TCHICAYA, Jean-Pierre, 1992, *Itinéraire d'un Africain vers la démocratie*, Genève, Éditions du Tricorne.

L'IMPACT SOCIAL DES PROGRAMMES DE LUTTE CONTRE LE VIH/SIDA EN REPUBLIQUE DEMOCRATIQUE DU CONGO

Bruno Lapika Dimonfu[*]

Introduction

Les analyses des sciences sociales démontrent aujourd'hui que les problèmes de santé ne sont pas seulement d'ordre médical, mais qu'ils dépendent à la fois des facteurs sanitaires, socioculturels, sociopolitiques, géographiques, économiques et démographiques. L'utilisation des méthodes des sciences sociales en médecine permet une meilleure connaissance et une identification plus correcte des problèmes de santé au sein de chaque communauté.

Il est universellement reconnu que l'anthropologie médicale est une branche de l'anthropologie générale qui a pour objet d'analyser la signification de la maladie et d'étudier les différents types de thérapies réalisées dans le temps et dans l'espace au sujet du corps (A. Walter et al. 1982).

L'importance grandissante de cette pandémie au cours de ces dernières années exige que les décideurs des politiques de santé, les prestataires des soins (médecins, tradipraticiens, etc.) et la communauté conjuguent des efforts accrus pour adopter des stratégies de lutte appropriées contre ce fléau qui demeure sans thérapie efficace jusqu'à ce jour. Selon l'ONUSIDA, à peu près 70 % des 44 millions de personnes infectées par le VIH vivent en Afrique subsaharienne où réside moins de 10 % de la population mondiale. En outre, 84 % des morts causées par le VIH/sida depuis le début de l'épidémie sont survenues dans cette région.

Dans le contexte particulier de la RDC, la guerre a eu pour effet d'aggraver cette situation. Les résultats de la sérosurveillance de 2003-2004 montrent clairement qu'un bon nombre des sites ruraux présentent des pré-

---

[*] **Bruno Lapika Dimonfu** est professeur de sociologie à l'université de Kinshasa.

valences plus importantes que des sites urbains. À l'heure actuelle, seule une minorité, soit 2 % des patients éligibles, bénéficie des antirétroviraux.

Historiques et développement des programmes de lutte contre le VIH/sida en RDC

1983 a été l'année de la reconnaissance des cas du sida en République Démocratique du Congo par une équipe des chercheurs composée d'Américains (Dr McCormeck du COC d'Atlanta et Dr Quinn de National Institut of Health de Bethesda) et de Belges (Dr Tealman et Dr Piot de l'institut de médecine tropicale d'Anvers). Mais déjà en 1978, il avait été observé chez un ingénieur en construction de 30 ans, un syndrome diarrhéique et un amaigrissement persistants. Il fut traité pour fièvre typhoïde avec des fortes doses de chloramphénicol. Fin 1979, il fit un zona intercostal et fut soigné aux Cliniques universitaires de Kinshasa. Début 1981, il fit une paralysie faciale. En août 1982, hospitalisé pour une tuberculose à la suite de l'aggravation de son amaigrissement, de la toux et de la fièvre, il succomba deux mois plus tard.

D'après le Docteur Montagnier, le virus du sida serait venu d'un singe d'Afrique et transmis à l'homme probablement à l'occasion des morsures. Le virus se serait répandu parmi les populations indigènes à travers les tatouages. Les Haïtiens émigrés en grand nombre au Congo vers les années 60 auraient ramené le virus du sida aux Caraïbes pour le transmettre à leur tour aux homosexuels de New York en vacances dans les belles îles et plus particulièrement en Haïti.

Une fois le parcours du virus du sida de l'Afrique à l'Amérique décrit, une polémique était née avec l'Afrique au centre. Phantasmes et préjugés d'une part, révoltes et ressentiments d'autre part, l'apparition de l'épidémie ne pouvait échapper à ce fond qui structure de longue date les rapports des populations africaines et celles des anciennes puissances coloniales européennes à savoir, les méfiances, les suspicions et les accusations.

Davantage préoccupées par la défense de l'image internationale de l'Afrique, ternie par l'annonce du Dr Montagnier, les structures dirigeantes africaines hésitèrent pendant longtemps à reconnaître la réalité de l'épidémie. Toutefois, le gouvernement de la République démocratique du Congo fit figure de pionnier en Afrique en créant en 1984 le projet sida. À travers ce projet, il chercha à réunir les données nécessaires à la mise en place des structures de contrôle et de prévention de l'épidémie. Ce projet fut essentiellement animé par une équipe de chercheurs occidentaux assistés des Congolais. 1987 va connaître une accélération des événements concernant le sida. Le Comité national de lutte contre le sida est créé. C'est un cadre de concertation multisectorielle en vue d'une politique nationale de lutte contre le sida. Il se dote d'un plan à court terme et d'un bureau central de coordination.

L'année 1987 restera surtout célèbre dans l'histoire du sida en RDC à cause de la découverte du MM1, une molécule contre le sida annoncée à grand renfort de publicité et de solennité par des responsables politiques. Inspirée de la pharmacopée locale et mise au point par l'association des chercheurs congolais et égyptiens, plus qu'une recherche de solution efficace contre le sida, le battage médiatique autour de MM1 bientôt enrichi du MM2, est davantage apparu comme la manifestation de la crainte de voir l'Afrique devenir une terre d'expérimentation de vaccin et de traitement contre le sida par des étrangers.

En 1988, lorsque les patients soignés au MM1 et MM2 commencent à décéder en cascade, le nombre de cas du sida déclaré par l'Afrique à l'Organisation mondiale de la santé dépasse 20.000 et déjà on estime ce bilan en deçà de la réalité. Accablés par le virus qui désormais fait partie du quotidien des Congolais, déçus par les annonces intempestives des molécules sans lendemain par une multitude de chercheurs et de tradipraticiens, les Congolais se tournent vers l'OMS dont au moins les découvertes dans le domaine médical ne sont pas démenties aussi vite.

L'élaboration du Plan à moyen terme révisé 1991-1994, son adoption et sa présentation aux bailleurs de fonds pour financement visent à relancer les activités de lutte contre le sida après la revue externe du programme en 1990. Mais la crise politique éclate, accentuée par les pillages et le départ des bailleurs de fonds et, surtout, la suspension du crédit de la Banque mondiale destiné au Programme national de lutte contre le sida. À tous ces malheurs s'ajoute l'exode des équipes des chercheurs et différents projets qui désertent le Congo en constante désintégration économique et sociale.

Conscient du fait que le VIH se transmet par la voie sexuelle (hétérosexuelle), en RDC, le programme s'est investi de 1989 à 1991 dans la sensibilisation à grande échelle de la population par les médias et dans le marketing social du préservatif en implantant, avec l'aide du gouvernement des États-Unis d'Amérique, deux projets spécialisés : PEM et éducation par les Médias, PEM/sida et Marketing Social, tous deux issus de PSI (Population Services International), une ONG américaine.

Depuis 2004, le gouvernement de la RDC développe un programme multisectoriel de lutte contre le VIH/sida (PNMLS) avec l'aide de la Banque mondiale. L'objectif majeur de ce programme consiste à appuyer à l'échelle nationale, la mise en œuvre du programme national de lutte contre le VIH/sida (PNLS). Ce programme vise à réduire le risque de transmission sexuelle, sanguine et verticale du VIH et à améliorer l'état sanitaire et la qualité de la vie des personnes vivant avec le virus (PVV).

Le PNMLS centre sa réflexion et ses actions sur les PVV, leur entourage et leur environnement, considérés d'une façon globale. Cependant l'évaluation des messages diffusés par les organes de presse et les structures d'information indique que le Programme d'IEC continue de véhiculer une image très négative et inexacte des PVV, ce qui augmente la stigmatisation de tous les PVV et le rejet des personnes vulnérables : les veuves et les orphelins.

La progression du VIH/sida en RDC

Les statistiques sanitaires de l'OMS placent la RDC parmi les pays les plus touchés par la pandémie du sida. Sur près de 39,4 millions de cas notifiés en 2004 dans le monde, la RDC en compte 2,6 millions sur une population de près de 60 millions d'habitants et les projections envisagent déjà environ 4 millions des personnes séropositives en 2010.

Les différentes études CAP menées à travers le pays ont révélé un niveau de connaissances élevé sur le problème du sida. En effet, 70 à 97 % de personnes interrogées connaissent ce qu'est le sida, comment il se transmet et comment l'éviter. Mais les mêmes études signalent que le changement de comportements n'a pas été suivi par l'utilisation du condom. Ainsi, après vingt années de mobilisation dans la lutte contre le sida, le constat est aujourd'hui établi que le sida progresse chaque jour davantage en RDC. Tout porte donc à croire que le sida est en progression constante en RDC et ses victimes, de plus en plus nombreuses, se comptent surtout parmi les personnes les actives de la société.

Cependant lorsqu'on observe l'évolution du sida dans les autres régions du monde, notamment en Occident, l'on constate qu'il y a une certaine stabilisation, voire une régression des cas, contrairement à la vertigineuse expansion que connaît l'Afrique en général et la RDC en particulier.

Pourquoi cette expansion croissante du sida en République démocratique du Congo ? Plusieurs causes sont certes à l'origine de cette propagation, mais nous pouvons les regrouper en trois catégories :
A) les causes liées à l'absence d'information ;
B) les causes liées à la crise économique ;
C) les causes liées à l'inadaptation des stratégies de lutte préconisées par le Programme national.

Concernant la première catégorie des causes de l'expansion du VIH/sida, il est à constater que la voie la plus empruntée par le VIH pour se transmettre d'un individu à un autre, c'est la voie sexuelle, celle-là même par laquelle l'espèce humaine se reproduit et satisfait ses instincts sexuels. Et malgré les restrictions (moralité, pudeur, sanction, etc.) dans le domaine de la sexualité, les individus n'acceptent pas souvent la censure sociale, car ils veulent jouir librement de leur liberté sexuelle. Face à cette pulsion, beaucoup d'individus manifestent un manque de maîtrise de leurs instincts sexuels, récusent l'existence du sida ou en minimisent le risque personnel d'être atteint. C'est dans ce cadre qu'il faut placer les réactions comme celles-ci : « Le sida n'existe pas... C'est un syndrome imaginé pour décourager les amoureux... Après tout, on finit toujours par mourir de quelque chose… Même si je suis atteint, je ne mourrai pas le même jour… Moi, le sida ne peut pas m'attraper, car Dieu me protège… » Dans cette étude menée récemment par une ONG auprès des étudiants de l'université de Kinshasa, des filles ont déclaré : « je suis prête à me marier à un séropositif pourvu que j'aie un enfant… » Cette tendance à nier l'existence du sida ou à en minimiser le risque est universelle, mais elle est souvent accentuée dans les communautés africaines par manque d'informations suffisantes sur la maladie et par l'ignorance des conséquences au niveau de l'individu, de sa famille et de la communauté.

La deuxième catégorie des causes de l'expansion du sida, c'est l'environnement sociétal de la RDC. En effet, depuis une dizaine d'années, la RDC est plongée dans une crise économique très sévèrement accentuée par un chapelet de catastrophes naturelles et provoquées : des inondations, des graves accidents d'avion, de train, de véhicules, des scènes de pillages, des guerres et autres conflits sociaux qui ont déplacé des populations entières soit vers l'extérieur, soit à l'intérieur même du pays, des épidémies de tous genres, le manque d'emploi et de salaire. La crise socio-économique a un impact très négatif sur la vie des populations qui ont été paupérisées à outrance. Et pour survivre, l'on assiste à l'accroissement de la prostitution même par les jeunes filles mineures, à l'émergence des phénomènes nouveaux comme la pédophilie, l'homosexualité, le trafic du charme contre des biens, le phénomène 2e bureau, le harcèlement sexuel. Une étude publiée en 1994 par le Dr Nzila du Centre MST/Matonge révèle que le taux de séroprévalence à VIH au sein des groupes de prostituées de Kinshasa était de 35 % en moyenne.

À la suite des deux guerres de libération 1996-1997 et 1998-1999 qui ont impliqué des soldats des pays dont le taux de séropositivité sont réputés comme élevés, à savoir le Rwanda, le Burundi, l'Ouganda et l'Angola, il est à craindre une augmentation accélérée des taux d'infection à VIH en RDC. En effet, la présence de ces soldats favorise les viols et les échanges sexuels consentis à cause surtout du fait qu'en cette période de guerre, les soldats sont parmi les rares personnes à disposer d'un peu plus de moyens financiers et de biens matériels.

Un autre aspect de l'environnement sociétal qui explique l'expansion du VIH en RDC, c'est la persistance des attitudes et pratiques ethnoculturelles et l'émergence des comportements nouveaux autour de la sexualité et d'autres phénomènes facilitant la transmission du VIH. En effet, quels que soient son niveau d'instruction et le milieu où il évolue (en ville ou au village), le Congolais affiche généralement des comportements liés à son appartenance ethnique auxquels viennent s'ajouter des comportements nouveaux dus au brassage des populations.

Une étude menée en 1996-1997 « Étude ethnoculturelle sur le sida au Zaïre », PNUD/OMS-Kinshasa, 1997, montre à travers l'examen de quelques événements de la vie (accouchement, circoncision, excision, initiation sexuelle, mariage décès, rites mortuaires, soins esthétiques et curatifs, accueil des étrangers et pacte de sang) que certains peuvent favoriser la transmission du VIH chez des individus qui continuent à perpétuer leurs pratiques ethnoculturelles.

Une autre étude menée en 1996 sur *la jeunesse, le sida et la sexualité auprès des jeunes*, en vue de réaliser une brochure de sensibilisation à leur intention, montre comment les élèves de la première année secondaire (12 à 15 ans) perçoivent le sida et quel est leur comportement sexuel. Bien que beaucoup d'entre eux se reconnaissent déjà comme sexuellement actifs, ces élèves ne s'identifient pas comme un groupe à risque parce que pour eux le sida provient des relations sexuelles qualifiées d'immorales, notamment celles avec les prostituées, les personnes à partenaires multiples et les inconnus. Et, comme pour échapper à l'immoralité, ils pensent qu'il est bon d'avoir un copain ou une copine à l'école avec qui les relations sexuelles sont permises. Ils légitiment cette relation de copinage et ils la définissent comme étant « un mariage entre jeunes, mais inconnu des parents ».

Pour ces jeunes, les relations sexuelles sont généralement dictées par le besoin d'argent, la pression des amis, les films et les livres pornographiques. En plus, elles sont jugées nécessaires pour une bonne santé physique, car elles auraient le pouvoir de développer le corps de la jeune fille (vitamines de l'homme) et de chasser certains maux notamment au dos, à cause des spermes qui s'y accumuleraient (l'eau dans le dos). L'étude MSF a, en effet, mis en exergue le manque d'éducation sexuelle de la part des élèves. L'essentiel de leurs informations sur la sexualité et le sida est basé sur les rumeurs qui circulent entre eux. Ni les parents ni les écoles ne semblent les avoir préparés à leur responsabilité sexuelle. Parler du sexe est un tabou dans les familles ou les écoles congolaises, bien que la demande des jeunes devienne de plus en plus pressante.

La troisième catégorie de causes de l'expansion du VIH/sida est celle liée à la stratégie de lutte conçue par le Programme national qui n'a pas suivi l'évolution de la maladie et celles des connaissances, attitudes et pratiques des populations congolaises. Dans ces débuts (1984-86) le PNLS avait mis l'accent sur l'information au public afin de le sensibiliser sur l'existence de la maladie, de ses modes de transmission et des moyens de prévention. Pour atteindre cet objectif de sensibilisation, le PNLS a abondamment utilisé les médias et le marketing social basé sur l'utilisation du préservatif. Grâce à la coopération américaine, des programmes d'information à outrance ont été mis en place à travers les stations de radio et de télévision, les imprimés de tous genres. Des animateurs/producteurs ont été également formés pour animer les émissions à la radio et à la télévision à travers les provinces du pays.

En 1991, la rupture de l'appui des partenaires et les scènes de pillages mirent fin à l'apogée que le Congo avait acquis en matière de sensibilisation contre le sida par les mass médias. Ce fut également la fin du projet d'amorçage des activités de sensibilisation par les moyens interpersonnels qui devraient déclencher le changement de comportements.

Faute d'un développement réel d'un programme de mobilisation sociale, les communautés n'ont pas été suffisamment sensibilisées pour s'impliquer dans les activités de lutte contre le sida. À l'exception de quelques écoles qui développent des cours d'éducation à la vie familiale, les activités de sensibilisation des jeunes sur la gestion de leurs activités sexuelles, notamment à travers la communication interpersonnelle, sont rares. Les associations des jeunes, les clubs des loisirs, quand bien même ils perdent les uns après les autres plusieurs de leurs membres victimes du sida, n'intègrent toujours pas les objectifs de lutte contre le sida dans leurs activités. Au contraire, les communautés persistent à considérer le sida non comme un problème qui requiert la mobilisation de tous pour le résoudre, mais uniquement comme un problème médical que l'État doit résoudre seul.

Les points forts du programme d'IEC

La sensibilisation par l'usage massif des médias a été un bon procédé pour le lancement du programme. Ce matraquage a permis d'élever le niveau de connaissances du sida auprès des communautés, en vue de maintenir la cote d'alerte. En effet, les études CAP menées à travers le pays autour de 1990 révèlent que la majorité de la population (70 % à 97 % selon les provinces) connaît le problème du sida, ses modes de transmission et ses moyens de prévention. Le marketing social du préservatif a permis à le faire connaître et à attirer l'attention de la population, surtout celle des villes, sur la nécessité de son utilisation. Les études CAP des années 90 signalent un niveau de connaissance du condom et un taux d'intérêt élevé des populations interrogées. Grâce à l'appui des partenaires, les années du lancement du PNLS ont été accompagnées par la formation de plusieurs cadres en IEC qui ont ainsi produit beaucoup d'émissions à la radio et à la télévision sous plusieurs formes.

Les faiblesses du programme d'IEC

Malgré le niveau de connaissances assez élevé sur le problème du sida, le changement de comportements n'est pas perceptible auprès des communautés. Plusieurs études signalent également que le changement de comportements n'a pas suivi le niveau de connaissances. Les études menées à cet effet ont révélé des taux très faibles en ce qui concerne l'abstinence (18 %), la fidélité (18 %), le condom (3 %).

Les communautés ne sont pas suffisamment mobilisées pour s'impliquer dans les activités de lutte contre le sida, à tous les niveaux. En dépit de nombreuses informations adressées à la population à travers les médias et les activités de contacts interpersonnels, le PNLS n'a pas mis sur pied des stratégies de mobilisation sociale pour soutenir l'émergence des groupes de soutien. Les canaux et les stratégies utilisés dans le programme IEC sont inadéquats et/ou inaccessibles aussi bien pour les détenteurs de l'information que pour les bénéficiaires cibles.

La sensibilisation sur le sida emprunte généralement des voies communes pour toutes les cibles : radio, télévision, imprimés. Très peu de contacts interpersonnels orientés vers des groupes spécifiques sont réalisés. En plus de ce manque de spécificité, les médias sont rendus inaccessibles à cause des coûts de production et de diffusion. Concernant la communication interpersonnelle, les séances d'IEC sont généralement organisées dans les centres de santé pour des mères qui viennent en consultation, au lieu d'être organisées pour différents groupes communautaires dans les quartiers. Et ces séances ne donnent généralement pas lieu à un dialogue entre l'animateur et les bénéficiaires des messages.

Les éducateurs et animateurs chargés du programme IEC sont souvent sous-qualifiés et en nombre insuffisant. En principe, les besoins prévus par le Plan à moyen terme (1991-1994) étaient de 33 formateurs centraux et 1356 formateurs provinciaux, qui à leur tour devraient former 9316 leaders de groupes communautaires et 9817 éducateurs-animateurs sanitaires. Ce programme de formation s'est arrêté aux formateurs centraux et aux formateurs provinciaux à l'Équateur, au Kasaï oriental, au Kasaï occidental et dans la ville de Matadi. Une trentaine d'animateurs et producteurs de radio et télévision ont été également formés aux techniques d'IEC dans huit provinces. Quant aux éducateurs/animateurs communautaires spécifiques au VIH/sida, leur formation n'a jamais démarré !

Les activités d'IEC ne bénéficient pas de ressources financières et matérielles conséquentes. De toutes les activités de lutte contre le sida, celles de l'IEC sont souvent les moins financées et les plus sacrifiées lorsqu'il s'agit de réaliser des économies budgétaires. L'une des illustrations de la faiblesse des interventions en IEC, c'est l'absence d'une structure de coordination des activités d'IEC au niveau central du ministère de la Santé.

Importance de la prise en compte des facteurs socioculturels dans la lutte contre le sida

Au regard des pratiques socioculturelles susceptibles de favoriser la transmission du VIH, les organisateurs de la lutte contre le sida en RDC doivent promouvoir un dialogue permanent avec les communautés concernées.

Les mesures de prévention telles que l'abstinence sexuelle, la fidélité, le condom, la stérilisation et l'usage individuel des matériels tranchants ou pointus devront être placées dans le contexte socioculturel congolais. Les études menées sur le terrain et l'expérience quotidienne montrent que beaucoup des Congolais ont une attitude positive face à ces mesures et que celles-ci peuvent être promues.

Face à l'abstinence sexuelle

La virginité de la jeune fille et la chasteté du jeune homme sont des mesures de prévention contre le sida que beaucoup des personnes instruites acceptent, car elles ont figuré de tout temps parmi les grandes valeurs traditionnelles de lutte contre le vagabondage sexuel dans de nombreuses ethnies du Congo. En effet, dès le jeune âge, la fille apprenait qu'elle devrait arriver vierge au mariage et qu'elle devrait le prouver le jour des noces. Des conseils et des mesures d'encadrement étaient déployés pour faire respecter cette ligne de conduite. Il existait dans beaucoup d'ethnies des expressions pour éduquer la fille dans le sens du respect strict de la virginité « *mukaji wa mulume umwe* = tu es la femme d'un seul homme (luba). *Mama ka zola ko : tata kadidi ko* = ma mère m'interdit de faire l'amour, car papa n'a pas encore eu sa dot (ndibu) ». Dans certaines ethnies, la jeune fille était internée dès qu'elle atteignait l'âge de la puberté (*kikumbi*) chez les woyo et les mboma, (*gaza*) chez les ngbaka. Le garçon de son côté recevait des conseils et bénéficiait des mesures d'encadrement qui lui laissaient très peu de place pour le vagabondage sexuel.

Dans beaucoup d'ethnies, les jeunes gens étaient et sont encore regroupés dans un camp à l'âge de la puberté pour subir la circoncision et suivre une initiation à la vie pour une assez longue durée : *mukhanda* chez les Mbala, Yaka, Suku ; *gaza* chez les Ngbaka. Il était constamment rappelé au jeune homme qu'il devra prouver sa chasteté le jour des noces faute de quoi on lui retirerait la femme. Le jeune homme sort de cette initiation pleine de maturité physique et morale. La discipline sexuelle est l'une des valeurs que le jeune homme devait intérioriser et il lui était interdit de chercher la femme d'autrui ou d'avoir des rapports sexuels avec une fille avant le mariage au risque d'être vendu (Mbala, Ngongo, Suku…) ou battu à mort, voire exécuté en public (Ngbaka).

Malgré le désir ardent pour les personnes instruites de toutes les ethnies de promouvoir l'abstinence chez les jeunes, tous reconnaissent cependant que c'est une entreprise difficile à mener actuellement pour des raisons suivantes : la disparition des structures d'initiation (*mukhanda, kikumbi, gaza, uwali*, etc.), la disparition du rôle joué par les grands-parents dans l'encadrement de leurs petits fils à cause de la scolarisation et de l'urbanisation qui a séparé les jeunes de leur famille, la baisse du revenu des parents qui perdent au jour le jour leur ascendance sur les enfants, la dépravation des mœurs qui a gagné même les milieux ruraux.

Compte tenu de ce qui précède et face au danger de transmission du VIH/sida, nous recommandons que la virginité et la chasteté soient revalorisées à travers certaines pratiques symboliques telles que le *mbuji ya nyima* chez les Luba, c'est-à-dire la chèvre qui est offerte à la famille de la jeune fille qui arrive vierge au mariage, par la famille de l'époux.

Face à la fidélité

La fidélité est l'une des mesures de lutte contre le sida la mieux acceptée, car elle constitue l'une des grandes valeurs traditionnelles dans la quasi-totalité des ethnies de la RDC. Cette fidélité est exigée aussi bien dans le mariage monogamique que dans le mariage polygamique. En effet, les conjoints unis par la monogamie sont tenus de rester fidèles entre eux tout comme les conjoints unis par la polygamie. Dans de nombreuses ethnies, il existe encore des garde-fous contre l'infidélité de l'homme ou de la femme, tels que le *tshibau* chez les Luba ou le *sanga* chez les Mongo, le *palu* chez les ethnies de Bandundu, etc.

Grâce à tous ces interdits que la plupart des membres des communautés villageoises respectent encore, la fidélité apparaît comme une mesure de lutte que tout le monde est prêt à soutenir. Quant à la polygamie, beaucoup la considèrent comme une tradition millénaire et encouragée dès la tendre enfance par des expressions telles que « *mulume wa bakaji bonso* = tu es le mari de toutes les femmes » chez les Luba. « Woji omoko nsolo nonjemba = celui qui a une seule femme est comme un célibataire » chez les Mongo.

Compte tenu de ce qui précède et face au danger de transmission du VIH/sida, nous recommandons que les interdits sexuels relatifs à la fidélité des partenaires soient renforcés afin qu'ils jouent le rôle de garde-fous contre l'infidélité et le vagabondage sexuel.

Face au condom

La majorité des Congolais de tous les milieux (urbain ou rural) rejettent généralement l'utilisation du condom pour les raisons ou rumeurs suivantes :
Il dégrade le plaisir sexuel ;
A. Il traduit un manque de confiance entre les partenaires ;
B. Il n'est pas fiable, car il peut se déchirer et rester dans l'organe sexuel féminin, causant ainsi des problèmes de santé ;
C. Il favorise le vagabondage sexuel ;
D. C'est une agression aux coutumes qui préconisent que pour le développement harmonieux, la femme doive « s'alimenter » du sperme de l'homme ;
E. Il rend le vagin humide, alors que les hommes le préfèrent sec.

Seuls les jeunes gens instruits reconnaissent l'usage du condom et souhaiteraient l'utiliser encore pour se protéger contre les MST et le sida, et éviter les grossesses indésirables. Mais le condom pose un problème d'accessibilité à cause de sa rareté, de son coût et de sa qualité. En effet, il n'existe nulle part en RDC un système d'approvisionnement permanent en préservatifs à l'intérieur du pays. Les quelques rares préservatifs qu'on trouve sur le marché sont souvent périmés.

Compte tenu de ce qui précède et face au danger de transmission du VIH/sida, nous recommandons la mise en place d'un système de distribution des préservatifs accessibles aux groupes des jeunes qui sont favorables à leur utilisation et la diffusion des indications sur l'utilisation correcte des préservatifs.

Face à la stérilisation ou à l'usage individuel des matériels tranchants ou pointus

Généralement, les Congolais instruits reconnaissent les risques de transmission du VIH/sida par le sang et acceptent toutes les mesures de préventions préconisées. Certaines de ces mesures sont d'ailleurs connues dans beaucoup d'ethnies, tels que se laver les mains, chauffer les doigts ou le couteau avant une intervention, utiliser des objets tranchants à usage individuel comme la paille ou les lianes. Le seul problème qui se pose, c'est le caractère souvent inattendu de certains événements comme l'accouchement qui ne laisse pas à la sage-femme le temps de prendre certaines précautions avant l'intervention ou encore le nombre souvent élevé d'enfants à circoncire qui ne permet pas aux circonciseurs d'utiliser un matériel à usage individuel.

Compte tenu de ce qui précède et face au danger de transmission du VIH/sida, nous recommandons la valorisation des pratiques traditionnelles de stérilisation du matériel tranchant ou pointu à usage collectif ainsi que la préparation par les bénéficiaires des soins d'un matériel à usage individuel.

Conclusion

Étant donné l'importance de la prise en considération des aspects socioculturels en matière de VIH/sida, il convient de renforcer de façon significative le rôle des sciences sociales et humaines, notamment l'anthropologie médicale, dans l'étude des problèmes de santé et l'élaboration des solutions. L'approche intersectorielle et pluridisciplinaire, dans laquelle les spécialistes des sciences sociales ont leur rôle à jouer, doit être étendue à tous les niveaux. En conséquence, les références et les ressources culturelles doivent être mieux analysées et utilisées de façon pertinente à travers des voies et canaux adaptés à chaque contexte.

Les projets communautaires et initiatives expérimentales doivent être liés à la recherche et au développement des ressources humaines. Le besoin d'une articulation entre recherche, action, formation et communication doit être souligné pour la mise en œuvre de tout programme de lutte contre le

VIH/sida. À cet égard, le rôle de l'éducateur scolaire et non scolaire et de l'information des populations analphabètes doit être évalué dans le contexte plus large de la communication culturellement appropriée. Sur le plan des politiques et des programmes, l'implication explicite et publique des décideurs et dirigeants d'institutions à tous les niveaux doit être également considérée comme prioritaire. À cet effet, ils doivent pouvoir utiliser davantage l'information provenant du terrain et de la recherche pour trouver des solutions appropriées à chaque problème. Une telle politique permettrait l'utilisation de l'approche culturelle dans les stratégies, les politiques et les programmes de lutte contre le VIH/sida, à tous les stades : élaboration, réalisation et évaluation.

Bibliographie

KOLLEY Allagie. Le VIH/sida en Gambie. www.unesco.org/culture/aids
Association canadienne de santé publique (ACSP). *Enquête sur la prévention du VIH/sida et les politiques de santé publique.* www.cpha.ca/français/policy/HIV/Survey.html.
Collection Microsoft Encarta, 2006, le sida.
Lapika D. 2004. *Analyse de la dimension sociale du VIH/sida en RDC*, Banque Mondiale, PNMLS, Kinshasa.
Lapika D. et Kambamba S. 1997. *Étude ethnoculturelle sur le sida au Zaïre*, PNUD-OMS
Ministère de la Santé, 2006, *Rapport annuel du Programme national de lutte contre le sida.*
RARS, *Programme de dissémination de l'information sur les IST, VIH/sida du projet Horizon en Afrique de l'Ouest et du Centre.* www.ref.sn/rars/actirech.htm.
UNESCO, ONUSIDA.2001. L'approche culturelle de la prévention et du traitement du VIH/sida : Atelier sous-régional pour l'Afrique de l'Ouest et Centrale à Dakar-Sénégal, Site : www.unesco. Org/org/culture/aids.

PROBLEMATIQUE DE LA PRISE EN CHARGE DES PVVIH/SIDA A L'UNIVERSITE MARIEN NGOUABI : ENJEUX ET PERSPECTIVES

Joseph N'Guembo[*]

Introduction

Il est aujourd'hui admis que la lutte contre l'épidémie du VIH/sida passe par un meilleur accès aux soins, particulièrement dans les pays en développement. Or, pour beaucoup de ces pays pauvres, l'accès aux traitements est très limité, en raison de leur coût très élevé et de l'insuffisance des infrastructures sanitaires : selon l'OMS, seulement 300 000 malades[126] sont traités pour l'ensemble des pays en développement. C'est pourquoi l'OMS s'est engagée à fournir, à l'horizon 2005, un traitement antirétroviral à 3 millions de personnes.

Parallèlement, l'OMS et l'ONUSIDA travaillent à la lutte contre la « stigmatisation et la discrimination » des personnes touchées (thème de la campagne mondiale 2002 et 2003), dans le but de favoriser le dépistage et la prise en charge des malades. En effet, au-delà des statistiques et des diagnostics plus ou moins alarmants sur la prévalence du VIH/sida en Afrique et au Congo, il se pose, de façon encore plus inquiétante, le problème de la prise en charge des personnes vivant avec le VIH/sida ou les malades du sida. N'est-il pas aujourd'hui acquis que la dimension « prise en charge des personnes vivant avec le VIH/sida », constitue un enjeu de solidarité et de sécurité humaine encore insuffisamment prise en compte, notamment dans les pays en voie de développement ?

---

[*] Joseph N'guembo est maître-assistant au département de géographie, Faculté des Lettres et des Sciences humaines, Université Marien Ngouabi.

126. De 1983, date de la découverte des premiers cas de Sida, à 2001, le Congo a déclaré plus de 12 614 cas. Aujourd'hui, l'ONUSIDA estime le nombre de personnes vivant avec le VIH/Sida à 110 000 (Cf. Rapport ONUSIDA, 2004).

Au terme d'une enquête sur la situation infrastructurelle et des ressources humaines des services sociosanitaires de l'université Marien Ngouabi, complétée par les statistiques du Centre de dépistage volontaire anonyme de Brazzaville, nous avons constaté que la dimension prise en charge multidimensionnelle des PVVIH est encore à un stade embryonnaire, ou, pire, elle n'est pas encore prise en compte au niveau de l'université Marien Ngouabi.

La présente réflexion se propose d'exposer le problème de prise en charge des PVVIH/sida à l'université Marien Ngouabi et d'esquisser quelques orientations destinées à corriger la situation actuelle.

I. Le concept de prise en charge : qu'est-ce qu'il en est ?

Le concept de prise en charge renvoie à la fois à une dimension médicale et à une dimension sociologique qui fait intervenir, à tous les niveaux, la notion de « rapports sociaux ». S'il est admis que les rapports sociaux sont, par définition, à la fois le contexte où se déroule l'action humaine et ce que cette action modèle, transforme, reproduit, on ne pourrait aborder cette problématique sans évoquer, brièvement, le fonctionnement social. En effet, tout groupe ou organisation des hommes se construit sur des tissus de rapports sociaux, les plaçant au rang de la formation sociale la plus simple. L'homme étant à la fois un être biologique et social, il ne trouve effectivement son plein épanouissement que dans un environnement où son action, ses activités, son être et son vécu sont en symbiose avec les autres éléments de la société ou du groupe. Ainsi, *un rapport social n'existe entre deux individus que lorsque l'existence ou l'activité de l'un influe sur les actes ou les états psychologiques de l'autre*. Peut-on alors parler de « prise en charge d'un malade » sans prendre en compte l'existence ou non des liens/rapports sociaux, sinon ombilicaux, qui lient les personnes qui cohabitent dans un espace donné ?

De notre point de vue, le soutien psychologique du malade et de son entourage, au-delà de la prise en charge médicale ou thérapeutique, doit être considéré comme un facteur de bien-être psychosomatique et d'atténuation de la douleur vécue par le malade. Certes, l'infection par le VIH n'exige pas systématiquement un suivi psychologique ou psychiatrique. Mais la prise en charge de patients atteints par le VIH impose aux services et aux équipes soignantes de rendre accessible aux personnes qui le désirent un soutien psychologique qualifié. Le psychologue peut proposer un soutien ou un suivi aux patients qui le demandent. Informer sur cette possibilité de consultation, mais aussi la développer reste un acte important de l'équipe soignante[127]. Ainsi, certaines personnes, ne sachant ou ne voulant informer

---

127. En France, par exemple, on a montré que chez l'enfant, l'infection par le VIH continue de constituer un « handicap » psychologique du fait de l'importance de la stigmatisation

leurs proches de leur état de santé peuvent vivre une situation d'isolement intolérable, ce qui rend primordial le lien noué avec l'équipe. C'est pourquoi la notion de prise en charge psychosociologique doit faire intervenir des professionnels spécialisés (psychologues et/ou assistants sociaux), en complément de la prise en charge médicale ou thérapeutique.

La prise en charge des PVVIH comporte donc à la fois des actions de surveillance et de gestion médico-soignante des effets secondaires des antirétroviraux (gestion des réactions locales et surveillance nutritionnelle) et la gestion des situations de stress lié à l'issue fatale plus ou moins prévisible de la maladie, de discrimination ou de stigmatisation du malade.

Les aspects de prise en charge médicale ou thérapeutique, recommandée notamment dans la phase plus avancée de la maladie, intègrent la prise en charge du patient (administration des soins) et de son entourage par l'ensemble de l'équipe médicale, sociale et soignante dans le cadre d'un accompagnement de fin de vie ou d'une phase terminale. Cette prise en charge requiert également que l'on prenne en compte les spécificités physiques et psychiques du malade et que l'on veille à l'accompagnement médical, physique et psycho-comportemental, social et économique du patient, ainsi que de sa famille, et, ce, tout au long de son parcours.

En somme, la prise en charge des PVVIH/sida intègre la notion de complémentarité sociale. Eugène Dupré définit la complémentarité sociale comme l'interpénétration des rapports sociaux, en lien avec un terme commun à plusieurs rapports. L'étude de ces interactions entre individus en groupe ou en société, et des comportements des groupes et sociétés eux-mêmes, intervient ici dans la compréhension des processus et modèles de construction des sphères de solidarité ou de complémentarité sociale, qui commandent, d'une manière ou d'une autre, les comportements individuels et collectifs dans les actions de prise en charge. Par ailleurs, les nouveaux traitements ont fortement modifié le vécu et la prise en charge des patients.

La stigmatisation, l'exclusion des personnes vivant avec le VIH/sida comme l'expression du « partage psychologique et social » de la maladie, tout est commandé par la nature et l'intensité des rapports sociaux entre un individu sain et un autre porteur du VIH/sida. La force de ces liens repose sur des schèmes et des préjugés.

---

sociale. C'est l'application des psychothérapies individuelles, la création des groupes de parole et l'exercice en commun d'activités de loisirs entre enfants séropositifs, qui essaient d'atténuer leur souffrance psychique et celle de leur famille. Par ailleurs, on est parvenu à la conclusion selon laquelle l'annonce du diagnostic devrait être basée sur le principe d'une information progressive en fonction de l'âge et du contexte individuel de chaque enfant.

Au total, les différents aspects de prise en charge supposent un dispositif opérationnel, composé des gens qualifiés en nombre suffisant, pour répondre aux aspirations des personnes atteintes. Or, qu'observons-nous au niveau de l'université Marien Ngouabi ?

II. Le dispositif sociosanitaire de l'université Marien Ngouabi et la prise en charge

L'université Marien Ngouabi compte aujourd'hui environ 13 000 étudiants, 521 enseignants permanents, 533 enseignants vacataires et 536 agents « non enseignants », répartis entre les 11 établissements. Elle dispose des services sociosanitaires dont la mission fondamentale est d'assurer la *couverture médicale et sociale* au profit des étudiants (structure relevant de la Direction générale des affaires sociales et des œuvres universitaires), des personnels de l'université et leur famille.

II.1. Quelles sont les missions des services sociosanitaires de l'université ?

Les services sociosanitaires de l'université Marien Ngouabi sont une des structures spécialisées de l'université. Leurs missions se résument en :
- des consultations et des soins médico-chirurgiens ;
- la recherche biomédicale ;
- la promotion de l'hygiène et l'assainissement ;
- des visites médicales annuelles des travailleurs ;
- des visites médicales de préembauche et de prolongation des activités professionnelles au-delà de 55 ans d'âge ;
- la participation aux visites médicales systématiques de préinscription des bacheliers candidats aux différents établissements de l'université Marien Ngouabi ;
- des communications sociales sur les problèmes prédominants de santé ;
- l'assistance morale, matérielle et financière à l'endroit des travailleurs malades ou en situation difficile ;
- l'expertise des dossiers médicaux ;
- l'arbitrage des litiges d'ordre social ;
- la contribution aux évacuations sanitaires à l'étranger des agents malades ;
- le traitement des dossiers relatifs aux remboursements des frais d'achat des lunettes correctrices, d'hospitalisation, des obsèques des conjoints, ascendants et descendants ;
- l'organisation des obsèques des agents et la contribution aux paiements de capital décès.

Les services relevant de la Direction des affaires sociales et des œuvres universitaires axent leurs activités autour de la prévention, des soins curatifs, de la vaccination, des visites médicales systématiques de préinscription des nouveaux bacheliers (en collaboration avec les services de l'université), du dépistage des maladies, des aides sociales et des enquêtes sociales.

II.2. Des services aux faiblesses évidentes

II.2.1. Un personnel qualitativement et quantitativement insuffisant

Les services sociosanitaires de l'université Marien Ngouabi comprennent :
   a. la coordination des services, dirigée et animée par un médecin : il supervise et coordonne les activités des deux services ;
   b. le service médical, dirigé et animé par un chef de service, au grade d'assistant sanitaire généraliste. Ce service comprend deux infirmeries (infirmerie de Bayardelle, infirmerie du Complexe universitaire I) ;
   c. le service social, dirigé et animé par un assistant sanitaire détenteur d'un diplôme d'assistant social. Il comprend deux antennes : l'antenne d'action sociale du complexe Bayardelle et l'antenne d'action sociale du Complexe universitaire I. Au niveau des services sociosanitaires de la Direction générale des affaires sociales et des œuvres universitaires, la moyenne d'âge se situe entre 40 et 53 ans, avec 10 agents de sexe féminin et 7 de sexe masculin. On y rencontre également : 1 médecin, des assistants sanitaires, des laborantins, des infirmiers diplômés d'État, une assistante sociale et une monitrice sociale. Dans les deux structures, on remarque une faible représentation des personnels qualifiés :
   d. 1 médecin pour 1590 agents, auxquels il faut ajouter les membres de la famille (pour les services de l'Université) ;
   e. 1 médecin pour plus de 13 000 étudiants.
La situation est plus qu'alarmante, parce qu'aucun des personnels présents dans ces structures n'est qualifié ni dans le cadre du conseil de dépistage du VIH, ni dans la prise en charge des PVVIH.

II.2.2. Des moyens de travail dérisoires

Les deux services déplorent le manque criard d'équipements modernes et de matériels adaptés pour faire face à la demande sociale, notamment en termes de dépistage. Il manque aussi l'essentiel pour réaliser les visites médicales annuelles. Le budget, à tout le moins dérisoire, des services sociosanitaires de l'université avoisinait 55 millions de FCFA en 2005, alors qu'il n'était plus que de 47 500 000 de FCFA en 2006. À la DGASOU, le budget de fonctionnement annuel s'élève à 8 millions de FCFA environ.
   Aucune action de dépistage et de prise en charge n'est envisagée pour des raisons tout à fait évidentes : le manque de moyen et de matériel requis. Certes, le médecin et le chef de service social ont participé à des séminaires

sur la prise en charge psychologique des PVVIH, mais l'évidence est que, ni quantitativement ni qualitativement, cette mission ne pourra se réaliser au niveau de l'université.

Par ailleurs, aucune formation n'a encore été organisée sur la prise en charge médicale, notamment en ce qui concerne la prescription des antirétroviraux (ARV), au moment où les experts de l'ONUSIDA indiquent que l'accès au traitement du VIH s'est nettement amélioré, et que, dans de nombreux pays à faible et moyen revenus, plus d'un million de personnes vivent désormais plus longtemps et ont une meilleure qualité de vie grâce au traitement antirétroviral[128].

À défaut d'une véritable prise en charge, la communauté universitaire s'investit plutôt dans ce qu'on pourrait appeler une « auto-prise en charge ».

III. L'auto-prise en charge face au péril sida : un palliatif encore insuffisant ?

Une auto-prise en charge suppose, pour nous, plutôt des mesures de prévention face aux risques ou périls liés au VIH/sida. Cette dimension renvoie à une connaissance des aspects de comportements observés dans la communauté universitaire pour en mesurer la pertinence.

III.1. Une prise de conscience de la maladie réelle, mais...

Le niveau de sensibilisation des populations enquêtées est, de notre point de vue, suffisant. À la question « Comment doit-on éviter le sida ? », la fidélité (88,3 % des enquêtés), l'abstinence (83,6 %) et le préservatif (89,2 %) ont été massivement cités.

En plus de ces clichés déjà connus, d'autres méthodes de prévention ont été indiquées ; il s'agit en l'occurrence des tests avant union, la non-utilisation d'objets tranchants appartenant à autrui, la stérilisation d'objets blessants avant usage, la masturbation, la foi en Dieu...

Il est avéré que *le sida n'est ni un syndrome imaginaire ni un mauvais sort des gens malveillants...* En effet, s'il n'est pas surprenant d'entendre encore dans certains milieux que le sida n'existe que dans l'imaginaire des Congolais pour décourager certains élans ou appétits sexuels, la communauté universitaire, elle, est consciente de ce que le sida est une réalité. 95,8 % des personnes interrogées le déclarent effectivement. Ce n'est pas non plus, comme on le pense ou le croit souvent, dans certains autres milieux, un mauvais sort jeté sur une personne par des gens malintentionnés, l'oncle ou les sorciers jaloux (94,4 % des réponses sur 213 personnes interrogées). Celles-ci ont été non seu-

---

128. Ils estiment même que 250 000 à 350 000 décès ont été évités grâce à l'élargissement de l'accès au traitement.

lement témoins de la disparition de certaines personnes (amis, camarades, collègues ou parents) pour cause de sida, mais en ont pris conscience. *Le sida est une réalité épidémiologique et un problème social important.* Cela transparaît dans les différents entretiens que nous avons eus avec les enseignants, les étudiants, les chefs d'établissement et les responsables des syndicats de l'université. Ainsi, plus on en parle, plus les gens se convainquent de l'existence de la pandémie et des risques qui l'accompagnent.

Enfin, *réduire l'impact du sida est avant tout une entreprise individuelle.* Pour la plupart des personnes qui ont accepté notre entretien, le sida est un problème individuel avant d'être collectif. Il faut d'abord que chacun prenne ses précautions, en limitant le nombre de partenaires, en étant fidèle et en se protégeant au cours des rapports sexuels. Les personnes interviewées regrettent cependant qu'on n'ait jamais organisé de campagne de dépistage systématique à l'université, comme il en a été question, il y a quelques années, pour le diabète.

Ce niveau de connaissance de la pandémie du sida constitue, à tout le moins, un atout majeur pour l'appui aux stratégies de réduction de la vulnérabilité de la population universitaire. Cela est d'autant plus intéressant que la faiblesse des structures de prise en charge des personnes vivant avec le VIH/sida les oblige à des comportements sexuels responsables.

III.2. Le diagnostic volontaire anonyme : une expérience à poursuivre

L'Unité de gestion du programme VIH/sida, en partenariat avec l'Unité de lutte contre le sida du ministère de l'Enseignement supérieur, a organisé du 10 octobre 2005 au 16 janvier 2006, au Centre de dépistage anonyme et volontaire de Bissita, une campagne de dépistage volontaire du VIH au profit de 500 étudiants de l'université Marien Ngouabi. Cette campagne s'est soldée par les résultats ci-après : des 500 cas étudiés (dont 255 filles et 245 garçons), 456 (dont 238 filles et 218 garçons) ont retiré leurs résultats ; cet échantillon a révélé un taux de prévalence de 0,6 %.

Au mois d'avril de la même année, sur 400 étudiants prévus pour le test de dépistage au même centre, seuls 347 ont répondu à cette initiative. Dans cet échantillon, 2 filles ont été testées séropositives, soit un taux de 0,57 %. Cela conforte le taux de la première campagne. D'où, au total, sur un échantillon global de 803 étudiants, 5 cas positifs ont été identifiés, ce qui donne un taux global de 0,62 % de PVVIH dans la communauté estudiantine[129].

---

129. Une étude antérieure menée dans la population de Brazzaville a révélé un taux de prévalence de 2,5 % dans la classe des personnes ayant un niveau d'étude universitaire.

IV. Pour une prise en charge plus efficace

La prise en charge suppose, de notre point de vue, qu'on ait préalablement une connaissance scientifique (en termes de comportements, de pratiques et des us) et une maîtrise suffisante de la population cible (les spécificités physiques et psychiques), parce qu'il est question d'agir sur les sphères de relations et de complémentarité sociale tissées par chacun en fonction de ses rapports à autrui (amoureux, amicaux, fraternels, etc.), pour mieux cibler les actions de prise en charge.

IV.1. Bien connaître les comportements et les pratiques sexuels à l'université Marien Ngouabi

Une meilleure connaissance du taux de prévalence, de morbidité et de mortalité passe par une étude longitudinale du phénomène. À défaut de cette analyse, le palliatif peut bien être l'observation des pratiques et des comportements sexuels des populations-cibles à travers lesquels on peut mesurer les risques et les incidences éventuelles sur la santé des personnes observées. Les mauvais et les bons comportements peuvent se mesurer au nombre de partenaires, à la fréquence des rapports sexuels, à l'usage ou non des préservatifs et à l'usage des méthodes d'accouplement à risques (fellation, cunnilingus, sodomie). Or, l'on sait que les risques liés à ces pratiques augmentent avec la fréquence, étant donné que la contamination se fait entre les muqueuses (méat urinaire, voie rectale, canal vaginal et bouche) et par les sécrétions humaines (sperme, sécrétions vaginales et bouche).

IV.1.1. Le nombre de partenaires : des comportements à risques

Au-delà du prestige qui entoure l'universitaire dans notre société, l'enquête sociologique menée au sein de la communauté a révélé une facette que les *focus group* ont plus ou moins écornée ou contredite[130]. En effet, sur 147 étudiants interrogés, 78,4 % disent avoir moins de 2 partenaires ; 11,7 % en ont 2 à 4 ; 1,4 % en aurait plus de 5. Ceux qui n'ont pas voulu répondre à la question représentent 7,5 %.

Les étudiants non boursiers ne sont pas plus réservés, parce qu'ils sont environ 12,5 % qui reconnaissent avoir plus de 2 partenaires, contre 10,1 % des boursiers. Le tableau ci-après en donne les détails.

---

130. Observons que les deux méthodes ont chacune des avantages et des inconvénients : dans le premier cas, l'entretien individuel pousse le plus souvent à la réserve ou au mensonge l'interviewé qui craint d'être repéré facilement ; dans le second cas, la libre discussion conduit parfois à l'effet d'amplification des faits. Ce qui peut aboutir dans l'un ou l'autre cas à des distorsions quantitatives et qualitatives de l'information.

Tableau n° 1 : Répartition des étudiants selon le nombre de partenaires

Nbre partenaires \\ Statut étudiant	Non réponse	Moins de 2	De 2 à 3	De 3 à 5	De 5 à 7	De 7 à 8	De 8 à 10	10 et plus	TOTAL
Non réponse	10,8% (7)	70,8% (46)	15,4% (10)	0,0% (0)	3,1% (2)	0,0% (0)	0,0% (0)	0,0% (0)	100% (65)
Boursier	9,0% (8)	79,8% (71)	10,1% (9)	0,0% (0)	0,0% (0)	0,0% (0)	0,0% (0)	1,1% (1)	100% (89)
Non boursier	3,1% (1)	81,3% (26)	12,5% (4)	0,0% (0)	0,0% (0)	0,0% (0)	0,0% (0)	3,1% (1)	100% (32)
Fonctionnaire/militaire	0,0% (0)	88,9% (24)	7,4% (2)	0,0% (0)	3,7% (1)	0,0% (0)	0,0% (0)	0,0% (0)	100% (27)
TOTAL	7,5% (16)	78,4% (167)	11,7% (25)	0,0% (0)	1,4% (3)	0,0% (0)	0,0% (0)	0,9% (2)	100% (213)

Source : Enquête sociologique, 2006.

Désagrégés par sexe, les résultats se présentent de la manière suivante :
- 68,9 % des garçons ont moins de 2 partenaires ; 16,7 % en ont plus de 2 ;
- 93,5 % des filles ont moins de 2 partenaires ; 3,9 % en ont plus de 2[131].

En considérant le paramètre âge, on constate que :
a) Les moins de 25 ans reconnaissent n'avoir pas plus d'un partenaire sont estimés à 83,3 %, et 10 % acceptent avoir plus de 2 partenaires ;
b) Entre 25 et 35 ans, les proportions sont respectivement 69,8 % et 14,0 % ;
c) Entre 35 et 45 ans, elles s'établissent comme suit : 73,3 % acceptent n'avoir qu'un partenaire, et 13,3 % plus de 2 ;
d) Entre 45 et 55 ans, la tendance est la même : 80 % ont moins de 2 partenaires et 11,1 % plus de 2…

La leçon à tirer de ces statistiques est que l'universitaire, en majorité, est « monogame » (23 % contre 3 % de polygames)[132]. Cependant, cette affirmation est battue en brèche par les discours captés au cours des *focus group* où les discutants ont estimé que « le mâle étudiant ou le professeur se bâtissent une image aussi par le nombre de partenaires ». Le « vagabondage » sexuel est à la fois un phénomène de société et un phénomène biologique. Phénomène sociétal, parce qu'il est souvent lié aux crises économiques et financières qui poussent certaines personnes à rechercher les sources supplémentaires ou complémentaires de survie, ainsi qu'aux crises de valeurs à rattacher, sans doute, aux influences extérieures (négation de la tradition et des habitudes coutumières positives) et, pour une catégorie de gens, notamment les jeunes, aux comportements négatifs des « aînés » qui ne montrent plus le bon exemple (séparation des parents, ménage monoparental). Cette envie de dis-

---

131. Ces valeurs sont plus vraisemblables chez les filles, si l'on considère que la proportion de « non réponse », qui ici est égale à 2,6 %, est un indice de sincérité alors qu'elle est de 10,6 % chez les garçons.

132. La figure montre une forte proportion (74 %) de « non réponse » qui correspond à la population des étudiants.

poser de plusieurs partenaires est presque constante, comme l'indique le tableau ci-dessous : en effet, tous sexes confondus, en moyenne 19,2 % l'expriment. Elle est plus aiguisée chez les hommes au moment de la paie de la bourse (6,1 %), contre 1,3 % chez les filles. Relevons aussi qu'après la consommation de l'alcool (notamment la bière), cette envie est plus prononcée chez les hommes (6,1 %). Ces situations, à l'évidence, génèrent d'énormes risques de contamination et donc de propagation du VIH/sida dans ces milieux. La même tendance s'observe chez les enseignants et les agents administratifs, avec cette particularité qu'être en mission ou être en désaccord avec sa conjointe (ou son conjoint) est, en plus, une occasion pour faire des infidélités à sa (ou son) partenaire.

Tableau n° 2 : Répartition de la population selon le sexe et les moments d'avoir plus d'un partenaire

Facilités de partenaires Sexe	Non réponse	Paiement salaires	Paiement bourses	A tout moment	Autres, précisez	TOTAL
Non réponse	75,0% (3)	0,0% (0)	0,0% (0)	25,0% (1)	0,0% (0)	100% (4)
Masculin	57,6% (76)	3,0% (4)	6,1% (8)	27,3% (36)	6,1% (8)	100% (132)
Feminin	92,2% (71)	1,3% (1)	1,3% (1)	5,2% (4)	0,0% (0)	100% (77)
TOTAL	**70,4% (150)**	**2,3% (5)**	**4,2% (9)**	**19,2% (41)**	**3,8% (8)**	**100% (213)**

Source : Enquête sociologique, 2006.

Le croisement de cette variable avec l'âge donne aussi des résultats intéressants. On remarque, en effet, dans l'ensemble que la tranche d'âge « 25 – 35 ans » a plus de mordant à tout moment (27,9 %) que les « 35 – 45 ans » (23,3 %) et les « 45 – 55 ans » (15,6 %). Le paiement de la bourse est, pour la tranche d'âge « moins de 25 ans », est une bonne de nouvelles « conquêtes » ou revisiter des « vieux dossiers ».

Tableau n° 3 : Répartition de la population selon l'âge et le moment d'avoir plus d'un partenaire

Facilités de partenaires Age	Non réponse	Paiement salaires	Paiement bourses	A tout moment	Autres, précisez	TOTAL
Non réponse	100% (2)	0,0% (0)	0,0% (0)	0,0% (0)	0,0% (0)	100% (2)
moins de 25ans	72,2% (65)	1,1% (1)	7,8% (7)	15,6% (14)	3,3% (3)	100% (90)
25- 35ans	62,8% (27)	2,3% (1)	2,3% (1)	27,9% (12)	4,7% (2)	100% (43)
35- 45ans	66,7% (20)	0,0% (0)	0,0% (0)	23,3% (7)	10,0% (3)	100% (30)
45- 55ans	75,6% (34)	6,7% (3)	2,2% (1)	15,6% (7)	0,0% (0)	100% (45)
Plus de 55ans	66,7% (2)	0,0% (0)	0,0% (0)	33,3% (1)	0,0% (0)	100% (3)
TOTAL	**70,4% (150)**	**2,3% (5)**	**4,2% (9)**	**19,2% (41)**	**3,8% (8)**	**100% (213)**

Source : Enquête sociologique, 2006.

Au cours des *focus group*, nous avons noté qu'en termes de nombre de partenaires, le chiffre varie entre 2 et 5 chez les hommes. Dans ce qu'ils appellent le « harem », il y a la « *paline* », c'est-à-dire celle qui occupe la première place dans son échelle d'amour, la « *sénatrice* » (ou la *tantine*), plus âgée, qui apporte le soutien matériel et financier au moment de disette ou de manque. Il apparaît clairement que le phénomène de parrain et de marraine est dans le capital relationnel à risques des étudiants.

Chez les jeunes filles, le manque de moyens de subsistance, la négociation d'une unité de valeur (U.V.) ou du passage en classe supérieure, le parrainage au début de l'année (pour éviter le « bizutage ») expliquent, en partie le vagabondage sentimental ou la multiplication des partenaires, et leur corollaire, la multiplication des rapports sexuels, et *in fine* l'augmentation des risques de vulnérabilité face au VIH/sida et des IST.

Tableau n° 4 : Répartition de la population selon les moments d'avoir plus d'un partenaire

Moments d'avoir plus d'un partenaire	Effectif	Fréquence (%)
Non-réponse	150	70,4
Paiement de salaire	5	2,3
Paiement de la bourse	9	4,2
À tout moment	41	19,2
Autres (après la bière, en mission, désaccord avec la conjointe)	8	3,8
	213	100

Source : Enquête sociologique, 2006.

Figure n° 1 : Répartition de la population selon les périodes de grande activité sexuelle

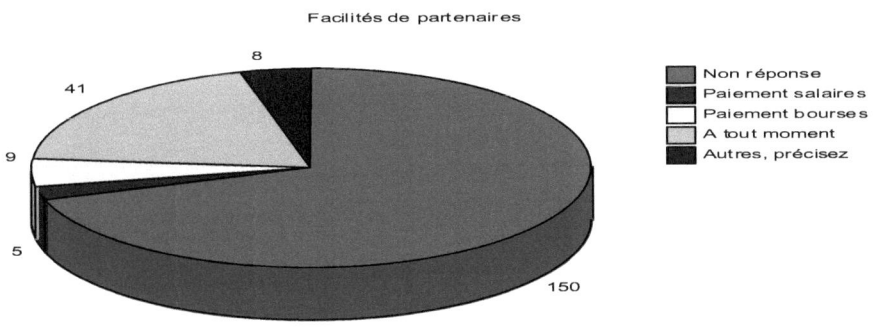

Ces comportements sont parfois exagérés chez les étudiants qui consomment les boissons alcoolisées, les stupéfiants et psychotropes.

IV.I.2. La fréquence des rapports et les pratiques sexuelles : des risques évidents

La fréquence des rapports sexuels peut également augmenter (ou diminuer) les risques d'infection au VIH/sida. Nous avons noté que la majorité des personnes enquêtées, soit 39,4 % (84 personnes sur 213), a au moins 2 rapports sexuels par semaine, 14,1 % en ont 3 à 5 par semaine, 12,7 % entre 2 et 3, et 1,9 % de cette population prétend aller jusqu'à 5, voire 6 par semaine.

Tableau n° 5 : Répartition de la population selon la fréquence des relations sexuelles par semaine

Nbre de rapports sexuels/semaine	Effectif	Fréquence (%)
Non-réponse	65	30,5
Moins de 2	84	39,4
De 2 à 4	27	12,7
De 4 à 6	30	14,1
De 6 à 8	4	1,9
De 8 à 10	0	0,0
De 10 à 12	0	0,0
12 et plus	3	1,4
Total	213	100

S'il est démontré que la passion conduit à des excès, le meilleur moyen de se préserver est soit l'utilisation du préservatif, soit la fidélité à un(e) seul(e) partenaire. La tendance est la même lorsqu'on porte l'observation sur la fréquence des rapports sexuels par mois, comme le montre le tableau ci-dessous.

Tableau n° 6 : Répartition de la population selon la fréquence des relations sexuelles par semaine

Nbre de rapports sexuels/mois	Effectif	Fréquence (%)
Non-réponse	45	21,1
Moins de 2	37	17,4
De 2 à 4	36	16,9
De 4 à 6	35	16,4
De 6 à 8	7	3,3

De 8 à 10	22	10,3
De 10 à 12	5	2,3
12 et plus	26	12,2
Total	213	100

Source : Enquête sociologique, 2006.

Dans la pratique, tout est permis pour les personnes enquêtées : la fellation (11,3 % des répondants), la sodomie (10,8 %) et le cunnilingus (9,9 %). Les « moins de 25 ans » (13,3 %) et les « 35 – 45 ans » (20,0 %) sont plus enclins à pratiquer ce type de rapports, conscients ou inconscients des conséquences qui les entourent. Pourtant il est clairement établi que ces pratiques sexuelles[133] augmentent considérablement les risques de contamination.

La majorité des personnes interrogées (soit 62,9 %) utilisent le préservatif, contre 22,5 % qui n'en veulent pas. Désagrégés par sexe, les résultats montrent que les filles utilisent moins souvent le préservatif (soit 32,5 %) par rapport aux hommes (16,7 %) : à l'inverse, 68,9 % de garçons ayant répondu à l'enquête utilisent le condom, alors qu'il n'y a que 51,9 % de filles.

Figure n° 2 : Répartition de la population selon l'usage ou non du préservatif

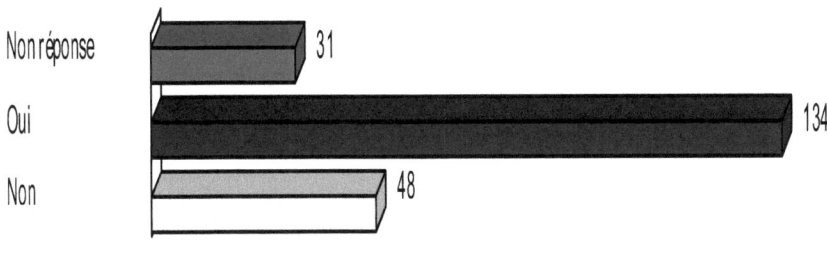

---

[133] Il y a lieu de relever ici l'influence des vidéo-clubs et des revues ou magazines à caractère érotique ou pornographique sur les comportements des personnes enquêtées. Ces pratiques, d'origine plutôt occidentale, ont été adoptées plus par les citadins que par les populations rurales.

Suivant le statut, l'étudiant boursier a très souvent recours au préservatif au moment des relations sexuelles (71,9 %), tandis que la proportion des non boursiers s'élève à 65,6 %.

Figure n° 3 : Usage du préservatif selon le sexe et le statut de l'étudiant

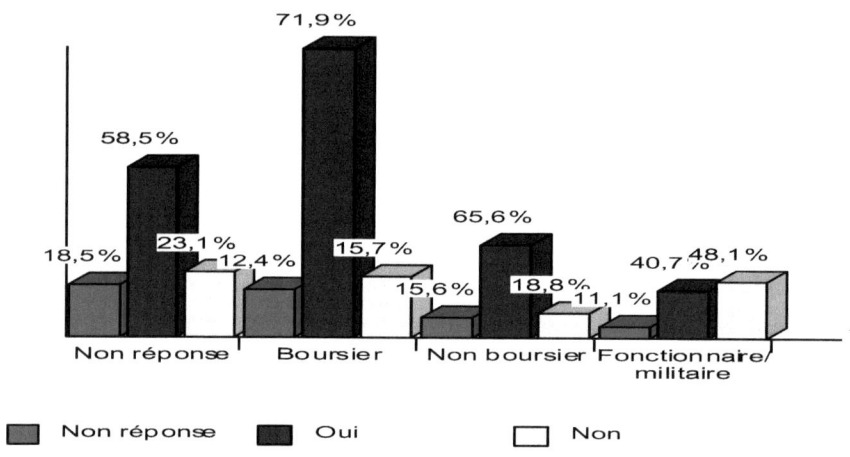

Les écarts entre les filles et les garçons, d'une part, les boursiers et les non boursiers, d'autre part, relevés plus haut peuvent s'interpréter de deux manières : dans le premier cas, la fille aime bien ce qu'on appelle, dans certains milieux, le « corps à corps », ou bien elle méconnaît la capote féminine déjà largement diffusée. Ou bien elle subit la volonté de l'homme qui l'oblige à se prêter à l'acte sans préservatif. Dans le second cas, on peut penser que c'est le manque ou l'insuffisance des moyens financiers qui limitent l'utilisation des préservatifs. Cet argument peut, à l'évidence, être battu en brèche quand on sait que le préservatif peut s'acquérir facilement à moindre coût, voire gracieusement.

IV.2. Bien cibler les actions de prise en charge

Les actions de prise en charge des PVVIH/sida s'inscrivent dans une dynamique médico-sociologique qui intègre la disponibilité des services spécialisés ou l'accès facile à ces services, la mise en place d'un dispositif humain qualifié (médecins, psychologues et/ou assistants sociaux) et la mise sur pied des mécanismes de partenariat entre les pouvoirs publics et tous les acteurs de la société civile (associations, syndicats, partenaires au développement, sociétés privées, ONG, etc.) afin de maximiser les bénéfices de la prise en charge des PVVIH ? ».

IV.2.1. Des réponses individuelles et/ou collectives encore inefficaces

La dimension humanitaire de la prise en charge des PVVIH se manifeste par des attitudes de compassion, de solidarité et d'assistance spontanée et désintéressée. À la question « Que faites-vous lorsque vous apprenez que votre parent ou votre ami est porteur du VIH/sida ? » La majorité des personnes interrogées se prononçait pour le « réconfort moral ». En effet, à défaut d'une bonne couverture géographique et technique par les structures de prise en charge médicale des PVVIH, surtout en milieu rural, en plus de l'accès difficile aux services et aux soins[134], les populations se résignent à la simple assistance morale, à l'exercice de la solidarité pour soulager, tant soit peu, la détresse, l'anxiété, le désarroi et les angoisses des personnes atteintes de VIH/sida. Suivant l'enquête réalisée en 2006, 85,9 % des personnes interrogées expriment leur solidarité à la personne vivant avec le VIH/sida ; 3,8 % sont indifférentes, tandis que 6,1 % pensent « aider » le malade en lui prodiguant des conseils. La stigmatisation exprimée dans le protocole d'enquête par la modalité « *Abandon* » n'est pas dans le registre des universitaires du Congo.

Cette solidarité est cultivée aussi bien par les hommes (84,1 %) que par les filles (88,3 %) ; tandis que l'indifférence affecte plus les filles (5,2 %) que les hommes (3,0 %), comme le montre le tableau ci-dessous :

Tableau n° 7 : Attitudes vis-à-vis de la PVVIH

Attitude au porteur VIH / Sexe	Non réponse	Abandon	Reconfort moral	Rien	Autres	TOTAL
Non réponse	0,0% (0)	0,0% (0)	100% (4)	0,0% (0)	0,0% (0)	100% (4)
Masculin	6,8% (9)	3,0% (4)	84,1% (111)	3,0% (4)	7,6% (10)	100% (138)
Feminin	6,5% (5)	0,0% (0)	88,3% (68)	5,2% (4)	3,9% (3)	100% (80)
TOTAL	6,6% (14)	1,9% (4)	85,9% (183)	3,8% (8)	6,1% (13)	100% (222)

Source : Enquête sociologique, 2006.

La ventilation par tranche d'âge montre que plus on est jeune, plus on exprime cette solidarité. Les personnes d'âge compris entre 45 et 55 ans adoptent quasiment le même comportement.

---

134. Les coûts varient de la manière suivante : les coûts des bilans d'inclusion oscillent entre 20 000 et 40 000 FCFA ; ceux de suivi biologique autour de 120 000 FCFA par an ; tandis que les frais d'hospitalisation sont estimés à près de 300 000 FCFA/mois.

La dimension prise en charge souffre encore dans les milieux de l'université Marien Ngouabi d'une absence d'intérêt à la dimension morale de la chose. Le syndicaliste qui déclarait « *le contrôle n'est pas du domaine syndical. Le syndicat peut jouer un rôle accru dans la conscientisation des membres face à la maladie du sida… nous sommes assez intellectuels pour nous protéger…* », n'avait sûrement pas conscience de ce que des séminaires d'information, en partenariat, par exemple, avec Congo-Assistance, le CNLS et bien d'autres organisations, pourraient avoir un impact réel sur les aspects de solidarité sociale.

IV.2.2. Des services sociosanitaires peu visibles

La faible visibilité des services sociosanitaires de l'université est illustrée par le pourcentage des personnes recourant à cette unique structure localisée sur le site de l'École normale supérieure au Campus I. À peine un peu plus de la moitié de notre échantillon (soit 59,6 %) fréquente ces services. L'idéal aurait été, si elle fonctionnait à plein régime, d'atteindre les 80 à 90 % des personnels et des étudiants de l'université Marien Ngouabi. Or, elle n'est généralement fréquentée qu'au cours des visites médicales systématiques organisées pour les nouveaux étudiants et au cours des visites du personnel (41,3 %). Le recours à cette structure pour cause de maladie ne recueille que 8,9 % de notre échantillon. Statistiquement, ce sont les hommes (61,4 %) qui s'y rendent souvent, contre une proportion des filles légèrement inférieure (57,1 %). Par ailleurs, ce sont plus les étudiants boursiers qui sont les principaux « clients » de ces structures.

Les principales raisons invoquées pour cette faible fréquentation sont :
1. les services sont mal ou peu équipés ;
2. les services sont peu rassurants ;
3. les services sont peu connus du public et donc négligés. En effet, 50,7 % des personnes enquêtées jugent les services peu satisfaisants (contre 13,1 % qui les placent en dessous de la moyenne. Les problèmes qu'on y rencontre sont, notamment :
4. le manque de médicaments ;
5. le manque ou l'insuffisance d'équipements médicaux ;
6. le manque de personnel formé pour la prise en charge des étudiants ;
7. la trop forte concentration du service au niveau du Campus I ;
8. l'insuffisance numérique de médecins ;
9. le manque de local aménagé et adéquat ;
10. l'insuffisance des ressources financières.

Au total, l'élaboration d'une politique sectorielle en matière de lutte contre le VIH/sida dans le sous-secteur de l'enseignement supérieur doit prendre en compte la création des services spécialisés de prise en charge des PVVIH et une affectation conséquente de moyens.

IV.3. Que peut-on préconiser concrètement pour une prise en charge plus efficiente ?

Partout dans le monde le sida est devenu une préoccupation majeure de santé publique, tant son impact sociodémographique et économique est important : triplement du taux de mortalité globale chez les adultes, augmentation de 50 % de ce taux chez les enfants. Au milieu de tout cela se trouve le malade ou le séropositif, isolé, souvent agressé et même humilié, victime de discrimination (J. N'Guembo, 1995). En effet, comme le souligne le Bureau international du travail (BIT), *par-delà la souffrance qu'elle impose aux individus et à leur famille, l'épidémie affecte profondément le tissu social et économique des sociétés*[135]. Si la santé, notamment celle des jeunes en milieu universitaire, représente le premier maillon de la chaîne de la sauvegarde du capital santé dans la communauté, il est plus qu'urgent qu'une attention particulière soit accordée à cette couche de la population. Les principales actions devraient s'orienter principalement vers le renforcement des services sociosanitaires existants et la création d'autres plus spécialisés, la prévention du VIH/sida et notamment la prise en charge des PVVIH dans le milieu universitaire.

IV.3.1. Renforcer les services sociosanitaires existants et en créer d'autres services plus spécialisés

D'après les services du ministère de la Santé et de la Population, il n'existe, sur toute l'étendue de la République du Congo, que 10 structures de prise en charge thérapeutique, du reste réparties entre Pointe-Noire et Brazzaville, 2 centres de traitement ambulatoire, 22 centres de conseils et de dépistage. Ce niveau de services devrait interpeller les autorités universitaires, notamment sur la nécessité de renforcer ou de créer une structure adaptée et fonctionnelle qui regrouperait les activités de conseil et de dépistage, de traitement et de prise en charge médicale, psychosociale, socio-économique, juridique et nutritionnelle des PVVIH.

Les activités de conseil mettraient l'accent sur le système d'information sanitaire et reposeraient sur la surveillance sentinelle, les enquêtes épidémiologiques, les enquêtes socioculturelles et les études d'impacts socio-économiques, les enquêtes comportementales, etc. La mise en place et l'encadrement des clubs de vie familiale, les groupes de parole, à travers lesquels seront menées des activités de formation au leadership à l'endroit des pairs éducateurs, l'éducation à la vie et au VIH/sida, la formation en matière de service communautaire et de recherche participative seraient des axes importants de l'activité sociosanitaire de l'université Marien Ngouabi.

---

135. B.I.T., *Recueil de directives pratiques du BIT sur le VIH/sida et le monde du travail*, 2005.

Une telle organisation implique le renforcement du partenariat entre les services publics, les associations, les sociétés privées, les partenaires au développement, les ONG, etc., d'une part, et, d'autre part, la mobilisation des ressources financières, humaines et matérielles pour la viabilité du programme et de l'institution. Le ministère devrait, en conséquence, prévoir dans son budget annuel (reconductible) une ligne pour le soutien et la promotion des activités des services sociosanitaires de l'Université Marien Ngouabi, et pour la lutte contre le VIH/sida dans la communauté universitaire.

Par ailleurs, en l'état actuel du service sociosanitaire de l'université, on devrait envisager sa décentralisation au niveau des établissements ou des campus et le renforcement de ses capacités opérationnelles sur le terrain, notamment en formant les personnels encore en activité et en en recrutant d'autres (médecins, psychologues, assistantes sociales, etc.). Car les services sociosanitaires constituent un dispositif essentiel dans la prise en charge des IST, dans la promotion de conseil, de dépistage ainsi que dans la prise en charge sociale et psychologique des PVVIH et de leurs familles. Ils auront ainsi un grand rôle à jouer dans la pérennisation et l'appropriation de la lutte contre le VIH/sida en milieu universitaire.

IV.3.2. Développer les actions de prévention et de prise en charge des PVVIH/sida

La prise en charge des PVVIH/sida est encore, il faut le reconnaître, le maillon faible de la lutte contre le VIH/sida et son impact sur la population. Les actions prioritaires pourraient porter essentiellement sur :

1. le renforcement des capacités des services sociosanitaires de l'université à prendre correctement en charge les IST et PVVIH, notamment à travers la formation et le recrutement de nouveaux personnels qualifiés et spécialisés et l'équipement de ces services en matériels techniques et scientifiques requis ;

2. l'élaboration d'un paquet social au profit des PVVIH vulnérables ;

3. le soutien psychologique des orphelins et autres enfants vulnérables (OEV) à travers l'appui à la scolarité des enfants vulnérables, l'exercice en commun d'activités de loisirs entre enfants séropositifs, l'appui à la formation professionnelle et l'insertion socio-économique des jeunes vulnérables ;

4. l'amélioration de l'accès des PVVIH pauvres (personnels ATOS hors catégories, par exemple) à la prise en charge médicale ;

5. l'allocation des ressources suffisantes pour les activités de prise en charge définies plus haut ;

6. l'amélioration de la gestion de la maladie : dépistage volontaire, traitement ambulatoire et soins à domicile ;

7. l'implication des différents partenaires potentiels (politiques, parents, religieux, syndicats d'enseignants, associations des étudiants) ;

8. le traitement et la prise en charge psychosociale, socio-économique, juridique et nutritionnelle et des IST ;

9. l'élaboration d'une véritable politique de prise en charge des PVVIH, assortie des plans d'actions et de plans de financement dans le sous-secteur de l'enseignement supérieur.

En somme, la prise en charge des malades du VIH/sida est actuellement pénalisée par la difficulté à identifier cette population et à organiser un suivi efficace. Aussi, une information/formation des médecins (médecins libéraux, généralistes et spécialistes, médecins scolaires et médecins du travail) pourrait prendre la forme d'un **arbre de décision initial**, transmis à chacun.

La prise en charge a également pour objet de rechercher les facteurs de risques d'une évolution défavorable parmi les facteurs prémorbides (l'âge, le niveau d'instruction, les facteurs psychoaffectifs, les addictions) et, d'autre part, éviter les facteurs « catastrophistes » : stress, manque d'information, difficultés liées aux procédures de réparation juridique.

La prise en charge sanitaire est tout aussi nécessaire. En effet, les progrès réalisés en cinquante ans dans le domaine de la prise en charge des traitements ont radicalement changé le pronostic vital de l'issue des malades du sida. L'organisation de la prise en charge intra puis extra-hospitalière en filières et réseaux, l'organisation du suivi du patient, la formalisation des programmes et procédures des soins sont les éléments clés des soins, de la réinsertion et de la baisse de la morbidité.

Il existe aujourd'hui une grande disparité entre les malades dont l'état a été amélioré par les multithérapies et ceux qui n'ont pas bénéficié de l'amélioration escomptée ou chez qui elle a été de courte durée. Ce nouveau contexte explique l'importance de la relation patient-équipe soignante. Les uns et les autres sont confrontés aux difficultés d'observance, à l'adaptation à un traitement à long terme, actif, mais contraignant, au réinvestissement dans des projets de vie, au désir d'enfant, à l'incertitude face à l'avenir, aux échappements thérapeutiques, etc. Une collaboration étroite entre intervenants sanitaires et sociaux est indispensable pour accompagner les personnes atteintes dans leur stratégie d'ajustement à une maladie à évolution prolongée dont on ne sait pas encore quel sera le pronostic à long terme.

Conclusion

La prise en charge des PVVIH/sida suppose qu'on crée au minimum un climat relationnel indispensable pour placer les PVVIH dans un environnement psychosociologique, social, familial, économique favorisant la vie. Car la compréhension psychologique intervient tant lors du diagnostic qu'au moment de la thérapeutique. La prise en charge devra donc avoir différents niveaux à adapter à chaque cas : le niveau minimum est l'éducation du patient. Il est essentiel de l'informer sur les origines de la douleur, ses mécanismes. Cela permet de réduire les peurs et les croyances erronées.

Au-delà de cette information minimum, la prise en charge plus poussée devra consister à aider les PVVIH à gérer les douleurs. Cela passe notamment par une approche médicale classique, mais aussi psychologique, notamment en recourant à des techniques de contrôle du stress, à une réactivation physique et psychique, puisque le stress accentue et amplifie souvent la douleur. Une prise en charge plus spécifique des PVVIH peut être avantageusement proposée lorsqu'on identifie un facteur psychologique précis, dépression ou anxiété essentiellement.

Enfin, il est temps de savoir que traiter le versant psychologique de la douleur, c'est aussi aborder les implications sociales de la maladie, notamment au niveau de l'université, de l'établissement ou du bureau. Car, souvent, la douleur entraîne une *désinsertion sociale* préjudiciable pour l'équilibre de la collectivité et de l'individu vivant avec le VIH/sida.

Références bibliographiques

Association pour le développement de l'éducation en Afrique (ADEA) (2003), Rapport de la Conférence ministérielle, *Les réponses efficaces à la pandémie du VIH/sida dans le secteur de l'Éducation : de l'analyse à l'action*. Libreville, Gabon, 27,28 et 29 mai.

B.I.T. 2005, *Recueil de directives pratiques du BIT sur le VIH/sida et le monde du travail*, Genève.

« Bilan 2005 de l'ONUSIDA et de l'OMS », in *Revue de Presse de l'IRD*, janvier 2006, p. 19.

Institut français des relations internationales (2005), *Le VIH-Sida : enjeux de sécurité*, Document de travail 7, IFRI, 11p.

Kelly J. M. (2000), *Planifier l'éducation dans le contexte du VIH/sida*. Paris, UNESCO, 123 p.

N'Guembo, J. (1998), « L'impact du VIH/sida sur les indicateurs démographiques au Congo. Mythe ou réalité ? » *Revue de l'U.E.P.A./UAPS*, n° 13, vol. 2, sept. 1998 ; pp. 111-120.

OFDT (2002), « Dispositifs de prise en charge sanitaire », in *Cadre légal et dispositifs : indicateurs et tendances 2002*, pp. 309 – 327.

UGP-VIH/sida/IST (2005), *Rapport du Centre de dépistage anonyme volontaire*, PNUD/SEP-CNLS.

UNESCO (2002), *Manuel d'élaboration de projets : l'approche culturelle de la prévention et du traitement du VIH/sida*, UNESCO/ONUSIDA.

Yeni Patrick (sous la direction de) (2006), *Prise en charge médicale des personnes infectées par le VIH-Sida,* Rapport 2008, Paris, Flammarion, Médecine-Sciences.

LE ROLE DU PAIR EDUCATEUR

Bernadette Biyoghe[*]

Définition du concept

De toutes les méthodes d'intervention utilisées de par le monde, dans le cadre de la prévention du VIH/sida, la plus répandue et la plus populaire est aujourd'hui celle du pair éducateur. C'est également le cas en ce qui concerne l'encadrement et le soutien des PVV.

L'éducation par les pairs est une technique d'approche, un moyen de communication, une méthodologie, une stratégie et même une philosophie. Le terme français de « pair », comme le terme anglais de « peer », renvoie à un égal ; il désigne une personne appartenant au même groupe social, à la même communauté, mais surtout au même groupe d'âge, de grade ou de statut (jeunes, femmes, routiers, coiffeurs, etc.). Le terme « éducateur », du verbe éduquer, renvoie à la formation, à la transmission de connaissance par un processus « éducationnel ».

Dans la pratique, l'éducation par les pairs revêt des définitions et des contenus différents d'un pays à un autre, d'une institution à une autre. Toutefois, elle est toujours assimilée à l'utilisation d'une « personne-ressource » dans le but d'informer et d'éduquer d'autres personnes semblables à elle, du fait de l'âge, de l'occupation, du sexe, du statut social, etc. Il s'agit de se servir des membres d'un groupe donné pour introduire un changement de comportement ou de meilleures pratiques chez les membres de ce groupe.

Dans le cadre spécifique de la lutte contre le sida, les programmes d'éducation par les pairs ont pour but de former surtout des non professionnels de la santé afin d'aider leurs pairs, grâce à des contacts personnalisés et adaptés :
– à se protéger de la contamination par le virus,
– à apporter leur soutien aux personnes affectées ou infectées,
– à faire adopter des comportements « sains » face à la pandémie.

---

[*] **Bernadette Biyoghe** est coordonnatrice de l'Organisation des Premières Dames d'Afrique contre le sida (OPDAS-Gabon).

L'éducation par les pairs s'inspire de nombreuses théories du comportement telles que :
– La théorie de l'apprentissage social (Bandura, 1986) qui affirme que certaines personnes, par leur comportement, sont capables d'induire des changements chez d'autres à qui ils servent de modèles.
– La théorie de la diffusion de l'innovation (Rogers, 1983) d'après laquelle les leaders d'opinion issus d'une population donnée jouent un rôle d'acteurs du changement en influant sur les normes du groupe et les usages de leur communauté.
– La théorie de l'action raisonnée (Fishbein et Ajzen) qui soutient que l'un des facteurs clés du changement de comportement est la perception qu'a un individu des normes sociales de sa communauté, en fonction de ce que pensent et font les personnes considérées par lui comme importantes.
– La théorie de l'éducation participative (Freire et Amaro) qui déclare que les modèles participatifs et responsabilisants de l'éducation réveillent l'apathie du groupe et peuvent modifier les conditions socio-économiques et culturelles constituant des facteurs de risques.

Dans ce cadre, la stratégie globale de l'éducation par les pairs a pour objectif d'utiliser d'une façon positive l'influence d'un individu sur ses pairs par la promotion de normes, d'attitudes et de comportements susceptibles de réduire les risques d'infection par le VIH.

Rôle du pair éducateur

C'est un rôle de messager actif et mobile, capable de mettre à la disposition de sa communauté ou de son groupe une connaissance additionnelle, accessible et compréhensible par tous. Il participe ainsi à l'amélioration de la qualité de vie de ses pairs. Le pair éducateur sert de trait d'union entre le groupe dont il fait partie et les programmes de prévention existant au niveau national, ou entre son groupe et des programmes spécifiques d'entreprise, de syndicat, de communauté, etc.

Grâce aux connaissances acquises, il doit être capable de parler sans inhibition :
– des questions de sexualité ;
– de la prévention des IST ;
– de la prévention spécifique du VIH/sida ;
– de l'éducation à la santé de reproduction ;
– de l'accès aux soins de santé primaire.

Sa mission principale est d'œuvrer à l'adoption de comportements, attitudes, pratiques saines pour éviter la contamination au sein du groupe dont il fait partie et qu'il encadre.

Au sein d'une entreprise, il travaille avec le Comité sida et sa hiérarchie, en participant à la conception des programmes et en respectant le plan d'action de l'entreprise.

Concrètement, il mène des actions telles que :
- Éduquer ses pairs par l'information et la sensibilisation ;
- Distribuer du matériel éducatif (dépliants, affiches, etc.) ;
- Animer des séances de groupe ;
- Établir un planning d'activités et le respecter ;
- Référer ses pairs auprès des centres de santé ;
- Soutenir ses pairs affectés ou infectés par le VIH/sida ;
- Faire adopter des comportements sains ;
- Revoir fréquemment ses notes d'information et les tenir à jour ;
- Travailler régulièrement, dans un esprit d'équipe, avec les autres pairs éducateurs.

Qualités et compétences d'un pair éducateur

Pour être efficace, un pair éducateur doit avoir des qualités humaines et des compétences en communication interpersonnelle, telles que
- savoir s'exprimer dans la langue de ses pairs ;
- savoir transmettre les informations reçues et la connaissance acquise ;
- être capable d'organiser son emploi du temps pour remplir ses devoirs d'éducateur ;
- servir de modèle à ses pairs (donner le bon exemple) ;
- être poli et détendu tout en étant vif et actif ;
- être accepté et respecté par ses pairs ;
- savoir être à l'écoute de ses pairs et ouvert à leurs points de vue ;
- savoir répondre aux questions avec diplomatie et souplesse ;
- être disponible pour éduquer les autres.

Conclusion

Le pair éducateur fait partie d'une nouvelle génération de travailleurs sociaux et auxiliaires de santé, le plus souvent volontaires et bénévoles. Leur action est indispensable, mais souvent entravée par le fait qu'ils n'ont pas de statut officiel. Cependant leur travail, comme celui des médiateurs communautaires ou agents de développement communautaire est réel et important. Ils mériteraient une prime ou une rémunération versée par ceux qui les utilisent : les entreprises ou les ONG ou surtout les ministères. Nous pensons que l'ONUSIDA et le Fonds Mondial devraient prévoir une ligne budgétaire pour eux et plaider leur cause auprès des autorités nationales.

SOUS-THEME VI

INTEGRATION DU VIH/SIDA DANS LES PROGRAMMES D'ENSEIGNEMENT ET DE RECHERCHE

INTÉGRATION DU VIH/SIDA DANS LES PROGRAMMES D'ENSEIGNEMENT : CAS DES ÉCOLES PARAMÉDICALES ET MÉDICO-SOCIALES

Joseph Tchikaya[*]
Michel Dzalamou
Paul Jean Claude Boumandouki

Introduction

La République du Congo compte parmi les pays africains les plus touchés par le VIH/sida. Le gouvernement de la République du Congo s'est doté depuis décembre 2002 d'un cadre stratégique national de lutte contre le VIH/sida. Ce cadre a institué une réponse nationale multisectorielle au VIH/sida.

Le développement de la pandémie à VIH/sida, avec ses implications multiples, pose entre autres problèmes, celui de la prise en charge des personnes infectées ou affectées par l'infection à VIH/sida dans les structures de soins.

Pour contribuer à la résolution de cette situation, le Ministère de l'Enseignement technique et professionnel, département en charge des écoles de formation initiale des enseignants et des agents de santé, a entrepris, avec l'aide du SEP/CNLS et de la Banque mondiale, d'intégrer des modules de prise en charge globale du VIH/sida dans les curricula de formation des écoles paramédicales, ceci en vue de développer auprès des étudiants, futurs travailleurs sanitaires, des attitudes et pratiques professionnelles satisfaisantes en faveur des personnes vivant avec le VIH/sida.

Une équipe de trois consultants, composée d'un infectiologue, d'un psychologue clinicien et d'un pédagogue, a été recrutée pour élaborer un matériel pédagogique intégrant le VIH/sida dans les programmes de formation

---

[*] **Joseph Tchikaya** est spécialiste en élaboration des programmes et consultant principal ; **Michel Dzalamou** est psychologue clinicien au CHU de Brazzaville et consultant chargé de la prise en charge psychologique ; **Paul Jean Claude Boumandouki** est infectiologue au CHU de Brazzaville et consultant chargé de la prise en charge médicale.

initiale des agents de santé. Ce matériel comprenant un programme, un guide et deux livres de référence est actuellement en expérimentation dans les écoles paramédicales de Brazzaville et de Dolisie.

1   Présentation de l'École paramédicale et médico-sociale

L'École paramédicale et médicosociale de Brazzaville forme trois types d'agents de santé :
1. Elle forme en 2 années des agents de la catégorie A : 7 filières :
    - Assistant sanitaire de Santé publique,
    - ORL,
    - Stomatologie,
    - Radio,
    - Anesthésie – Réanimation,
    - Kinésithérapie,
    - Technicien supérieur en pharmacie.
2. En 3 années de formation y compris une année de tronc commun, les agents de la catégorie B : 6 filières :
    - Infirmier d'État généraliste,
    - Sage femme et accoucheur,
    - Technicien qualifié de laboratoire,
    - Préparateur en pharmacie,
    - Secrétaire principal d'administration des services de santé,
    - Assistant social.
3. En 2 années de formation, les agents de la catégorie C celle des agents techniques de santé : 2 filières :
    - Technicien auxiliaire de laboratoire,
    - Secrétaire d'administration sanitaire et sociale.

Le personnel enseignant est en majorité constitué de vacataires (spécialistes du CHU, médecins, chefs de service, inspecteurs de santé).

2.   Travaux d'élaboration du programme VIH/sida

Selon leurs termes de référence, les consultants devaient en un mois produire un programme VIH/sida comportant deux volets : prise en charge médicale et psychosociale et un guide pédagogique.

2.1. De l'intégration du VIH/sida dans les programmes des écoles paramédicales et médico-sociales du Congo

L'école est l'institution par laquelle les programmes de prévention contre le VIH/sida devraient être introduits pour donner des informations et développer des connaissances, attitudes, pratiques et compétences qui préservent les élèves et enseignants du VIH/sida.

De nos jours, le système éducatif fait face à des nombreuses préoccupations provenant de plusieurs secteurs de la vie notamment le VIH/sida, Droits de l'homme, l'environnement, etc. Dans de nombreux pays, l'introduction des contenus de ces préoccupations dans les disciplines existantes reste la stratégie la plus adoptée. Ces insertions contribuent à l'amélioration de la qualité et de la pertinence des programmes de ces disciplines d'accueil. Face à des curricula existants déjà surchargés, l'intégration de nouveaux domaines d'étude représente toujours un défi. Différents pays ont essayé de le faire en utilisant des approches diverses. Habituellement l'éducation VIH est intégrée en suivant une des quatre approches principales suivantes :
- en tant que nouvelle discipline ;
- intégrée dans une discipline d'accueil principale existante ;
- en tant que sujet transversal ;
- infusée dans tout le curriculum.

Compte tenu de l'importance mondiale et nationale de la pandémie et de ses prolongements au niveau de toutes les sphères pathologiques par le biais des infections opportunistes et de la spécificité de l'établissement de formation, l'approche infusée a été retenue par une commission multisectorielle d'approbation réunie en date du 21 juillet 2005, sous la direction de la coordonnatrice de l'ULS du ministère de l'Enseignement technique et professionnel. Cette infusion a consisté à l'insertion des contenus relatifs au VIH/sida dans toutes les disciplines ayant des affinités avec le VIH/sida. Cette approche a été préférée parce qu'elle présente l'avantage de ne pas demander la révision de la structure du curriculum, ni de réallocation du temps alloué aux différents enseignements, ni la formation de nouveaux enseignants spécialisés.

Mais elle a pour inconvénient la fragmentation et le manque de cohésion et de visibilité des contenus relatifs au VIH/sida. Elle présente également le risque que finalement, aucun enseignant ne se sente responsable de dispenser les éléments de cette matière qui lui ont été attribués. Pour remédier à la dispersion et à la fragmentation, l'élaboration d'un diagramme de composition et d'enchaînement, avec le concours de tous les enseignants expérimentateurs, s'avère nécessaire afin de coordonner leurs efforts pour l'enseignement du programme cohérent et complet.

En règle générale, l'élaboration d'un prototype de curriculum intégrant l'éducation VIH/sida suit un long processus. Il s'agit de :
- identifier et placer l'éducation VIH/sida dans le curriculum ;
- faire les liens avec les finalités et buts globaux du système éducatif ;
- identifier les besoins de formation ;
- définir les profils de formation ;
- définir les objectifs généraux et faire la sélection des grands contenus de la discipline ou du domaine d'étude choisi ;

- définir les objectifs spécifiques et sélectionner des contenus notionnels ;
- revoir l'attribution de temps et créer des espaces dans le programme existant pour les nouveaux contenus ;
- repenser les apprentissages sur des cycles de plusieurs années plutôt qu'en année scolaire
- adapter les approches pédagogiques ;
- repenser l'évaluation ;
- penser aux implications pour la formation d'enseignants et le soutien à leur apporter ;
- organiser la vie des écoles de façon à favoriser les apprentissages liés au VIH/sida ;
- développer du matériel adéquat.

2.2. Place du VIH/sida dans le curriculum des écoles paramédicales

La détermination de la place du VIH/sida passe par l'analyse documentaire des programmes et documents existants une analyse afin de déterminer les liens avec les finalités et buts éducatifs de l'enseignement professionnel, les disciplines d'accueil, les besoins de formation et le profil de l'apprenant sortant de l'école paramédicale en matière de prise en charge des cas de VIH/sida.

Liens avec les finalités et buts éducatifs

L'analyse des documents existants : les documents administratifs, les politiques, plans et stratégies, ouvrages, rapports ont permis de recueillir des informations sur les objectifs éducatifs visés par le gouvernement. Cette analyse documentaire a également permis la constitution d'une base conceptuelle actualisée sur le VIH/sida, de déterminer les finalités et but de l'éducation relative sur le VIH/sida et les éléments de profils des apprenants. Elle a facilité la définition des objectifs généraux et la sélection des contenus notionnels en fonction des spécialités.

L'École paramédicale et médico-sociale de Brazzaville ne dispose pas de textes juridiques portant sur sa création. Ce vide juridique n'a pas permis à l'équipe de consultants d'avoir accès aux finalités et buts éducatifs visés par cet établissement. Toutefois à la lumière des profils des étudiants définis dans les programmes, les finalités et buts ont pu être définis comme suit : l'éducation VIH/sida contribuera à l'amélioration de la qualité de la vie de la population congolaise par la réduction de la propagation et de l'impact des infections sexuellement transmissibles et du VIH/sida.

L'introduction de l'éducation sur le VIH/sida dans les programmes de l'École paramédicale et médicosociale vise à :
- donner aux enseignants et aux apprenants des informations scientifiques, médicales, psychologiques, socioculturelles et éthiques en vue d'adopter des

pratiques individuelles et professionnelles qui les préservent de la contamination aux IST/VIH/sida ;
- accroître les compétences des apprenants en vue d'une meilleure prise en charge globale des personnes infectées ou affectées par les IST et du VIH/sida ;
- développer des habilités nécessaires à l'émergence des attitudes et des comportements positifs à l'endroit des personnes infectées ou affectées par les IST et du VIH/sida.

L'identification des disciplines d'accueil

L'analyse des programmes a permis de repérer plusieurs disciplines d'accueil ayant de nombreux points d'ancrage. Une discipline d'accueil est une discipline ayant une affinité avec le VIH/sida. Un point d'ancrage peut être un chapitre, un thème ou sous-thème pouvant accueillir un objectif ou un contenu notionnel relatif au VIH/sida. Selon cette analyse, l'étude sur le VIH/sida et des infections sexuellement transmissibles apparaît comme des cours distincts avec une masse horaire allouée de 10 heures en 1ère année de formation des agent de la catégorie B et dans les contenus des cours des maladies infectieuses. Ainsi de nombreuses disciplines ayant des points d'ancrage ont été identifiées pour servir de disciplines d'accueil. Il s'agit des disciplines ou matières suivantes :
- Anatomie-physiologie
- Administration sanitaire ;
- Agriculture, alimentation, nutrition ;
- Démographie ;
- Épidémiologie ;
- Gynécologie ;
- Introduction à la pathologie ;
- Les maladies diarrhéiques et le choléra ;
- Les maladies respiratoires/tuberculose ;
- Médecine ;
- Microbiologie ;
- Nosologie ;
- Obstétrique et soins obstétricaux ;
- ORL ;
- Pathologie médicale ;
- Pédiatrie ;
- PNDS ;
- Programme élargi de vaccinations ;
- Stomatologie.
- Psychologie ;
- Sociologie de la santé ;
- IEC ;
- Déontologie.

Identification des besoins de formation

Pour évaluer les besoins en formation, une brève recherche prospective a été entreprise auprès des responsables de l'établissement et du CHU pour identifier les différents manquements constatés dans la prise en globale du VIH/sida dans cette structure. Cette étude prospective s'est faite sous forme d'entretiens et plusieurs personnalités appartenant à la sphère nationale et internationale.

L'analyse des programmes existants fait apparaître les points suivants :
- Les programmes actuels en vigueur sont dépassés sur le point scientifique et demandent à être réécrits. Beaucoup ne font pas allusion au VIH/sida dans les contenus des disciplines.
- Il existe de nombreuses disciplines pouvant accueillir des contenus relatifs au VIH/sida. On peut citer les cours de médecine avec comme point d'ancrage les maladies infectieuses ; les cours d'épidémiologie auxquels il faut ajouter le VIH/sida au niveau du chapitre épidémiologie analytique ; les cours de déontologie en ajoutant les questions de discrimination et droits des personnes infectées ou affectées par le VIH.
- Toutefois, l'étude du VIH/sida en tant que matière à enseigner n'apparaît que dans le programme de formation des infirmiers d'État généralistes (1ère année de spécialisation).
- Le nombre des disciplines enseignées est pléthorique. Certaines sont plus des matières et demandent à être intégrées dans des concepts plus larges tels que la santé de la reproduction, les maladies infectieuses, etc.

Définition des profils de formation

À la fin de leurs études à l'École paramédicale et médicosociale, les apprenants devront :
– acquérir des connaissances sur les infections sexuellement transmissibles et le VIH/sida ;
– acquérir des connaissances et compétences dans la prise en charge psychologique et sociale des PVVIH ;
– acquérir des compétences relatives à l'amélioration de la qualité de la prise en charge médicale des cas d'infections sexuellement transmissibles et du VIH/sida dans les structures des soins ;
– assurer une prise en charge nutritionnelle correcte des personnes infectées par le VIH ;
– appliquer, sous le contrôle du médecin prescripteur, le traitement par les ARV.
– manifester des attitudes et comportements responsables vis-à-vis des personnes infectées ou affectées par le VIH/sida.

2.3. Définition des objectifs généraux et sélection des grands thèmes par discipline ou domaine d'étude

Dans l'approche traditionnelle, l'élaboration des programmes est généralement centrée sur les disciplines. Dans la conception actuelle du curriculum, elles conservent un rôle essentiel, mais sont dépendantes de la définition préalable des profils et les objectifs de formation, eux-mêmes issus des grandes orientations de la politique éducative.

Il s'agit d'abord de définir à quoi servent les disciplines d'accueil identifiées. On propose ensuite des objectifs généraux des disciplines selon par cycle de formation.

2.3.1. Liste des objectifs généraux du volet prise en charge médicale

1. Connaître le cadre institutionnel de la lutte contre le VIH/sida et les IST ;
2. Connaître les principaux axes stratégiques de lutte contre le VIH/sida et les IST ;
3. Connaître les infections sexuellement transmissibles ;
4. Connaître l'infection par le VIH ;
5. Comprendre la situation épidémiologique du VIH/sida ;
6. Respecter les règles de déontologie et d'éthique professionnelles ;
7. Connaître les manifestations cliniques des IST ;
8. Connaître les infections opportunistes liées au VIH ;
9. Pratiquer l'approche syndromique dans la prise en charge des IST ;
10. Connaître les composantes de la prise en charge globale du VIH/sida ;
11. Pratiquer l'approche syndromique dans la prise en charge des infections opportunistes liées au VIH ;
12. Connaître les différentes compositions médicamenteuses associées de la prise en charge syndromique des infections opportunistes liées au VIH ;
13. Connaître les différentes molécules médicamenteuses utilisées dans le traitement du sida ;
14. Prendre en charge infirmière d'un patient en phase sida ;
15. Prendre en charge une femme enceinte atteinte du VIH ;
16. Prendre en charge l'infection à VIH chez l'enfant ;
17. Assurer une prise en charge nutritionnelle des personnes vivant avec le VIH/sida ;
18. Réaliser des examens de laboratoire.

2.3.2. Liste des objectifs généraux du volet prise en charge psychologique

1. Connaître les notions élémentaires de la psychologie médicale ;
2. Connaître les réactions normales de la personne face au désastre ;
3. Connaître les aspects du stress et du traumatisme psychique ;
4. Comprendre l'interaction entre l'homme et son milieu ;
5. Comprendre l'interaction biopsychosociale chez l'homme ;
6. Comprendre l'importance et les manifestations du stress en situation de vie courante et en situation de crise ;
7. Comprendre les aspects psychosociaux liés au VIH/sida ;
8. Prendre en charge un patient atteint de VIH/sida ;
9. Prévenir le VIH/sida ;
10. Savoir mener des activités de prévention sur le VIH/sida ;
11. Acquérir les bases de la communication avec le malade VIH/sida ;
12. Prendre conscience de la représentation sociale et culturelle du VIH/sida ;
13. Avoir des compétences dans l'accompagnement psychosocial.

Les objectifs généraux étant définis, il s'agit de décider ce qu'il faut enseigner pour les réaliser. Le libellé des objectifs généraux donne en filigrane les principales thématiques. Les sources de ces thématiques sont définies à partir de l'analyse des documents scientifiques, médicaux, des études socio-culturelles et des besoins de formation. Ces thématiques peuvent être regroupées en deux volets : la prise en charge médicale et la prise en charge psychologique.

S'agissant de la prise en charge médicale, les objectifs généraux et contenus notionnels concernaient les points suivants :
- Le cadre institutionnel de la lutte contre le VIH/sida et les IST ;
- La situation épidémiologique du VIH/sida ;
- Les infections sexuellement transmissibles ;
- Les manifestations cliniques des IST ;
- La prise en charge syndromique des IST ;
- La physiopathologie du VIH et l'histoire naturelle du VIH/sida ;
- La prise en charge syndromique des infections opportunistes liées au VIH ;
- La prise en charge une femme enceinte atteinte du VIH ;
- La prise en charge l'infection à VIH chez l'enfant ;
- Les composantes de la prise en charge globale du VIH/sida ;
- La prise en charge nutritionnelle des PVVIH ;
- La prise en charge infirmière d'un patient en phase sida ;
- Les soins palliatifs d'un patient en fin de vie ;
- Les examens de laboratoire et les précautions universelles aux accidents d'exposition au sang et autres liquides biologiques ;
- Les règles de déontologie et d'éthique professionnelles ;

- Les différentes compositions médicamenteuses associées à la prise en charge des infections opportunistes liées au VIH ;
- Les différentes molécules médicamenteuses utilisées dans le traitement du sida.

Dans la prise en charge psychologique, les principaux thèmes ont porté sur les points suivants :
- Les notions élémentaires de la Psychologie médicale
- Les réactions normales de la personne face au désastre
- Les aspects du stress et du traumatisme psychique
- Les manifestations du stress en situation de vie courante et en situation de crise
- Les aspects psychosociaux liés aux VIH/sida
- L'interaction entre l'homme et son milieu
- L'interaction biopsychosociale chez l'homme
- La représentation sociale et culturelle du VIH/sida
- Les compétences dans l'accompagnement psychosocial
- Les bases de la communication avec le malade VIH/sida
- Les relations soignant-soigné
- La nécessité d'une prise en charge pluridisciplinaire du VIH/sida
- La prise en charge psychologique d'un patient atteint de VIH/sida
- La conduite des activités de prévention sur le VIH/sida

La progression de ces thématiques au cours du cycle B

Progression des thématiques au niveau B : Infirmier généraliste, Sage-femme			
VOLETS	1ère année (Tronc commun)	2ème année	3ème année
Prise en charge médicale	Les données de base sur les IST et le VIH/sida	La clinique des IST et le VIH/sida	La prise en charge des infections opportunistes
Prise en charge psychologique	Les notions élémentaires de psychologie médicale	L'interaction biopsychosociale chez l'homme	La prise en charge psychologique

2.4. Définition des objectifs spécifiques et sélection des contenus notionnels

Chaque objectif général est décliné en objectifs spécifiques. Ces objectifs spécifiques sont liés directement aux résultats de l'apprentissage par lequel l'étudiant apprend à maîtriser une connaissance, une compétence ou à développer une attitude spécifique. Chaque objectif spécifique est également déroulé en contenus notionnels.

Objectif général 2 : Connaître les infections opportunistes liées au VIH

Objectifs spécifiques	Contenus notionnels
2.1 Caractériser une infection opportuniste	Caractères d'une maladie opportuniste : - Définition : Manifestation infectieuse ou tumorale survenant à un stade évolué de l'infection à VIH. - Caractères étiologiques : bactériennes, virales, parasitaires, d'origine cancéreuse
2.2 Décrire certaines infections opportunistes	Description de certaines infections opportunistes : - Tuberculose - Salmonelloses - Zona - Herpès - Candidoses

2.5. Création des espaces dans les programmes existants et allocation des masses horaires

L'ensemble de ces objectifs généraux, spécifiques et contenus notionnels a été regroupé en des programmes spécifiques élaborés en fonction des spécialités :
1. Nutrition ;
2. Épidémiologie ;
3. Médecine et maladies infectieuses ;
4. Pharmacologie ;
5. Soins infirmiers ;
6. Psychologie ;
7. Obstétrique et soins obstétricaux.

3. Travaux d'élaboration du guide pédagogique

3.1. Commentaire des objectifs généraux et objectifs spécifiques

Dans le guide pédagogique, chaque objectif général est commenté pour donner à l'enseignant les orientations nécessaires à la compréhension des intentions pédagogiques qui ont conduit les concepteurs des programmes à retenir ce thème et à montrer l'intérêt de ce thème par rapport à l'ensemble du programme.

Chaque objectif spécifique est également commenté pour donner les indications sur la place de cet objectif dans l'atteinte de l'objectif général.

Objectif général n° 2	Commentaire			
Connaître les infections opportunistes liées au VIH	Cet objectif aborde l'étude des principales infections opportunistes liées au VIH. Cette étude se focalisera sur les infections d'origine parasitaire, virale, fongique et bactérienne. Elle portera sur la définition des infections opportunistes, l'identification du germe ou de l'agent responsable, la description des signes cliniques. L'étude de toutes ces infections opportunistes a pour but de familiariser les apprenants à poser un diagnostic selon l'approche syndromique.			
Objectifs spécifiques	Commentaire	Stratégies d'enseignement	Activités d'apprentissage	Mode d'évaluation
1. Caractériser une infection opportuniste	L'enseignant insistera sur les conditions de survenue d'une infection opportuniste en comparant le cas d'un sujet à système immunitaire normal et celui d'un immunodéprimé pour définir la notion d'infection opportuniste.	Cours magistral : – Définir la notion d'infection opportuniste – Prendre un exemple justifiant cette définition en comparant le mode d'action d'un agent causal chez un sujet normal et chez un sujet immunodéprimé.	– Écoute et appropriation des explications par les apprenants ; – Définition de la notion d'IO.	QROC ou QCM oral ou écrit
2. Décrire certaines infections opportunistes	– Il s'agit de décrire les infections opportunistes telles que la tuberculose, les salmonelloses, le zona, l'herpès et les candidoses	Cours magistral : – Citer les infections opportunistes d'origine ; – Décrire les manifestations cliniques de chaque IO ; – Identifier l'agent causal de chaque IO.	Écoute et appropriation des explications par les apprenants – Description de chaque IO ; – Identification de l'agent causal.	QROC ou QCM oral ou écrit

3.2. Définition des approches pédagogiques

Les objectifs tels que libellés dans les programmes, mettent l'accent sur la prise conscience des problèmes abordés, leur compréhension est fondée sur la connaissance qu'on en a, sur l'intérêt manifesté à leur égard et sur la capacité d'agir découlant de l'aptitude à identifier, anticiper les problèmes et à les prévenir ou à les résoudre.

Le tableau qui suit indique les différents groupes d'aptitudes à acquérir, les processus qui facilitent leur acquisition et les stratégies d'enseignement/apprentissage qui permettent d'atteindre les résultats intellectuels souhaités. Ces aptitudes n'ont rien de nouveau pour les éducateurs, mais la désignation des catégories dans lesquelles elles sont regroupées polarise l'attention sur les intentions pédagogiques des programmes. Il est donc suggéré de les répartir en cinq groupes.

1. Groupe A : Aptitudes à l'investigation, au diagnostic et à la prise de décision
2. Groupe B : Aptitudes à élucider les valeurs ;
3. Groupe C : Aptitudes à l'anticipation et à la prévision ;
4. Groupe D : Aptitudes à l'appréciation et à l'évaluation ;
5. Groupe E : Aptitudes à l'action.

La mise en pratique des principes pédagogiques énoncés plus haut implique le recours à des méthodes actives d'enseignement, à des procédés et à des techniques variées susceptibles de rompre la monotonie et de maintenir dans la classe un climat de confiance propice au dialogue, à la recherche et à la libre expression. Il importe donc de fournir à l'enseignant les méthodes et les techniques nécessaires pour développer chez l'apprenant l'aptitude à la recherche, à l'analyse, à la synthèse, au jugement et à la prise de décision.

Lors du choix d'une méthode ou d'une technique, souvenons-nous que l'apprenant retient :

1. 10 % de ce qu'il lit ;
2. 20 % de ce qu'il entend ;
3. 30 % de ce qu'il voit ;
4. 50 % de ce qu'il entend et voit ;
5. 80 % de ce qu'il dit ;
6. 90 % de ce qu'il dit en faisant.

3.3. Formulation des situations d'apprentissage

L'enseignement du VIH/sida pose de nombreux problèmes pédagogiques, car les thèmes abordent des problèmes socioculturels, de vie affective et de sexualité. Pour cela des démarches pédagogiques novatrices doivent être enseignées aux prestataires de cours des écoles de formation.

Les contenus de l'enseignement et des apprentissages ont été décrits dans les programmes en termes de connaissances, de changements dans l'attitude et de valeurs de l'apprenant ou en termes de compétences. Pour permettre la mise en œuvre et une bonne application de ces programmes, un guide pédagogique a été élaboré. Ce guide pédagogique suggère aux enseignants des approches pédagogiques, des situations éducatives et des situations d'apprentissages jugées appropriées. Il vise aussi à susciter la créativité dans la recherche des moyens pédagogiques à mettre à l'œuvre.

L'expérience montre que le développement des compétences comportementales et l'internalisation des valeurs et attitudes requièrent une mise en pratique, au cours des démarches interactives centrées sur les apprenants et dans un contexte de confiance et de tolérance.

3.4. Approches pédagogiques

Les suggestions méthodologiques faites dans le guide pédagogiques s'inspirent à la fois des conceptions nouvelles en didactique et de la pratique des enseignants. Ainsi, les méthodologies proposées visent à développer chez l'apprenant une vision globale de la prise en charge tant clinique que psychologique des personnes infectées ou affectées par le VIH/sida. Par le biais des activités pédagogiques, les futurs praticiens acquièrent des notions liées au respect des règles déontologiques et de l'éthique du métier. De plus, elles favorisent, chez l'apprenant une meilleure compréhension de la représentation sociale et culturelle du VIH/sida et son impact sur la santé de l'individu.

Plusieurs méthodes et techniques participatives adaptées aux situations d'enseignements et d'apprentissage ont été décrites. On peut en citer quelques-unes : méthode de clarification de valeurs, de résolution de problèmes, méthodes de cas et les techniques participatives telles que le Brainstorming, la simulation, les jeux de rôle.

Compte tenu de l'existence des classes à large effectif (+ 100 élèves), la modalité de l'emploi d'une pédagogie de grands groupes a été suggérée aux enseignants au cours des formations.

3.5. Évaluation

L'évaluation vise deux buts : l'atteinte des objectifs par les apprenants et l'évaluation des outils pédagogiques (Programmes et guide pédagogique). Pour évaluer les performances des apprenants, quelques modalités d'évaluation ont été suggérées dans le guide pédagogique en fonction de l'objectif visé. Un pré-test et un post-test expérimental sont prévus afin d'en mesurer les écarts. L'évaluation des outils pédagogiques produits se fait pendant l'expérimentation.

4. Formation des enseignants

La mise en œuvre des programmes élaborés selon l'approche par objectifs et des méthodes et techniques participatives nécessite une formation des enseignants. Deux sessions de formation ont eu lieu au cours des années 2006 et 2007. Elles ont concerné 100 enseignants choisis parmi les professeurs des spécialités ayant des affinités avec le VIH/sida à raison de 50 par établissement pilote. Ces formations ont porté sur les principales thématiques liées à la prise en charge globale du VIH/sida et sur l'utilisation des méthodes participatives.

5. Organisation de la vie scolaire

L'introduction des contenus relatifs au VIH/sida dans les programmes de nombreuses disciplines d'accueil pose le problème de l'harmonisation des interventions pédagogiques. L'élaboration d'un diagramme de composition et d'enchaînement avec le concours de tous les enseignants expérimentateurs est nécessaire au début de chaque année scolaire ou au cours des séances de formation.

5. 1. Diagramme de composition et d'enchaînement

Cet outil a permis aux enseignants de prendre conscience de leur place et rôle dans l'enseignement du VIH/sida au cours d'une année scolaire et de planifier leurs interventions en fonction des prérequis installés par d'autres disciplines. Pour illustration, les enseignants de Dolisie ont établi une planification de l'enseignement du VIH/sida leurs enseignements. Selon eux, c'est le professeur d'anatomie-physiologie qui doit débuter l'enseignement sur le VIH/sida par un cours sur la cellule, suivi par le collègue de virologie, etc.

5. 2. Définition d'une logique interne à chaque discipline d'accueil

L'introduction des nouvelles préoccupations dans les contenus d'une discipline d'accueil nécessite une légère réorganisation des contenus de cette discipline pour respecter la logique de ces ajouts.

5. 3. Allocation des masses horaires

Compte tenu de l'importante masse horaire allouée à chaque discipline ou matière, aucune allocation supplémentaire de temps n'a été attribuée.

5. 4. Modalités de travail adaptées aux effectifs

Compte tenu des effectifs pléthoriques constatés dans les classes des écoles paramédicales, le mode d'enseignement individualisé trouve ses limites. Les professeurs sont contraints de faire des exposées magistraux et dicter leurs cours. Les apprenants sont dans une situation d'inactivité. Une pédagogie participative serait plus indiquée pour résoudre cet état de choses.

5. 5. Développement du matériel adéquat

La mise en œuvre de ces programmes nécessite la production de supports pédagogiques (planches). La conception d'un manuel de l'apprenant permettrait d'atteindre directement l'apprenant et mettre fin aux longues dictées de résumés, grandes consommatrices de temps.

6. Enseignements à tirer

L'introduction des contenus relatifs à l'éducation VIH/sida nécessite :
1. une implication et un soutien clair du ministère en faveur de l'éducation VIH/sida ;
2. un soutien actif et efficace de l'administration des structures universitaires en faveur de l'éducation VIH/sida ;
3. un soutien des autres ministères ou organes gouvernementaux en faveur de l'éducation VIH/sida ;
4. une identification des compétences techniques suffisantes pour intégrer l'éducation VIH/sida dans les différentes structures éducatives ;
5. une intégration des contenus VIH/sida dans le cadre d'une refonte générale des programmes des établissements scolaires.

Conclusion

Cette modeste expérience peut servir d'exemple aux différentes commissions multidisciplinaires qui seront chargées de l'intégration des contenus relatifs à l'éducation VIH/sida dans les structures universitaires du Congo :
1. En fonction de leurs particularités, chaque établissement aura le choix entre plusieurs approches curriculaires : cours distinct, insertion dans une discipline, comme thème transversal ou infusé ;
2. Les membres des commissions auront à surmonter les obstacles et à les transformer en opportunités au changement ;
3. Ils devront avoir à l'esprit les innovations pédagogiques nécessaires à l'enseignement du VIH/sida.

ANNEXES

ALLOCUTION DE MONSIEUR LE MINISTRE DE L'ENSEIGNEMENT SUPÉRIEUR, HENRI OSSEBI À L'OUVERTURE DES JOURNÉES SCIENTIFIQUES SUR LE VIH/SIDA
BRAZZAVILLE 06 JUIN 2007

- Madame Antoinette Sassou-N'Guesso, épouse du Chef de l'État,
- Présidente de la Fondation Congo Assistance,
- Mesdames et Messieurs les Membres du gouvernement et chers
- collègues,
- Excellences, Mesdames et Messieurs les Ambassadeurs et Chefs
- de missions diplomatiques,
- Monsieur le Coordonnateur des Agences du système des
- Nations unies,
- Monsieur le Recteur de l'Université Marien Ngouabi,
- Messieurs les Conseillers du Chef de l'État,
- Monsieur le Délégué général à la Recherche scientifique
- et technologique,
- Monsieur le Secrétaire général de la Fondation SNPC,
- Mesdames et Messieurs les Directeurs généraux et centraux,
- Mesdames et Messieurs les Enseignants de l'Université
- Marien Ngouabi, en vos grades et qualités,
- Mesdames et Messieurs les représentants de la société civile
- et des ONG spécialisées,
- Mesdames et Messieurs les représentants des personnels
- non enseignants de l'Université Marien Ngouabi,
- Chers Étudiants
- Distingués invités,
- Mesdames, Mesdemoiselles et Messieurs,

Le Département de l'Enseignement supérieur dont j'ai la charge, peut en ce jour, s'honorer de vouloir, à travers l'événement qui nous rassemble, apporter sa modeste contribution, en synergie avec les différents partenaires ici présents, à une grande cause : la lutte multidimensionnelle contre le VIH/sida.

Chacun de nous sait, en effet, que, malgré les progrès considérables accomplis dans la prise en charge thérapeutique des personnes vivant avec le VIH/sida, les ravages qu'il continue d'opérer exigent aujourd'hui, à la fois, de repenser nos approches de cette pandémie, d'une part, et, d'autre part, d'accompagner plus efficacement les pouvoirs publics dans le dispositif institutionnel déjà en place.

C'est donc pour tenter de répondre à cette double préoccupation, qu'ont été conçues et initiées ces premières Journées scientifiques nationales sur le thème "VIH/sida, société et développement".

Excellences, Mesdames, Mesdemoiselles et Messieurs,

En choisissant de s'inviter, avec ses ressources propres, dans ce débat qui a lieu, aujourd'hui, dans la communauté scientifique internationale sur la question de savoir "comment anticiper et mieux enrayer la progression inexorable du sida dans le monde et en Afrique en particulier", notre alma mater, on l'aura compris, est, en fait, au cœur de la mission qui fonde et justifie son identité.

Il est en effet établi aujourd'hui, au sein de la communauté internationale que l'enseignement supérieur en général, les universités en particulier, sont et demeurent les seuls, sinon les meilleurs fournisseurs, pour chaque société, du capital humain nécessaire à la production du savoir.

Dans le cas d'espèce qui nous rassemble aujourd'hui, vu le contexte actuel de notre pays, où se juxtaposent les effets déstructurants de la pauvreté de masse, du dérèglement, sinon de la crise des valeurs, de l'urbanisation incontrôlée et de la dépréciation du système éducatif, il était devenu urgent que l'université se mobilise et joue son rôle. Ce, pour trois raisons, au moins.

Déjà parce que, en son sein, les dégâts causés par cette pandémie, parmi le personnel enseignant et non enseignant, mais aussi chez les étudiants, sont considérables. Et, qu'à ce propos, l'on ne peut indéfiniment se satisfaire ni du silence, ni des chuchotements ironiques, ni a fortiori, des pleurs hélas, lorsque vient à disparaître, à cause du sida, comme trop souvent ces dernières années, l'un ou l'autre membre de notre communauté universitaire, dans ces différentes composantes.

Ensuite, parce que, grâce à l'impulsion du Comité national de lutte contre le sida, notre Université est déjà engagée, à l'instar de celles de certains pays africains comme l'Éthiopie, le Kenya, l'Ouganda, etc., dans une dynamique de "réponse institutionnelle" au VIH/sida, en mettant notamment en place des points focaux qui, chaque jour, accomplissent un travail persévérant d'éducation, d'information et veille.

Enfin, parce qu'au plan scientifique, la pérennisation des indicateurs de notre niveau national de séroprévalence ne pouvait plus, ne peut plus laisser indifférent le réservoir d'intelligences que constitue la communauté des psychologues, des juristes, des socio-anthropologues, des économistes dont regorge notre université, à l'abri de ses murs défraîchis, même repeints à la hâte pour l'événement.

C'est pourquoi, Excellences, Mesdames et Messieurs, cette communauté, à travers les communications qui ont été sélectionnées sur la base de leur pertinence scientifique, en est arrivée à cette interrogation cruciale : que se passe-t-il véritablement dans notre (ou dans nos sociétés) à travers le sida ? Y a-t-il des ressorts individuels ou collectifs qui, malgré les campagnes de prévention, malgré la réalité des décès attestés par contamination sexuelle, malgré les dégradations physiques inscrites corporellement sur certains porteurs avérés, peuvent aujourd'hui nous permettre de mieux comprendre la réalité, le vécu et les diverses sociabilités associés au sida.

« Comprendre » étant entendu ici dans son acception scientifique première, qui consiste véritablement à « déconstruire » l'objet empirique sida et à en produire, de façon coalisée, une connaissance pertinente, en recourant, au besoin, à la comparaison internationale, comme l'atteste la présence à ces Journées des universitaires et des praticiens venus de la RDC et du Gabon, notamment.

Autrement dit, la question posée à l'intelligence de nos experts, à travers la problématique inter et pluridisciplinaire de ces journées de réflexion est : peut-on "soupçonner" certaines dimensions qui structurent la réalité ou l'imaginaire de nos communautés d'avoir un lien causal avec la progression du VIH/sida ? Si oui, comment contribuer à faire avancer concrètement les politiques publiques engagées dans la lutte contre cette pandémie ?

Excellences, Mesdames et Messieurs,

Il est peu sûr qu'au sortir de ces journées de réflexion, nos chercheurs réussissent à répondre à toutes ces questions complexes. L'important cependant, pour la science et pour le pays, c'est au moins qu'on aura pensé ensemble à poser les vraies questions : celles qui permettront de mieux comprendre ce qui se passe dans l'intimité individuelle ou collective, malgré l'omniprésence connue et le danger, souvent dénié, de la mort programmée par le sida.

Pareille entreprise exige certes des moyens et de la conviction. L'essentiel, cependant, sera d'avoir essayé de mutualiser les efforts, en associant à ces journées de réflexion, différents partenaires, différentes ONG, différentes entreprises, pour sortir tant soit peu la réflexion scientifique de son isolement institutionnel, pour l'ouvrir à son environnement et la rendre utile à toute la communauté, à travers les mesures d'accompagnement et les stratégies sectorielles qui constitueront la "feuille de route" des résultats attendus de ces Journées scientifiques.

Que tous les partenaires et sponsors, parmi lesquels, notamment, la Fondation Congo Assistance, la Fondation SNPC, le PNUD, la société CELTEL, qui ont accepté de s'associer à cet événement et de le soutenir de l'une ou l'autre façon, trouvent ici l'expression de ma sincère gratitude. Ces remerciements s'adressent plus particulièrement au Ministère de la Santé, des Affaires sociales et de la population, ainsi qu'au Comité national de lutte contre le sida, dont la contribution financière aura été déterminante pour la réussite de cet événement.

Distingués invités, chers participants,

Puisqu'il me faut conclure, c'est vers vous, Madame la Présidente, en votre triple qualité de première citoyenne de notre pays, de Présidente d'une ONG incontournable dans la lutte contre le VIH/sida et de Vice-Présidente de l'Organisation des Premières Dames d'Afrique contre le sida, que je me tourne.

Pour vous dire, au nom de notre institution, au nom des intelligences qui font, dans le silence, malgré la sécheresse des moyens disponibles, la fierté de notre pays, merci, encore une fois.

Merci d'être venue, merci d'être descendue sur le terrain, j'allais dire sur vos « terres affectives », accompagner l'Université Marien Ngouabi dans cet exercice difficile et exaltant d'espérer par cette modeste activité, comme le dit l'UNESCO :

> « Réussir à produire les savoirs indispensables au développement, via la recherche et l'enseignement, contribuer à créer l'expertise, à gérer le développement, à organiser la transformation sociale et à préserver les valeurs sociales et l'éthique culturelle ».

Je vous remercie.

DISCOURS D'OUVERTURE DE MADAME ANTOINETTE SASSOU-N'GUESSO BRAZZAVILLE, LE 05 JUIN 2007

Mesdames et Messieurs les Membres du gouvernement,
Excellences, Mesdames et Messieurs les Ambassadeurs et Chefs de missions diplomatiques,
Monsieur le Coordonnateur des Agences du système des Nations unies,
Monsieur le Recteur de l'Université Marien Ngouabi,
Messieurs les Conseillers du Chef de l'État,
Monsieur le Délégué général à la Recherche scientifique et technologique,
Monsieur le Secrétaire général de la Fondation SNPC,
Mesdames et Messieurs les Directeurs généraux et centraux,
Mesdames et Messieurs les Enseignants de l'Université Marien Ngouabi, en vos grades et qualités,
Mesdames et Messieurs les représentants de la société civile et des ONG spécialisées,
Mesdames et Messieurs les représentants des personnels non enseignants de l'Université Marien Ngouabi,
Chers Étudiants,
Distingués invités,
Mesdames, Mesdemoiselles et Messieurs,

C'est avec une joie et un plaisir sincères que je foule à nouveau le sol de notre université, à l'occasion de cet événement scientifique qui nous réunit aujourd'hui.

En effet, en ma double qualité d'épouse du Chef de l'État et de Présidente de la Fondation Congo Assistance, l'argument de ces Journées scientifiques, sur le thème « VIH/sida, Société et Développement », aurait pu suffire à constituer, en soi, un motif suffisant de justification de mon implication et de ma présence ici.

A ces deux raisons majeures s'ajoute, cependant, une troisième : celle de mon attachement personnel à notre institution universitaire, à laquelle me lient tant de souvenirs, puisés dans la mémoire de ma modeste vie sur cette terre, et qui, aujourd'hui, emplissent mon cœur d'une émotion sincère, en me retrouvant ici, face à vous et avec vous.

Pour cette raison aussi, je vous prie donc d'emblée de bien vouloir accepter mes sincères remerciements pour la chaleur et la qualité de l'accueil que vous avez bien voulu me réserver, vous tous et vous toutes, agents et personnels de l'université, en vos grades et qualités.

Excellences, Mesdames, Mesdemoiselles et Messieurs,

Le thème de l'événement qui nous réunit ici aujourd'hui appelle, de ma part, quelques commentaires.Il s'agit, en effet, à travers la problématique retenue par les initiateurs de ces Journées de réflexion, de considérer, à la lumière des compétences universitaires spécialisées, les relations étroites entre le VIH/sida, notre société et les impératifs de son développement.

Cette préoccupation scientifique est plus que louable. Elle arrive bien à propos, pour permettre à tout le dispositif institutionnel déjà existant dans notre pays, de bénéficier de l'éclairage de cette catégorie de scientifiques, trop souvent méconnue, à savoir, les spécialistes en sciences sociales et humaines. Or, si le VIH/sida est aujourd'hui connu, même bien connu, à en croire le volume et la qualité des travaux et découvertes scientifiques y afférentes, dans les domaines strictement cliniques, infectiologiques et thérapeutiques, force est de constater que, dans notre pays notamment, la connaissance scientifique de toutes les dimensions psychologiques, sociologiques, culturelles reste encore à établir.

Or, dans la lutte implacable contre la pandémie, à laquelle le Père de la nation lui-même, Son Excellence Monsieur le Président de la République n'a cessé de nous exhorter, toutes les énergies, toutes les forces, toutes les intelligences et tous les talents doivent être mobilisés. Et, dans le cas d'espèce, le dispositif national déjà en première ligne à travers les institutions publiques connues serait incomplet s'il ne s'enrichissait pas de l'apport quantitatif et qualitatif des experts et autres spécialistes des sciences sociales et humaines.

Ces disciplines sont, en effet, comme le souligne l'argument de ces Journées, de par leur objet scientifique, au cœur des interrogations lancinantes qui nous préoccupent tous, à savoir : quels sont les ressorts personnels des comportements à risque que, malgré les campagnes persévérantes menées par les ONG, la société civile et les pouvoirs publics, nos compatriotes ne parviennent pas à abandonner ? Que se passe-t-il véritablement dans la conscience sinon dans l'inconscient de nos jeunes, mais aussi de certains adultes, pour continuer ainsi à faire, au seuil de leur vie, une partie de roulette russe où, comme on le sait, chaque coup peut être fatal ? Comment parvenir à mieux persuader nos compatriotes, à travers une pédagogie interactive, en tenant mieux compte des traits spécifiques de notre culture et de nos valeurs, pour espérer, à terme, une prise de conscience plus forte et contribuer à travers un sursaut culturel, à faire reculer cette pandémie ? Enfin et surtout, comment, désormais intégrer de façon pratique, l'éclairage issu des sciences de la société, à travers leur diversité, dans le dispositif opérationnel déjà en place, pour mieux assurer le succès des politiques publiques, en « mutualisant » la contribution de tous les sachants ?

Excellences, Mesdames et Messieurs, distingués invités,

Nous l'aurons tous compris : cette heureuse initiative est pour nous le signal d'un nouveau départ et la marque d'un engagement. L'Université Marien Ngouabi qui, sur le plan médical, est le principal pourvoyeur de notre pays en ressources humaines spécialisées, à travers les différentes promotions des jeunes médecins qu'elle offre chaque année à la nation, - l'Université Marien Ngouabi, disais-je, - vient, une fois de plus, de façon brillante, de démontrer qu'elle est véritablement dans son rôle, en s'acquittant avec brio, de sa mission institutionnelle fondamentale qui est d'être le réservoir de l'expertise pluridisciplinaire nationale.

En prenant à bras le corps cette problématique, à travers une approche originale, pertinente et novatrice, elle prouve qu'elle a mûri et qu'elle a compris ce que la nation attend d'elle. C'est pourquoi je voudrais, en cet instant solennel, féliciter sincèrement les initiateurs de cet événement, au nombre desquels, notamment, le Ministre de l'Enseignement supérieur lui-même, qui m'a assidûment tenu informée des préparatifs de ces Journées de réflexion.

J'associe évidemment, à ces congratulations, toute la communauté des experts, des chercheurs, des spécialistes de différents domaines, qu'ils soient nationaux ou qu'ils soient venus des pays frères et voisins, tels que la RDC et le Gabon. En répondant favorablement à l'appel des organisateurs, tous et toutes ont voulu donner une dimension extranationale, sous-régionale sinon continentale, à la coalition des intelligences au service de nos populations.

Pour ma part, sachez Mesdames et Messieurs, distingués invités, que vous pourrez toujours compter sur ma disponibilité et sur mon engagement à vos côtés, pour soutenir, du mieux que je pourrai, toutes les initiatives émanant de votre communauté, en faveur du progrès scientifique, de la recherche pluri et interdisciplinaire.

Car, j'en suis convaincue, c'est à ce prix, malgré l'environnement difficile qui nous entoure, que l'Université Marien Ngouabi, en persévérant, saura aider notre pays à relever les défis multidimensionnels de son développement.

C'est pourquoi, convaincue qu'ils se dérouleront dans une atmosphère studieuse, propice à l'avancement des connaissances scientifiques, et persuadée qu'elles remporteront un franc succès, je déclare ouvertes les "Journées scientifiques sur le VIH/sida, la société et le développement"

Je vous remercie.

ALLOCUTION DE CLOTURE DU MINISTRE DE L'ENSEIGNEMENT SUPERIEUR, MONSIEUR HENRI OSSEBI

- Monsieur le Coordonnateur de l'ONU-sida au Congo ;
- Monsieur le Recteur de l'Université Marien Ngouabi ;
- Monsieur le Délégué général à la Recherche scientifique et technologique ;
- Monsieur le Vice-Recteur de l'Université Marien Ngouabi ;
- Monsieur le Secrétaire général de l'Université Marien Ngouabi ;
- Monsieur le Directeur général de l'Enseignement supérieur ;
- Monsieur le Directeur général de la Santé ;
- Monsieur le Directeur général des Affaires sociales et des Œuvres universitaires ;
- Madame la Secrétaire générale de la Fondation Congo Assistance ;
- Monsieur le Secrétaire général de la Fondation SNPC ;
- Messieurs les Chefs d'Établissements de l'Université Marien Ngouabi ;
- Mesdames et Messieurs les Directeurs centraux de l'Université Marien Ngouabi ;
- Messieurs les Directeurs centraux du Ministère de l'Enseignement supérieur ;
- Madame la Secrétaire Exécutive du CNLS ou son représentant ;
- Mesdames et Messieurs les Secrétaires Académiques de l'Université Marien Ngouabi ;
- Messieurs les Chefs de Département de l'Université Marien Ngouabi ;
- Chers étudiants ;
- Mesdames, Mesdemoiselles et Messieurs,
- Distingués invités.

Nous voici parvenus au terme des travaux de ces Premières Journées scientifiques sur le thème « VIH/sida, société et développement ».

Avant de nous séparer, permettez-moi, tout d'abord, au nom du Gouvernement de la République et de son Chef, Monsieur le Président de la République, de vous féliciter chaleureusement et de vous remercier sincèrement pour sa bonne tenue et ses conclusions.

Je remercie aussi tous mes collègues, membres du Gouvernement et toutes les autorités diplomatiques, politiques, universitaires et scientifiques, la presse, la société civile, qui, par leur présence et leur participation, ont contribué à rehausser l'éclat de cette « grande première » au Congo.

Une mention toute particulière aux étudiants, cette frange vulnérable et combien précieuse de la communauté universitaire, qui a pris une part active à ces Journées scientifiques, parce qu'ils en ont compris spontanément l'intérêt, en tant que lieu et moment d'une plus grande prise de conscience des ravages et dégâts causés par le VIH/sida au sein de notre alma mater.

J'associe, bien évidemment, à ces remerciements les Fondations Congo Assistance et SNPC, le PNUD et l'UNESCO, les ONG et l'opérateur CELTEL-Congo, sans lesquels il ne nous aurait pas été possible de nous retrouver. À travers leurs représentants, qui, ayant compris l'enjeu scientifique, mais aussi social du fléau sida, se sont impliqués personnellement dans la mobilisation des ressources dont nous avons pu disposer, je reconnais la marque de leur engagement sincère, au nom de chacune de leurs institutions, à accompagner et à stimuler les efforts multisectoriels de notre pays, en vue d'apporter des réponses appropriées aux lancinantes questions soulevées par cette pandémie.

Mesdames, Messieurs

Au moment où s'achèvent les travaux de ces Journées scientifiques, permettez-moi de relever que la problématique retenue par leurs initiateurs et leurs organisateurs, constitue de la part de notre Université, une contribution de très grande portée à la croisade intercontinentale et multidimensionnelle menée, à tous les niveaux, contre cette pandémie qui ne cesse d'endeuiller et de fragiliser nos sociétés.

S'il est trop tôt pour en tirer toutes les leçons, je voudrais m'autoriser, avant de conclure, d'en signaler, au moins, trois idées-forces.

La première est que, au-delà et à côté des approches « dures », c'est-à-dire obéissant à un protocole issu des sciences dites exactes ou naturelles, viennent, pour la première fois dans notre pays, de s'ingérer dans la délicate problématique des approches inédites des sociabilités liées au sida.

Et s'il est trop tôt ou s'il peut paraître prétentieux de parler d'une rupture épistémologique dans le champ cognitif, il s'agit, à n'en point douter, d'un renversement de perspective. En attendant d'en valider les résultats scientifiques, les travaux de ces journées auront en tout cas contribué à la « réhabilitation sociale » de cette catégorie de chercheurs et spécialistes, dans l'interpellation multidisciplinaire de cet objet social.

La deuxième est que l'Université Marien Ngouabi, à travers la mosaïque de ses spécialistes des sciences sociales et humaines, ici représentés, s'est dite prête, à condition qu'on veuille l'écouter et lui concéder les moyens de son action, à se mobiliser encore davantage pour contribuer effectivement et activement, en s'engageant de façon structurée, à travers une « feuille de route », dans la fédération des énergies et des potentialités humaines contre le sida, dont les conséquences sont déjà visibles au sein de notre société.

Toutes ces caractéristiques, vous les avez montrées, tout au long de ces quatre journées de débats, d'échanges fructueux, souvent passionnés et passionnants, mais tous préoccupés par le souci cardinal de contribuer, d'enrichir, bref, de partager les expériences.

La troisième idée-force, qui me paraît intimement liée à la précédente, est le consensus qui s'est dégagé autour de l'organisation et la tenue, de façon régulière, des rencontres de ce genre, pour faire le point, à travers un « observatoire » ou un « système d'information sanitaire sur le VIH/sida », des avancées sur les changements de comportements face à la pandémie. Le Chef de l'État, lui-même, j'en suis sûr, ne sera pas indifférent à cet engagement.

Distingués invités, Mesdames et Messieurs,

Ce triptyque consensuel n'a pu se construire que grâce à cet événement. Nous avons, ensemble, ici, pendant quatre jours, accepté de nous impliquer plus activement dans la grande bataille contre la pandémie du sida. Gageons qu'à travers les mécanismes de suivi des conclusions de ces Journées, dont j'espère que nous publierons les Actes, cette contribution aux changements des mentalités, des comportements face au sida, devant les personnes vivant avec le sida, les orphelins, les veufs et veuves, aidera notre pays, notre sous-région et l'Afrique, à affronter les conséquences multiples qu'entraîne ce fléau.

Mesdames et Messieurs, chers participants,

Je voudrais, pour conclure, parce que ces premières Journées l'ont suggéré, inviter, une fois encore, les spécialistes des sciences sociales et humaines, à côté des médecins et autres chercheurs des sciences de la vie, à fédérer et à coaliser les énergies, les forces et les intelligences pour éradiquer le sida au Congo. Et parmi nous, au sein de cette coalition intellectuelle, je voudrais plus particulièrement féliciter et remercier les spécialistes venus des pays voisins (RDC, Gabon), à qui je souhaite un bon retour dans leurs pays.

Sur ce, je déclare closes les Premières Journées scientifiques sur le thème « VIH/sida, société et développement ».

Je vous remercie.

RAPPORT FINAL DES JOURNEES VIH/SIDA

À l'initiative de Monsieur le Ministre de l'Enseignement supérieur et en partenariat avec le Ministère de la Santé, des Affaires sociales et de la Famille, le Programme des Nations unies pour le développement (PNUD), l'Organisation mondiale de la santé (OMS), le Conseil national de lutte contre le sida (CNLS), la Fondation Congo Assistance et la Fondation de la Société nationale des pétroles du Congo, l'Université Marien Ngouabi a organisé à Brazzaville du 6 au 9 juin 2007, des journées scientifiques sur le thème : « VIH/sida, Société et Développement ».

La séance d'ouverture a été placée sous le haut patronage de Madame Antoinette Sassou-N'Guesso, épouse du Chef de l'État, Présidente de l'Organisation des Premières Dames d'Afrique pour la lutte contre le sida, Section du Congo (OPDAS), Présidente de la Fondation Congo Assistance. Au cours de cette cérémonie, quatre allocutions ont été prononcées. Prenant le premier la parole, le Recteur de l'Université Marien Ngouabi, le Pr Georges Moyen a émis le vœu que ces Journées scientifiques constituent une nouvelle orientation dans l'appréhension de la pandémie VIH/sida. Pour les chercheurs impliqués dans la recherche des solutions aux multiples problèmes que pose cette terrible maladie en Afrique en général, et au Congo, en particulier, a-t-il indiqué : « il va désormais s'agir de considérer l'homme dans sa globalité, en prenant en compte, outre ses aspects biologiques, les aspects économiques, sociologiques, culturels et environnementaux dans leur interaction, dans la mesure où la science médicale seule est impuissante dans cette lutte. Dans cette quête urgente d'approches plus efficaces pour lutter contre la maladie, a-t-il poursuivi, aucune structure de la société ne doit être en marge ».

Monsieur le Recteur a, par ailleurs, loué les efforts déployés par la Fondation Congo Assistance, à côté d'autres organisations comme les agences du système des Nations unies, la Fondation SNPC, dans la croisade contre cette pandémie à l'échelle de notre pays, et salué la vision d'un homme, le professeur Assori Itoua-Ngaporo, qui a été parmi les premiers à avoir conçu et installé les premiers programmes nationaux de lutte contre la pandémie du VIH/sida.

Prenant à son tour la parole, Monsieur Aurélien Agbenonci, représentant résident du PNUD, coordonnateur des agences du système des Nations unies, a loué l'initiative du Ministère de l'Enseignement supérieur et de l'Université Marien Ngouabi, d'organiser des journées scientifiques devant et pouvant définir une autre approche que médicale des problèmes posés par le VIH/sida, en vue notamment de proposer des solutions appropriées et adaptées au contexte socioculturel où se développe la maladie.

Il a, pour terminer, exprimé la volonté des agences du système des Nations unies d'accompagner le Ministère de l'Enseignement supérieur et l'Université Marien Ngouabi dans cette démarche, et a pris l'engagement de soutenir les actions en faveur de la lutte contre le VIH/sida au Congo.

Dans son allocution de circonstance, Monsieur le Ministre de l'Enseignement supérieur a souligné, avec force, que face aux ravages causés par les VIH/sida, il devient nécessaire sinon urgent, d'une part, de repenser les approches de cette pandémie, d'autre part, d'accompagner plus efficacement les pouvoirs publics dans le dispositif institutionnel déjà en place. Monsieur le Ministre de l'Enseignement supérieur a instruit l'Université Marien Ngouabi, pourvoyeuse de notre société en capital humain nécessaire à la production du savoir, à s'engager désormais à faire participer toutes les énergies, toutes les intelligences et toutes les forces dans la lutte implacable contre le VIH/sida. C'est ainsi que les sciences sociales et humaines, à travers la mosaïque de spécialistes en psychologie, sociologie, anthropologie, droit, science politique, etc. doivent désormais s'investir davantage dans la recherche des réponses aux questions fondamentales sur les ressorts individuels ou collectifs qui, malgré les campagnes de prévention, malgré la réalité des décès attestés par contamination sexuelle, et l'évidence des dégâts inscrits corporellement sur certains porteurs avérés du VIH/sida, qui poussent les jeunes, mais aussi certains adultes, à afficher des comportements à risque.

Monsieur le Ministre de l'Enseignement supérieur a ensuite exhorté la communauté des psychologues, des juristes, des socioanthropologues, des économistes dont regorge notre université, à comprendre la réalité, le vécu et les diverses sociabilités associées au sida, en vue de produire, de façon coalisée, une connaissance pertinente nécessaire à l'éradication du sida au Congo.

Avant de terminer son propos, Monsieur le Ministre Henri Ossebi a vivement remercié tous les partenaires et sponsors, dont notamment la Fondation Congo Assistance, la Fondation SNPC, le CNLS, le PNUD, la société CELTEL, qui ont accepté de s'associer à cet événement.

Prenant la parole pour son discours d'ouverture, Madame Antoinette Sassou-N'Guesso, épouse du Chef de l'État, Présidente de la Fondation Congo Assistance, Présidente de l'Organisation des Premières Dames d'Afrique pour la lutte contre le sida section du Congo, a loué l'initiative de Monsieur le Ministre de l'Enseignement supérieur et de l'Université Marien Ngouabi de l'avoir associée à cet important événement et a remercié ses organisateurs

La problématique de ces journées scientifiques, a-t-elle déclaré, intègre les préoccupations de la Fondation Congo Assistance et de l'OPDAS, et va permettre de renforcer le dispositif institutionnel déjà existant dans notre pays, de bénéficier de l'éclairage des spécialistes des sciences sociales et humaines de notre alma mater dans la lutte contre le sida. Cette initiative, a-t-elle poursuivi, est pour la Présidente de la Fondation Congo Assistance, le signal d'un nouveau départ et la marque d'un engagement dans cette croisade contre le VIH/sida.

Avant d'ouvrir les travaux, Madame Antoinette Sassou-N'Guesso s'est engagée, aux côtés de l'université et du ministère, à soutenir toutes les initiatives émanant de la communauté universitaire, en faveur du progrès scientifique, de la recherche pluri et interdisciplinaire.

Au cours de la cérémonie d'ouverture, une personne vivant avec le VIH/sida a fait un témoignage poignant sur sa séropositivité, la discrimination dont elle a été victime du fait de cette séropositivité, l'aide qu'elle a reçue de l'État. Elle a par ailleurs exprimé sa très grande reconnaissance au Chef de l'État, qui a décidé de la gratuité des soins par trithérapie.

Les travaux des journées se sont articulés autour de cinq sous-thèmes :
- Sous-thème I : VIH/sida, pauvreté et développement durable au Congo ;
- Sous-thème II : Dimensions économique, sociale, psychologique, juridique et anthropologique du sida ;
- Sous-thème III : VIH/sida et genre ;
- Sous-thème IV : sida et droits humains au Congo ;
- Sous-thème V : Aspects institutionnels, politiques et stratégiques de la lutte contre le VIH/sida ;
- Sous-thème VI : Intégration du VIH/sida dans des programmes d'enseignement et de recherche.

La conférence inaugurale, prononcée par le Docteur Malalu, coordonnateur du Secrétariat exécutif permanent du CNLS, a dressé un état de la pandémie au Congo. D'après les résultats de l'enquête nationale « Séroprévalence VIH/sida en République du Congo », conduite en 2003 par le Conseil national de lutte contre le sida, le nombre total des personnes vivant avec le VIH varie entre 86.000 et 130.000. Le taux de prévalence nationale du VIH chez les individus de 15 à 49 ans est de 4,2 %, avec des pics de 10,3 % pour la ville de Sibiti et 9,4 % pour la ville de Dolisie. Viennent ensuite les villes de Madingou (5,3 %), Pointe-Noire (4,8 %), Ouesso (3,9 %), Brazzaville (3,3 %). Les localités les moins touchées sont : Impfondo, Djambala (1,3 %), Kinkala (2,6 %). La proportion des femmes infectées par le VIH est supérieure à celle des hommes avec un taux moyen de 4,7 % chez femmes contre 3,8 % chez les hommes. Le risque de séropositivité est élevé entre 25 et 39 ans chez les femmes, et entre 35 et 49 ans chez les hommes. La prévalence est particulièrement élevée dans la tranche d'âge de 35 à 39 ans (8,4 %) et 40 à 44 ans (7,8 %). Les groupes les plus vulnérables au VIH sont les élèves, les jeunes non scolarisés ou déscolarisés, les étudiants, les professionnelles du sexe, les femmes en général, les filles-mères, les veuves, les militaires, les populations mobiles des axes routiers, ferroviaires et fluviaux.

Pour lutter contre la pandémie, l'État congolais a mis en place une réponse nationale, multisectorielle. Cette réponse nationale vise six axes principaux :
- le renforcement de la prévention ;
- l'amélioration de la prise en charge ;
- le renforcement de la surveillance épidémiologique ;
- la promotion de la recherche ;
- le contrôle des IST ;
- le renforcement de la coordination et du partenariat.

En application de la réponse nationale, des actions décisives ont été réalisées :
- mise en place de structures de dépistage ;
- création d'un centre national de transfusion sanguine ;
- création d'un Centre de traitement ambulatoire (CTA) à Brazzaville et à Pointe-Noire ;
- création des unités de lutte contre le sida dans les différents ministères ;
- gratuité des soins par trithérapie ;
- développement des programmes de prévention et de prise en charge sur les lieux de travail et dans les communautés.

Durant les trois journées de réflexion et d'échanges, vingt-huit (28) communications ont été présentées aux participants, à savoir :
– Boungou Bazika : Le VIH/sida et les contraintes budgétaires des états africains ;
– Elo Dacy : Le VIH/sida et les contraintes budgétaires des états africains
– Joachim Emmanuel Goma-Thethet : L'Université Marien Ngouabi et la réponse nationale de lutte contre le VIH/sida au Congo de 1983 à 2006 : état des lieux et perspectives en matière d'enseignement et de recherche
– Paul Gomes Olamba : L'Université Marien Ngouabi et la réponse nationale de lutte contre le VIH/sida au Congo de 1983 à 2006 : état des lieux et perspectives en matière d'enseignement et de recherche
– Dieudonné Koumba : Croyances, attitudes et VIH/sida chez les populations de Divénié et Ngoua 2 dans le département du Niari
– Daniel Loumouamou : L'impact du sida sur la population congolaise
– Serge Bertrand Mafouta : VIH/sida et stratégie d'entreprise dans un contexte de développement rural
– Victor Mboungou : L'attitude du Pygmée Babinga face au discours sur le VIH/sida

- Daniel Mikayoulou : Impact du VIH/sida sur les entreprises congolaises : cas de Brazzaville et de Pointe-Noire
- Jean-Pierre Missié : Pentecôtisme et prévention du VIH/sida au Congo : cas de la CIFMC
- Gertrude Ndeko Longonda : Sexualité et prévention du sida en milieu urbain. L'exemple des femmes commerçantes handicapées motrices du port de Brazzaville.
- Paul Nzete : Ce que disent les jeunes du sida
- Yolande Ofoueme Berton : VIH/sida, femmes et développement durable au Congo
- Michel Bitemo : Profil démographique des décès sur le terrain à VIH/sida à Brazzaville
- René Samba : Impact socioéconomique du VIH/sida et développement durable en République du Congo
- Julien Mbambi : Sexualité, représentation et croyances face au VIH/sida au Congo Brazzaville
- Benoît Libali et Constance Mafoukila : Pauvreté et accès à l'information sur le VIH/sida dans une ville africaine. Cas de Brazzaville (Congo)
- Raoul Goyendzi : Les pratiques hygiéniques, aphrodisiaques et phytothérapeutiques chez les prostituées de Brazzaville, Ouesso et de Pokola et la lutte contre le VIH/sida au Congo
- Martin Yaba et Prospère Moukila : Analyse socio anthropologique de la stigmatisation et la discrimination envers les personnes vivant avec au Congo-Brazzaville
- Joseph N'Guembo : Problématique de la prise en charge des PVVIH/sida à l'Université Marien Ngouabi : enjeux et perspectives
- Nicodème Okobo : Impact démographique du VIH/sida en Afrique subsaharienne
- Joseph Tchicaya, Dzalamou Michel, Jean Paul Boumandouki : L'intégration des contenus relatifs au VIH/sida dans les programmes d'enseignement
- Lapika Dimonfu : L'impact social des programmes de lutte contre le VIH/sida en RDC.
- Scholastique Dianzinga : VIH/sida au Congo de 1983 à 2000 : une contribution à l'histoire de la maladie.
- Bernadette Biyhogue : Le rôle du pair éducateur
- Grégoire Bakandeja Wa Mpungu : Les droits et les obligations des personnes vivant avec le VIH/sida.
- François Sita : Quel type de formation pour le développement des capacités des associations congolaises des jeunes femmes et hommes des personnes vivant avec le VIH/sida ?
- Joseph Tonda : sida, pentecôtisme et périls biopolitiques.

De ces communications, il s'est dégagé quelques axes prioritaires :
1- les déterminants anthropologiques, psychologiques, sociaux et économiques de la propagation du VIH/sida ;
2- les attitudes vis-à-vis du sida ;
3- l'impact social, économique et démographique du sida ;
4- les droits et obligations des personnes vivant avec le VIH/sida ;
5- le rôle et la place des sciences de l'homme et de la société dans la connaissance et la lutte contre le sida, etc.

En matière de facteurs favorisant l'expansion du VIH/sida, les participants aux journées ont identifié entre autres :
- la crise morale de la société congolaise et la paupérisation des populations ;
- la résistance à l'utilisation du préservatif ;
- la banalisation et/ou le déni du sida ;
- la peur du test du sida et l'absence d'une culture du bilan de santé ;
- le silence des époux sur leurs infidélités mutuelles ;
- l'exode massif des citadins vers l'hinterland à l'occasion des tournées de conférences des hommes politiques, des campagnes électorales, ou des militaires à l'occasion des conflits armés ;
- les violences sexuelles ;
- la faiblesse de la médecine préventive ;
- les croyances superstitieuses ;
- la diffusion des produits immoraux par les vidéoclubs, les médias, la musique ;
- la pratique de la polygamie et du lévirat ;
- l'absence de dialogue entre parents et enfants sur la sexualité, etc.
- En matière d'attitudes vis-à-vis du sida, quatre tendances ont été observées :
- la tendance qui nie la réalité de l'existence du sida ;
- La tendance qui banalise le sida en faisant de cette pandémie fatale une maladie bénigne et banale ;
- La tendance des personnes qui pensent que le sida existe, mais qu'il ne peut pas passer par elles, immunisées qu'elles croient être par des pratiques fétichistes ou par la prière, attitudes qu'elles expriment par l'expression : « sans effet ».
- La tendance qui stigmatise les personnes vivant avec le VIH/sida.

En matière d'impact social, économique et démographique, les débats ont établi que le sida a un impact considérable sur la démographie du Congo. La forte prévalence grève de façon majeure l'espérance de vie qui est passée de 54 ans en 1984 à 50,8 ans aujourd'hui pour les hommes et à 46,3 ans pour les femmes. Près de la moitié des sujets infectés par le VIH le sont avant 25 ans et décèdent en moyenne 10 ans plus tard. Près de 75 % des personnes vivant avec le VIH font partie de la tranche d'âge 15-49 ans, qui représente la grande majorité de la population active. Le sida constitue désormais la première cause de mortalité en Afrique en général, au Congo en particulier devant le paludisme et les pneumopathies.

L'impact social et économique est tout autant crucial. Le sida coûte cher aux malades et à leurs familles. Il occasionne de multiples frais : déplacements, consultations, examens médicaux, hospitalisation, alimentation, traitement, obsèques en cas de décès.

Le coût économique est tout aussi important. En effet au rythme où l'épidémie se développe, les entreprises pourraient être confrontées à des coûts accrus liés à l'absentéisme, aux congés de maladie, à la prise en charge des malades, aux recrutements temporaires et à la formation de nouveaux travailleurs, aux frais occasionnés par les funérailles. La perte massive des travailleurs entraînerait un ralentissement voire un effondrement de la production. Le coût est au moins aussi important pour les ménages, l'État et la collectivité dans son ensemble.

En matière de droits et obligations des personnes vivant avec le VIH/sida, les débats ont révélé que ces personnes sont confrontées à un grave problème de santé et aussi à la stigmatisation et à la discrimination. Pourtant, la stigmatisation et la discrimination sont contraires aux règles en vigueur en matière de droits humains et constituent une violation de ces derniers. Il est urgent d'adopter un cadre juridique et institutionnel de protection et de promotion des droits des personnes vivant avec le VIH/sida. Ces personnes, faut-il le rappeler, ont droit à l'information, à la libre circulation, au travail, aux soins, à la procréation, à une vie privée. En contrepartie, elles ont le devoir d'interrompre la chaîne de transmission du VIH/sida, de participer aux activités de lutte contre le sida. Le fait de ne pas révéler à son partenaire son statut sérologique est passible de poursuite judiciaire.

Sur le rôle et la place des sciences de l'homme et de la société dans la connaissance du sida et la lutte contre cette pandémie, les participants aux journées ont souligné que les conséquences tragiques du sida sur les individus, les ménages, les familles, la population active et le développement socio-économique du Congo interpellent avec gravité les sciences de l'homme et de la société et recommandent aux spécialistes de ces sciences de s'investir dans la recherche sur les dimensions anthropologiques, psychologiques, sociales, économiques et juridiques du sida et d'éclairer par leurs travaux, les politiques publiques et l'action des fondations et ONG engagées dans la lutte contre la pandémie. Sur ce point, les participants aux journées ont insisté lourdement sur la nécessité de conjuguer les approches médicale, anthropologique, psychologique, sociologique et juridique à l'effet de prendre en compte toutes les dimensions du sida.

Afin que les présentes journées ne soient pas un coup d'épée dans l'eau, les participants ont adopté une feuille de route visant à concrétiser les actions prioritaires proposées par le Colloque.

La feuille de route ou plan d'action comporte quatre axes :
- les axes prioritaires de recherche ;
- les grandes orientations en vue de l'intégration du VIH/sida dans les programmes d'enseignement ;
- les partenariats stratégiques ;
- la publication des actes des journées.

I. Du programme de recherche

Six axes de recherche ont été retenus :
1. VIH/sida et croyances ;
2. VIH/sida : attitudes, pratiques et comportements ;
3. VIH/sida : déterminants économiques et financiers ;
4. VIH/sida : engagement et responsabilité des institutions ;
5. VIH/sida : procréation et maternité ;
6. VIH/sida et recherche biomédicale.

II. Des grandes orientations en vue de l'intégration du VIH/sida dans les programmes d'enseignement

2.1. Objectifs visés :
–démythifier le mal en vue de réduire les comportements de discrimination et de stigmatisation ;
–promouvoir la connaissance du VIH/sida à travers les sciences biomédicales ;
–renforcer l'apport interactionnel des sciences biomédicales et des sciences sociales en matière de VIH/sida.

2.2 — Orientations générales :
Assurer un enseignement transversal, c'est-à-dire créer une unité d'enseignement à deux dimensions :
1. Dimension sciences sociales ;
2. Dimension biomédicale.

Chaque département devra identifier les disciplines d'accueil.

III. Du partenariat

En vue de rendre effective la réponse du secteur de l'enseignement supérieur à l'épidémie du VIH/sida, différentes formes de partenariats doivent être envisagées. L'opérationnalisation des deux axes stratégiques retenus dans la feuille de route, à savoir, la recherche et l'enseignement, appelle la mise en place d'un cadre formel de mobilisation des ressources et de plaidoyer.

Dans le contexte congolais où le financement public de la recherche est insuffisant et où les recherches en sciences de l'homme et de la société sur le VIH/sida sont très faibles, il est nécessaire de diversifier les sources de financement et de conclure des partenariats scientifiques multiformes. Dans cette perspective, les partenaires suivants sont retenus :
- le secteur privé : entreprises pétrolières (Total, ENI-Congo, Chevron, Amoco, X-Oil, Texaco, Shell, SNPC, Puma), entreprises forestières (CIB, IFO, Likouala Timber, Trabec, etc.), syndicats patronaux (UNICONGO, UNOC)
- les ONG, les fondations et les confessions religieuses ;
- les institutions sous-régionales, régionales et internationales ;
- la coopération bilatérale et multilatérale ;
- les partenaires au développement.

Ce partenariat qui englobe les aspects financiers, humains et scientifiques revêt deux formes :
- le partenariat stratégique en vue de l'intégration du VIH/sida dans les programmes d'enseignement ;
- le partenariat stratégique en vue de la promotion de la recherche et qui porte sur l'ensemble des champs scientifiques, à savoir, l'anthropologie culturelle, la sociologie des comportements, la psychologie, la démographie, l'économie, la philosophie, le droit, les sciences politiques, l'épidémiologie, la santé publique, la biologie, la bioéthique, l'immunologie, la virologie, la recherche de vaccin et de traitement.

À propos du partenariat stratégique scientifique, l'assistance est attendue des organismes suivants :
- CODESRIA ;
- l'Association française d'anthropologie médicale appliquée au développement et à la santé (AMADES)
- le département des sciences de l'homme et de la société du CNRS ;
- l'Agence nationale de recherche sur le sida (ANRS) ;
- l'Institut de recherche pour le développement (IRD)
- Institut national de la santé et de la recherche médicale (INSERM);
- Institut national de la santé publique des USA (NIH) ;
- le cadre de responsabilité nationale et internationale dans la lutte contre le sida de l'INED ;
- l'Agence universitaire de la Francophonie (AUF) ;
- le Conseil national de lutte contre le sida (CNLS).

IV. De la publication des actes des journées

Pour permettre une large diffusion des conclusions des journées scientifiques « VIH/sida, société et développement », les participants à ces journées ont recommandé que les actes du colloque soient publiés sous la forme d'un ouvrage par une grande maison d'édition dans les plus brefs délais.

V. Du comité de coordination chargé du suivi et de l'évaluation de l'exécution de la feuille de route

Par souci d'efficacité, les participants aux journées ont recommandé la mise en place d'un Comité de coordination de l'exécution de la feuille de route dont les missions et la composition sont définies de la manière suivante :

1. MISSIONS

Il est chargé de superviser la mise en œuvre des programmes retenus et de veiller au suivi et à l'évaluation des activités à réaliser.

2. COMPOSITION

Le comité de coordination est composé d'un bureau exécutif et de sous-commissions :

1) bureau exécutif :
- Président
- 1er vice-président
- 2e vice-président
- Rapporteur
- Membres

2) Sous-commissions :
– recherche
– enseignement
– partenariat

Chaque sous-commission est composée comme il suit :
–Président
–Vice-président
–Rapporteur
–Membres

Fait à Brazzaville, le 9 juin 2007

Les participants aux journées

TABLE DES MATIERES

INTRODUCTION

Sous-thème I : VIH/sida, pauvreté et développement durable au Congo 9

Coût du VIH/sida et stratégies d'entreprise dans un contexte de développement durable, par Bertrand Mafouta 11

Impact socio-économique du VIH/sida et développement durable en République du Congo, par René Samba 37

Les enjeux socio-économiques et démographiques de la propagation du VIH/SIDA au Congo, par Elo Dacy 51

Pauvreté et accès à l'information sur le VIH/sida dans une ville africaine. Cas de Brazzaville par Benoît Libali et Constance Mathurine Mafoukila 63

Impact démographique du VIH/sida en Afrique subsaharienne : cas du Congo-Brazzaville, par Nicodème Okobo 83

Profils démographiques des décès sur terrain a VIH/sida à Brazzaville, par Michel Bitemo, Marie Franck Purhuence, Constant Youloukouya 97

Sous-thème II : Dimensions économique, sociale, psychologique, anthropoculturelle du sida 109

Le VIH/sida, le sang et ses manipulations dans les sociétés traditionnelles du Congo. Contribution à l'anthropologie médicale par Yvon-Norbert Gambeg 111

Ce que les jeunes disent du sida, par Paul Nzete 117

L'impact du sida sur la population congolaise,
par Daniel Loumouamou..125

Sida, racisme religieux et puissance politico-sexuelle,
par Joseph Tonda...137

Pentecôtisme et prévention du VIH/sida au Congo : cas de la CIFMC,
par Jean-Pierre Missié 153

L'attitude du Pygmée face au discours sur le sida,
par Vicor Mboungou...165

Croyances, attitudes et VIH/sida chez les populations de Divenie
et de Ngoua ii dans le département du Niari,
par Dieudonné Koumba 173

Analyse socio-anthropologique de la stigmatisation et la discrimination
envers les personnes vivant avec le VIH/sida au Congo-Brazzaville,
par Martin Yaba et Prospère Moukila 181

Sexualité, représentations et croyances face au VIH/sida
au Congo-Brazzaville, par Julien Mbambi.....................................203

Les pratiques hygiéniques, aphrodisiaques et phytothérapeutiques
chez les prostituées de Brazzaville, Ouesso et de Pokola et la lutte
contre le VIH/sida au Congo, par Raoul Goyendzi........................217

Sous-thème III : VIH /SIDA et genre 225

Femmes commerçantes handicapées motrices du port fluvial
de Brazzaville et le sida, par Gertude Ndeko-Longonda 227

VIH/sida et développement durable au Congo,
par Yolande Ofoueme-Berton...237

Sous-thème IV : Sida et droits humains au Congo 245

Les droits et obligations des personnes vivant avec le VIH/sida,
par Grégoire Bakandeja wa Mpungu 247

VIH/sida et droits humains, par Paul Gomes Olamba 255

Sous-thème V : Aspects institutionnels, politiques et stratégiques de la lutte contre le VIH/sida 265

Sciences sociales et lutte contre le VIH/sida au Congo depuis 1983, par Joachim Emmanuel Goma-Thethet... 267

Quel type de formation pour le développement des capacités institutionnelles des associations congolaises des jeunes femmes et hommes vivant avec le VIH/sida ? par François Sita..................... 277

Le sida au Congo de 1983 à 2002 : Une contribution à l'histoire de la maladie, par Scholastique Dianzinga 297

L'impact social des programmes de lutte contre le VIH/sida en République démocratique du Congo, par Bruno Lapika Dimonfu ... 311

Problématique de la prise en charge des PVVIH/sida à l'université Marien Ngouabi : enjeux et perspectives, par Joseph N'Guembo 323

Le rôle du pair éducateur, par Bernadette Biyoghe........................... 343

Sous-thème VI : Intégration du VIH/sida dans les programmes d'enseignement et de recherche 347

Intégration du VIH/sida dans les programmes d'enseignement, cas des écoles paramédicales et médico-sociales, par Joseph Tchikaya, Michel Dzalamou, Paul Jean Claude Boumandouki 349

ANNEXES 365

Allocution de Monsieur le Ministre Henri Ossebi à l'occasion de la cérémonie d'ouverture des journées... 367
Discours d'ouverture de Madame Antoinette Sassou-N'Guesso...... 371
Allocution de clôture du ministre de l'Enseignement supérieur, Monsieur Henri Ossebi.. 375
Rapport final des Journées VIH/sida... 379

TABLE DES MATIERES   **389**

Le Congo-Brazzaville aux éditions L'Harmattan

Dernières parutions

DE L'ETHNIE À L'ÉTAT-NATION
Pouvoirs traditionnels et pouvoir politique au Congo-Brazzaville
Nzamba Brice - Préface de Calixte Baniafouna
Des tribus issues des formes d'organisations politiques antérieures à la colonisation se retrouvent dans un même espace géographique. Les élites issues de ces tribus se disputent le contrôle du pouvoir étatique, renforçant ainsi le sentiment tribal au détriment de celui de la nation. Il devient nécessaire d'obtenir le consentement des pouvoirs traditionnels, incarnés par les chefs coutumiers, en leur accordant de siéger au sein d'une des institutions de l'État.
(Coll. Points de vue, 12.50 euros, 114 p.)
ISBN : 978-2-336-00125-8, ISBN EBOOK : 978-2-296-51037-1

OEUVRE (L') MISSIONNAIRE DE MGR PROSPER AUGOUARD AU CONGO-BRAZZAVILLE (1881-1921)
Ibombo Armand Brice - Préface de Dominique Ngoïe-Ngalla
Ce livre se propose de faire une relecture sur l'activité missionnaire de l'un des pionniers de l'Église du Congo : Mgr Prosper Augouard. Missionnaire spiritain et vicaire apostolique du Haut-Congo, il a souvent été considéré comme «l'apôtre du Congo». Sa mission évengélisatrice sur le sol congolais a eu des résultats considérables.
(Coll. Eglises d'Afrique, 32.00 euros, 332 p.)
ISBN : 978-2-336-00315-3, ISBN EBOOK : 978-2-296-50973-3

DROIT (LE) DES PARCELLES DE TERRAIN AU CONGO (TOME 2)
L'immatriculation des parcelles de terrain
Iloki Auguste - Avec la collaboration de Mireille Iloki Gondo
L'origine des contentieux portant sur la propriété des parcelles de terrain déjà immatriculées se trouve dans l'inobservation des procédures légales tant d'acquisition des propriétés immobilières que de délivrance des titres fonciers. L'auteur étudie les mécanismes de délivrance et d'annulation du titre foncier, les conditions d'établissement du nouveau titre foncier, ainsi que la garantie de sécurité juridique qu'offre ce dernier. Il présente les statistiques de la délivrance du titre foncier et propose des solutions pour faciliter son obtention.
(Coll. Etudes africaines, 28.00 euros, 268 p.)
ISBN : 978-2-336-00682-6, ISBN EBOOK : 978-2-296-50801-9

SI BACONGO M'ÉTAIT CONTÉ – La joie de vivre métamorphosée en violence
Antoine-Ganga Dieudonné
Ce livre est un repère historique des événements qui ont marqué la vie non seulement des Bacongolais, les habitants de Bacongo, mais aussi de tous les Congolais. Les faits, les gestes et les événements parfois très violents sont décrits sans détour, dans un langage franc et parfois dur. Cet ouvrage est aussi un appel à la tolérance, à la paix et à la réconciliation.
(20.00 euros, 198 p.) *ISBN : 978-2-296-96442-6, ISBN EBOOK : 978-2-296-50582-7*

CONGO, DU ROYAUME À LA RÉPUBLIQUE – L'histoire d'un échec permanent
Souka Souka - Préface de Félix Bankounda-Mpélé
Ce livre relate l'histoire vraie du Congo ; celle que ses dirigeants politiques délibérément ou inconsciemment ignorent avec pour conséquence de donner raison à Karl Marx qui a dit : «Celui qui ne connaît pas l'histoire est condamné à la revivre». En dépit du temps qui les sépare, certains faits historiques de même nature ont conduit à la dislocation du royaume kongo, à l'échec du Moyen-Congo et menacent la République moderne.
(Coll. Pensée Africaine, 25.00 euros, 258 p.)
ISBN : 978-2-296-99698-4, ISBN EBOOK : 978-2-296-50575-9

ÉTHIQUE DU KÉBÉ-KÉBÉ ET PROMOTION DU LEADERSHIP CHEZ LES MBOSI DU CONGO – Le réveil d'Odi
Okamba Emmanuel
Ce livre analyse le lien entre l'éthique et le *leadership*, à travers le mythe du mouvement ou de l'immortalité des sociétés traditionnelles. Il présente le cas du Kébé-kébé, société traditionnelle de la tribu Mbosi du Congo, dont les valeurs éthiques ont des implications pratiques sur le *leadership* du dirigeant au service de l'amélioration continue de la performance de la cité et des organisations modernes.
(Coll. Pensée Africaine, 24.00 euros, 236 p.)
ISBN : 978-2-296-99376-1, ISBN EBOOK : 978-2-296-50672-5

UN MESSAGE D'ESPOIR POUR LE CONGO – Les mots essentiels
Kounkou Dominique
Vérité, Conviction et Espérance. Trois volets essentiels pour dresser l'état des lieux de ce qu'est devenu le Congo-Brazzaville. L'auteur dépeint la démesure dans laquelle a sombré son pays, autrefois «fait pour le bonheur». Face au régime usurpateur et dictatorial de Brazzaville, l'auteur incarne l'opposition et montre un chemin possible vers la démocratie.
(Coll. Théologie et Vie politique de la terre, 13.50 euros, 120 p.)
ISBN : 978-2-296-99501-7, ISBN EBOOK : 978-2-296-50681-7

VÉRITABLE (LA) HISTOIRE DU FOOTBALL CONGOLAIS
Gabio Ghislain Joseph
L'histoire du football congolais commence par l'école, à Brazzaville, capitale de l'Afrique équatoriale française, où l'Église favorise l'éclosion du football. La création des équipes donne naissance à une fédération qui organise la compétition locale. Pour connaître cette évolution, l'auteur a particulièrement suivi la sélection de Brazzaville, génératrice de l'équipe nationale du Congo. Aussi propose-t-il cette histoire à travers ses équipes nationales, seniors, juniors et cadettes, surnommées Diables Rouges en 1972.
(Coll. Harmattan Congo, 17.50 euros, 172 p.)
ISBN : 978-2-296-99709-7, ISBN EBOOK : 978-2-296-50614-5

GRAND-PÈRE, PARLE-NOUS DU PEUPLE KOONGO
Antoine-Ganga Dieudonné - Préface de Guy Menga
Ce livre donne une mine d'informations sur le grand peuple koongo, sur ses coutumes et ses traditions qui sont en train de se désagréger petit à petit. Il consiste donc à sauver, grâce à l'écriture, ce qui peut encore l'être. L'auteur, dans un langage perméable et facile, use du procédé de questions-réponses et aborde un large éventail de domaines : proverbes koongos, histoire ancienne, colonisation et indépendance, religion traditionnelle.
(19.00 euros, 190 p.) *ISBN : 978-2-336-00141-8, ISBN EBOOK : 978-2-296-50486-8*

PRATIQUE ET DÉONTOLOGIE NOTARIALES EN DROIT POSITIF
Congo-Brazzaville
Amboulou Hygin Didace
Cet ouvrage présente de nouveaux enjeux de la profession et contient une étude complète des missions du notaire notamment celles de conseil, de médiation, d'établissement et de conservation des minutes dans les matières relatives au droit de la famille, au droit des affaires et au droit immobilier, des informations sur le calcul des droits de mutation, un glossaire de notions clés, 243 références de législation, jurisprudence et doctrine..
(Coll. Etudes africaines, 18.00 euros, 168 p.)
ISBN : 978-2-296-99339-6, ISBN EBOOK : 978-2-296-50285-7

HISTOIRE DES INSTITUTIONS JUDICIAIRES CONGOLAISES DE 1910 À NOS JOURS
Amboulou Hygin Didace - Préface d'Aimé Emmanuel Yoka
En 1910, la France ouvre une nouvelle ère de la colonisation en créant la Fédération de l'Afrique équatoriale (AEF). S'installent ensuite des institutions politiques, administratives et socioéconomiques (conférence de Brazzaville en 1944, Union française en 1946, Loi-cadre de

1956, Communauté française et création de la République du Congo en 1958, indépendance en 1960). Chaque période se caractérise par l'unification difficile des institutions judiciaires dans une société où cohabitent deux civilisations (traditionnelle et moderne).
(Coll. Etudes africaines, 29.00 euros, 280 p.)
ISBN : 978-2-296-99351-8, ISBN EBOOK : 978-2-296-50376-2

DROIT (LE) DU PATRIMOINE CULTUREL CONGOLAIS
Kianguebeni Ulrich Kévin
Le patrimoine culturel congolais est digne d'intérêt ; il apparaît, dès lors, nécessaire de mentionner les progrès enregistrés dans l'élaboration des outils juridiques et dans la mise en place des institutions qui contribuent à la protection du patrimoine culturel dans ce pays.
(Coll. Etudes africaines, 14.00 euros, 132 p.)
ISBN : 978-2-296-96281-1, ISBN EBOOK : 978-2-296-50255-0

VILLE (LA) D'OYO – Futurs possibles d'Oyo Poro
Ikiemi Serges - Préface du Pr Théophile Obenga
Serges Ikiemi retrace le parcours d'une ville du Congo Brazzaville née d'intenses luttes syndicalistes des natifs de cette localité, de la prophétie de Marcel Okoyo et de l'action de Denis Sassou Nguesso. Oyo est une ville cosmopolite, et ses habitants contribuent à faire de cette communauté urbaine une cité bien organisée.
(Coll. Harmattan Congo, 13.50 euros, 124 p.)
ISBN : 9782-296-99661-8, ISBN EBOOK : 9782-296-50074-7

ANNALES DE LA FACULTÉ DES LETTRES ET DES SCIENCES HUMAINES N° 5
Premier trimestre 2011
Massoumou Omer
Cinquième numéro des Annales de la FLSH de l'Université Marien Ngouabi, avec trois grandes parties comprenant divers articles : Langues, Littérature et Sciences Humaines.
(45.00 euros, 474 p.)   ISBN : 978-2-296-99218-4, ISBN EBOOK : 978-2-296-50297-0

EXPÉRIENCE (L') CONGOLAISE DU SOCIALISME DE MASSAMBA DÉBAT À MARIEN N'GOUABI
Ollandet Jérôme
Le 15 août 1963, la population de Brazzaville descend dans la rue pour exiger la démission de l'abbé Fulbert Youlou, le premier président du pays. De ce geste naît un autre mythe. Le pays opte pour l'expérience d'économie planifiée qui prend vite le nom de «socialisme scientifique». Ce livre retrace les étapes essentielles de cette expérience congolaise du socialisme pendant les douze premières années de son déroulement.
(Coll. Harmattan Congo, 37.00 euros, 358 p.)   ISBN : 978-2-296-96770-0

MONARCHIE (LA) DE DROIT ANCESTRAL TÉKÉ – Sacralité et autorité
Ebiatsa Hopiel
Chez les Téké, la stratégie développée autour des forces surnaturelles pour exercer le pouvoir a donné naissance à une structure politique originale et peut-être unique en Afrique centrale : une Monarchie décentralisée au sein de laquelle les pouvoirs du roi sont largement tempérés par un Conseil spirituel et fortement limités par un Grand Conseil des Sages du royaume.
(Coll. Etudes africaines, 11.50 euros, 82 p.)   ISBN : 978-2-296-96095-4

COMPORTEMENTS (LES) ANTI-SOCIAUX DANS LE SYSTÈMES JURIDIQUE TRADITIONNEL CONGOLAIS
Ognimba Amédée
Avant l'époque coloniale, le Congo-Brazzaville actuel était constitué par des royaumes et chefferies. Ils possédaient des institutions judiciaires propres, et le droit de la répression qui s'y appliquait ne s'exerçait que sur les comportements anti-sociaux reconnus comme répréhensibles. Mais il y avait des actes anti-sociaux tolérés donc impunis. Voici d'abord une analyse exhaustive de ces comportements anti-sociaux, ce qui les caractérisait et les modes de répression.
(Coll. Pensée Africaine, 21.00 euros, 204 p.)   ISBN : 978-2-296-96995-7

MVOUMVOU
Ensemble levons-nous et bâtissons !
Makosso Anatole Collinet
Natif de Mvoumvou au Congo, l'auteur y a passé une bonne partie de son enfance et est lié à cette commune. Mais Mvoumvou semble aujourd'hui à l'écart du mouvement de reconstruction amorcé partout dans le pays. Il est temps de rebâtir cette commune, d'en faire une sorte de nouvelle Jérusalem, d'y entreprendre d'importantes réformes devant lui permettre de retrouver son identité et sa place au coeur du Kouilou.
(Coll. Harmattan Congo, 12.00 euros, 90 p.) *ISBN : 978-2-296-96854-7*

CHINE (LA) AU CONGO-BRAZZAVILLE
Stratégie de l'enracinement et conséquences sur le développement en Afrique
Bokilo Julien
La Chine a besoin des matières premières dont dispose l'Afrique, ce qui semble justifier la stratégie d'enracinement chinoise au Congo. Cette étude montre les constances de cet échange, comment la Chine maintient les Africains dans une dépendance grâce aux ancrages idéologique, monétaire et humanitaire, comment elle mène une gestion ethnocentrique en Afrique. Voici une réflexion sur l'échange asymétrique et sa dynamique dans le jeu de coopération économique entre les pays riches et les pays pauvres.
(Coll. Etudes africaines, 32.00 euros, 314 p.) *ISBN : 978-2-296-96498-3*

LANGUE (LA) DE LA POLITIQUE AU CONGO-BRAZZAVILLE
Contexte sociopolitique et comportements langagiers
Mfoutou Jean-Alexis
Cet ouvrage met en évidence le rôle des événements et des pratiques politiques dans la conduite langagière des sujets parlants qu'il présente comme une réponse à un *stimulus*. L'auteur montre le nouveau rôle du français (langue refuge) et la manière dont cette langue est parlée dans le Congo-Brazzaville contemporain en proie à des conflits politiques et ethniques.
(Coll. Etudes africaines, 24.00 euros, 238 p.) *ISBN : 978-2-296-96937-7*

L'Harmattan, Italia
Via Degli Artisti 15; 10124 Torino

L'Harmattan Hongrie
Könyvesbolt ; Kossuth L. u. 14-16
1053 Budapest

Espace L'Harmattan Kinshasa
Faculté des Sciences sociales,
politiques et administratives
BP243, KIN XI
Université de Kinshasa

L'Harmattan Congo
67, av. E. P. Lumumba
Bât. – Congo Pharmacie (Bib. Nat.)
BP2874 Brazzaville
harmattan.congo@yahoo.fr

L'Harmattan Guinée
Almamya Rue KA 028, en face du restaurant Le Cèdre
OKB agency BP 3470 Conakry
(00224) 60 20 85 08
harmattanguinee@yahoo.fr

L'Harmattan Cameroun
BP 11486
Face à la SNI, immeuble Don Bosco
Yaoundé
(00237) 99 76 61 66
harmattancam@yahoo.fr

L'Harmattan Côte d'Ivoire
Résidence Karl / cité des arts
Abidjan-Cocody 03 BP 1588 Abidjan 03
(00225) 05 77 87 31
etien_nda@yahoo.fr

L'Harmattan Mauritanie
Espace El Kettab du livre francophone
N° 472 avenue du Palais des Congrès
BP 316 Nouakchott
(00222) 63 25 980

L'Harmattan Sénégal
« Villa Rose », rue de Diourbel X G, Point E
BP 45034 Dakar FANN
(00221) 33 825 98 58 / 77 242 25 08
senharmattan@gmail.com

L'Harmattan Togo
1771, Bd du 13 janvier
BP 414 Lomé
Tél : 00 228 2201792
gerry@taama.net

569253 - Juin 2014
Achevé d'imprimer par

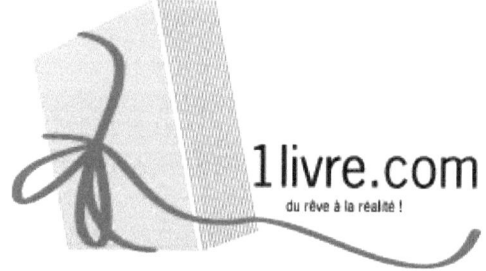